Sonja Bienemann

ENTSPANNTE WECHSELJAHRE

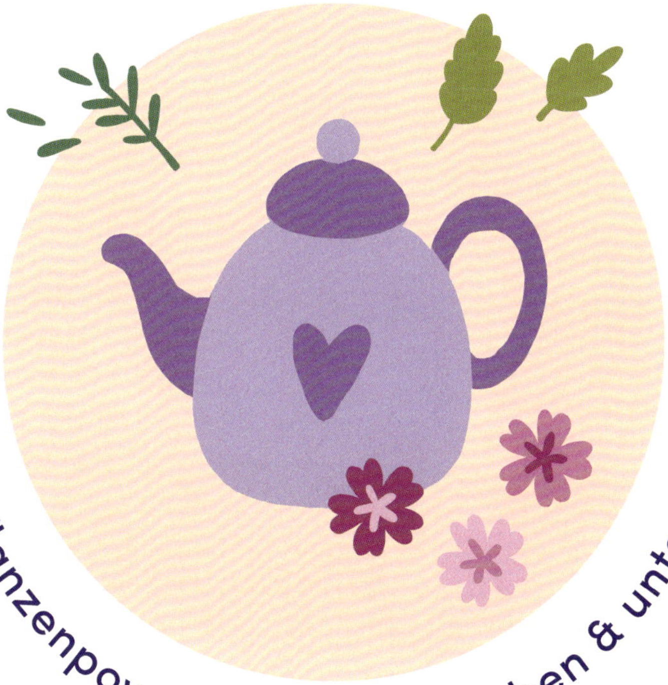

Mit Pflanzenpower aktiv ausgleichen & unterstützen

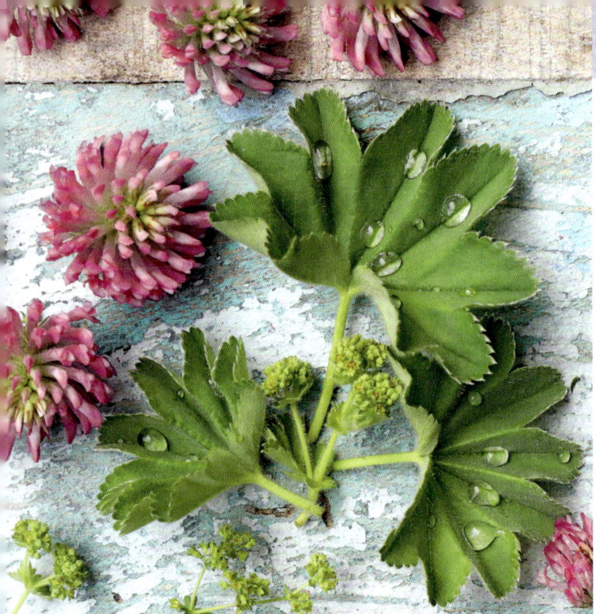

INHALT

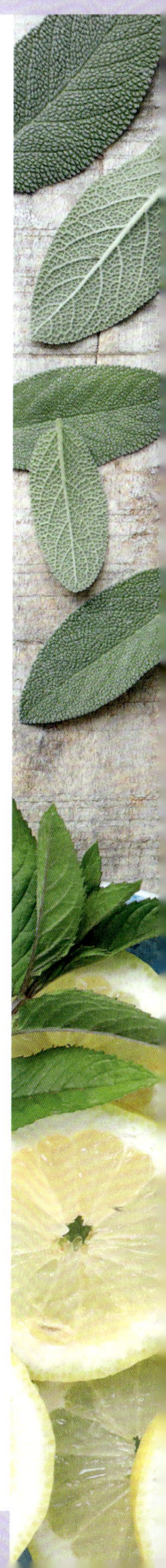

WUNDERVOLLE WANDELZEIT

Die Wechseljahre der Frau sind so spannend, betreffen wirklich jede Frau und sind doch immer noch ein Mysterium. Auch wenn diese Phase im Leben einer Frau inzwischen mehr und mehr in die Öffentlichkeit tritt, so wissen immer noch viele Frauen zu wenig, was mit ihrem Körper in dieser Phase passiert.

Wurde vor ein paar Jahren entweder gar nicht darüber geredet oder den Frauen einfach ohne viel Federlesen Hormone verordnet – die Devise „Nimm Hormone oder leide still" war weit verbreitet –, wird solches Vorgehen heute immer weniger unkommentiert hingenommen. Weil Frauen das Wissen über den eigenen Körper, die Abläufe des Zyklus und die Zeit nach der Fruchtbarkeit lange nicht zur Verfügung stand, kursierte viel Halbwissen. Auch aufgrund der Tatsache, dass in der gynäkologischen Facharztpraxis oft kaum Zeit für eingehende Beratungen eingeplant ist. Obendrein werden die Ärztinnen dafür nicht angemessen bezahlt.

Als Wechseljahreberaterin, Hormonfachkraft und Kräuterpädagogin BNE habe ich es mir zur Aufgabe gemacht, diese Informationslücke zu schließen. Zusammen mit meinen Kolleginnen aus dem Deutschen Verband für Wechseljahreberatung e. V. setze ich mich dafür ein, dass allen Frauen, nicht nur denen, die es sich leisten können, diese Informationen zur Verfügung stehen.

Wechseljahre sind keine Krankheit, die mit Medikamenten „weggemacht" gehört. Seit Generationen steht uns Frauen unser ganzes Leben lang die Naturheilkunde zur Seite. Wir finden in der Pflanzenwelt vielfältige und sanfte Hilfe, um diese aufregende Zeit gut zu durchleben.

Die Symptome können allerdings vielschichtig und die Herausforderungen in der Wandelzeit enorm sein. Darum finde ich es gut und wichtig, dass uns auch die Schulmedizin in Form von Hormonersatztherapien als eine Option zur Verfügung steht. Die Präparate sind heute andere als noch vor 20 oder 30 Jahren und die Risiken besser erforscht. Keine Frau sollte unnötig und vor allem aus Unwissenheit leiden müssen. Daher möchte ich versuchen, sachlich auch über diese Therapieform aufzuklären.

Mir ist es wichtig, dass Sie, liebe Leserin, sich nach der Lektüre gut informiert fühlen, um qualifizierte Entscheidungen über Ihren eigenen Körper fällen zu können. Ich möchte, dass Sie sich weder mit einem „um Himmels Willen, nehmen Sie bloß keine Hormone" noch mit einem vorschnellen „ach, Sie sind jetzt 48, dann wird es aber Zeit, dass wir mal langsam die Hormone ersetzen" kommentarlos abfinden müssen. Sie wissen dann hoffentlich gut genug Bescheid, um Ihre eigenen Wünsche gegenüber Ihrer Gynäkologin äußern zu können.

Manchmal scheint der Weg über eine Hormonersatztherapie der schnellere und einfachere Weg zu sein. Die Unterstützung durch die Heilkräfte der Natur kann hingegen ein bisschen Vorlauf brauchen, bis wir

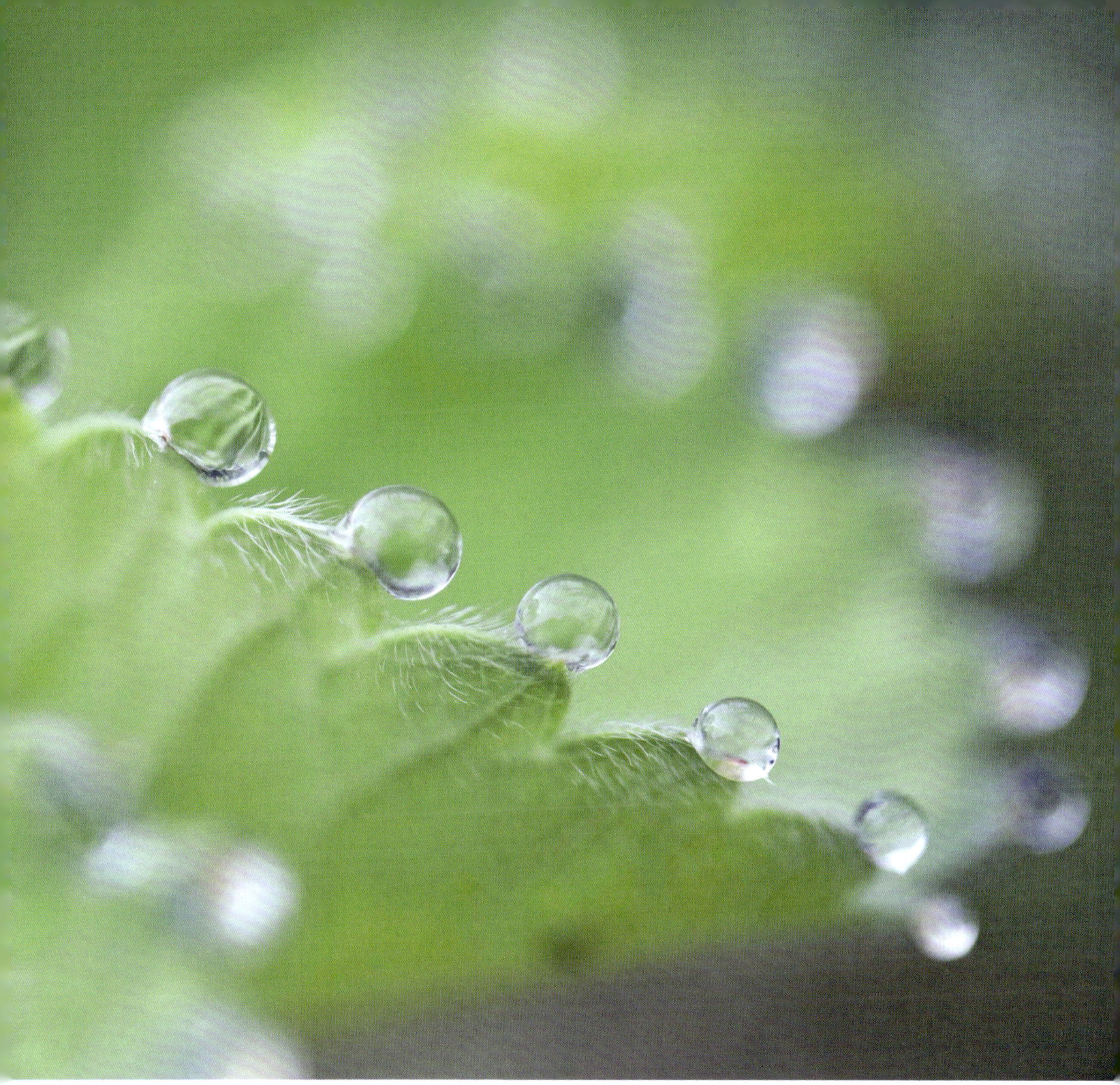

hier eine Linderung verspüren. Manchmal ist es auch nötig, verschiedene Wege auszuprobieren, um die individuelle Symptomatik zu lindern. Es spricht nichts dagegen, beide Wege parallel zu beschreiten, wenn das medizinische Fachpersonal sich ebenfalls darauf einlässt und die Therapien aufeinander abstimmt.

Für alle Frauen, die sich auf den Weg machen wollen, die Möglichkeiten auszuprobieren, die die Natur uns für diese Phase des Lebens schenkt, habe ich dieses Buch geschrieben. Ich freue mich, wenn Sie auf den nächsten Seiten Hilfestellungen für die Zeit des Wechsels finden.

Ich wünsche Ihnen eine spannende Reise mit und zu den Kräutern und ätherischen Ölen, damit Sie gesund und gut informiert durch diesen spannenden Lebensabschnitt gehen können.

WECHSELJAHRE FRÜHER, HEUTE, MORGEN

Was haben jetzt alle immer mit diesen Wechseljahren? Warum wird auf einmal so viel Theater drum gemacht? Die Frauen haben das doch früher auch einfach durchgemacht ...

Tatsächlich wurden viele Frauen noch bis in die Mitte des 19. Jahrhunderts hinein oft gar nicht alt genug, um in die Wechseljahre zu kommen. Ein schlechter Ernährungszustand, häufig sehr harte körperliche Arbeit, Kriege, unzureichende Hygienestandards, viele Geburten und schlechte medizinische Versorgung waren einige der Gründe.

Als später viele dieser Faktoren wegfielen und die Frauen ein höheres Alter erreichten, war das Thema Wechseljahre dennoch nichts, worüber gesprochen wurde. Mitte des letzten Jahrhunderts beispielsweise waren die Frauen mit dem Aufbau des Landes beschäftigt. Da war keine Zeit für Beschwerden solcher Art. Die Frauen hatten ganz andere, furchtbare Sachen erlebt. Sie mussten sich vielfach allein durch die Kriegswirren schlagen, waren oftmals mit Kleinkindern auf der Flucht gewesen. Was waren da schon ein paar Hitzewallungen? Frau hatte zu funktionieren!

Nach dem Krieg sollten dann diese eigenständigen und couragierten Frauen wieder an den Herd und in die traditionelle Rolle zurückkehren. Das nahm teilweise skurrile Züge an: Wenn Frauen in dieser Zeit aufbegehrten, wurde ihnen „Frauengold“ verordnet.

FRAUENGOLD

„Frauengold schafft Wohlbehagen, wohlgemerkt – an allen Tagen“, dies war ein Werbeslogan für ein angebliches Stärkungselixier. „Frauengold“ war ein alkoholischer Trunk, der die Frauen gelassener machen sollte. Herz, Kreislauf und Nerven sollten gestärkt oder beruhigt werden.
Als in den 1960er-Jahren einige Frauen wieder ins Berufsleben zurückkehrten – natürlich nur mit Erlaubnis der Ehemänner – war die Doppelbelastung oft so hoch, dass den Frauen wiederum „Frauengold“ als Stärkung verschrieben wurde.
Als pflanzliches Mittel wurde es als harmlos beworben. Die Hauptinhaltsstoffe waren Extrakte aus verschiedenen Kräutern, wie zum Beispiel Baldrian, Johanniskraut, Weißdorn, Traubensilberkerze, Melisse, Kamille und Weiße Taubnessel. Aber auch aus der Wurzel der Osterluzei. Diese Wurzel enthält Aristolochiasäuren und hat nierenschädigende und krebserregende Eigenschaften. Ein weiterer Bestandteil des Tonikums war Alkohol. Je nach Dosierung waren einige Frauen permanent leicht angetrunken. Da „Frauengold“ als Medizin deklariert war, war dieser leichte Schwips durchaus gesellschaftsfähig. 1981 wurde das Produkt vom Markt genommen.

Auch in der nächsten Generation, also in den 1970er- und 80er-Jahren, war das Thema Wechseljahre bei Frauen kein Gesprächsthema, nicht untereinander und schon gar nicht generationsübergreifend. „Das ist nun mal so. Das ist doch auszuhalten." Eventuelle Hormonpflaster, die der eine oder andere Frauenarzt verschrieb, wurden an möglichst unsichtbare Stellen geklebt.

Noch immer wurde von Frauen erwartet, dass sie „funktionieren". Starke Blutungen und die oft damit einhergehenden niedrigen Eisenwerte wurden nicht ursächlich behandelt. Stattdessen wurde vielen Frauen die Gebärmutter entfernt. „Kinderwunsch ist durch, wird nicht mehr gebraucht, also weg damit!" Glücklicherweise wird eine Hysterektomie, also die Entfernung der Gebärmutter, heute nur noch durchgeführt, wenn sie medizinisch wirklich notwendig ist. Dafür müssen dann zum Beispiel bösartige Tumore oder sehr große Myome verantwortlich sein.

Aber es gab selbst in gar nicht so ferner Vergangenheit noch andere erschreckende Methoden, die uns heute beinahe mittelalterlich anmuten. So wurden „hysterische" Frauen zu dieser Zeit häufig mit entsprechenden Psychopharmaka behandelt, sprich ruhiggestellt. Frauen, die in oder nach den Wechseljahren streitbar und aktiv am Leben teilnahmen, wurden als Matrone, Furie oder alte Schachtel wahrgenommen und hatten keinen leichten Stand in der Gesellschaft. Es wurde erwartet, dass sie sich um die Enkel kümmern, ihren Mann bekochen und das Haus in Ordnung halten. Wobei es eine schöne Sache ist, wenn Frauen, die heute länger gesund bleiben und älter werden, sich auch um die nächste Generation kümmern (wenn sie es möchten). Der Erfahrungsschatz von Frauen jenseits der Wechseljahre ist nicht zu unterschätzen. Und darum ist es auch wichtig, dass Frauen in und jenseits der Wechseljahre in der Gesellschaft eine Rolle spielen und sichtbar sind.

In einigen indigenen Kulturen wird diese Lebenserfahrung und Weisheit der Frauen besonders wertgeschätzt. Vielfach steigt das Ansehen nach der fruchtbaren Phase. Sie dürfen Positionen im Ältestenrat übernehmen und ihr Wissen wird zum Wohl der Gemeinschaft genutzt. Es gibt ein buddhistisches Ritual, welches sich *Jiezhu* nennt. Dabei werden Frauen, die im Begriff sind, die fruchtbare Phase zu verlassen, in eine Schwesternschaft aufgenommen, die *Peng* genannt wird. Hier findet in geschütztem Rahmen ein Austausch zwischen den Frauen statt. Leider gibt es in unserem Kulturkreis (noch) kein Äquivalent.

JIEZHU-RITUAL

Das *Jiezhu*-Ritual stammt aus dem buddhistischen Kulturkreis. Es wird ein großes Fest gefeiert, welches je nach Möglichkeiten der Frau sogar mehrere Tage andauern kann. Das gesamte bisherige Leben wird nachgestellt: Kindheit, Hochzeit, Mutterschaft – und sogar die eigene Beerdigung wird geprobt. Den Frauen soll durch die Reflexion des Lebens auch die Angst vor dem Tod genommen werden. Sie bekommen sogar einen neuen Namen und werden in eine Frauengemeinschaft aufgenommen, in der sie Verbundenheit finden.

Andere Staaten sind in der Versorgung der Frauen in den Wechseljahren schon weiter. Zum Beispiel kann in den Niederlanden eine Wechseljahreberatung durch speziell anerkannte Beraterinnen als Zusatzleistung von manchen Krankenkassen übernommen werden. Ein anderes Beispiel ist Großbritannien. Dort haben viele namhafte Firmen das sogenannte *Menopause Pledge* unterzeichnet (siehe folgender Kasten). Aber auch dort ist es noch so, dass das öffentliche Gesundheitssystem Frauen in den Wechseljahren allein lässt.

Bei uns in Deutschland tut sich endlich auch etwas. Die Politik fängt an zu verstehen, dass stets ein nicht zu vernachlässigender Teil der Bevölkerung in den Wechseljahren ist. So finden immer wieder parlamentarische Abende zu diesem Thema statt und im Jahr 2024 hat sich der Bundestag zum ersten Mal zu einer nationalen Menopause-Strategie beraten.

Ich möchte mit diesem Buch dazu beitragen, dass sich Frauen in den Wechseljahren nicht mehr verstecken, nicht mehr still

Auch wenn der Weg durch die Wechseljahre oft steinig und mühsam ist, so muss ihn keine Frau alleine gehen. Sie findet in der Pflanzenwelt Unterstützung.

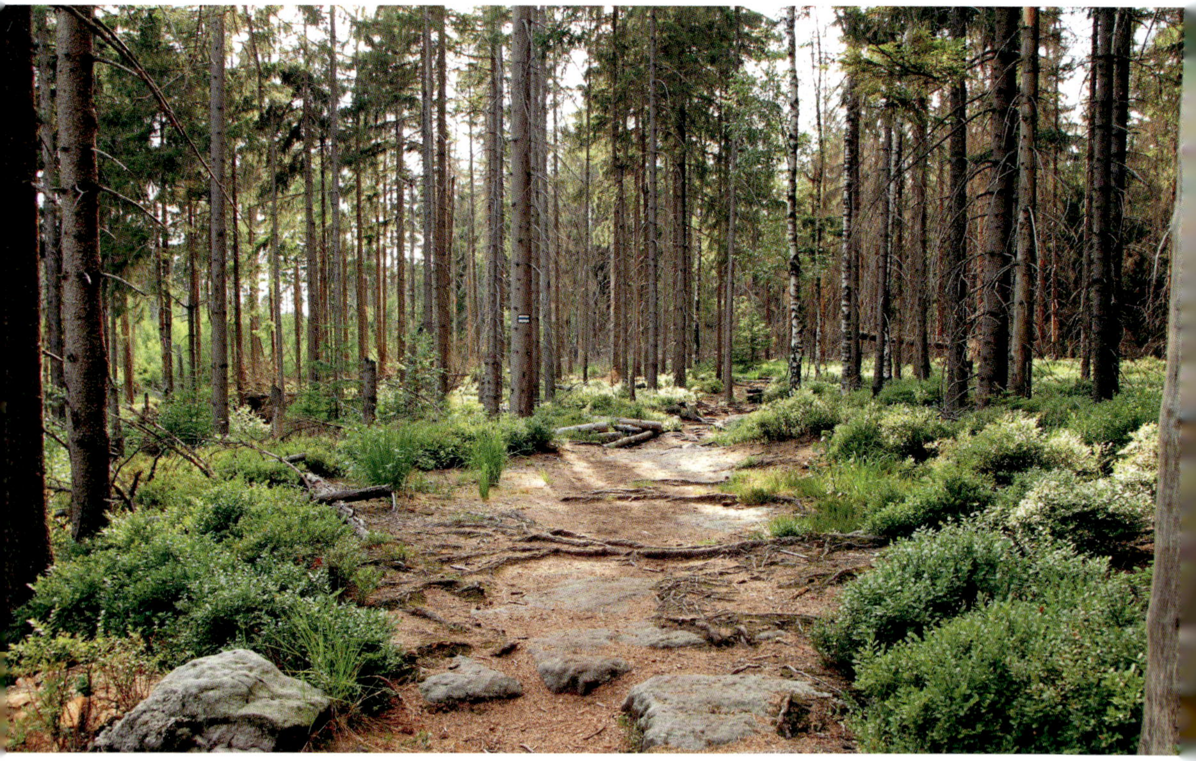

MENOPAUSE PLEDGE

Im *Menopause Pledge* haben sich mehrere Tausend Arbeitgeber in Großbritannien dazu verpflichtet, gute Strukturen für Arbeitnehmerinnen in den Wechseljahren zu etablieren. Dabei werden die betreffenden Frauen in die Prozesse eingebunden, um zu verstehen, was ihnen in der jeweiligen Arbeitssituation helfen würde. Sei es ein Ventilator am Schreibtisch, flexiblere Arbeitszeiten, kurze Pausen für Toilettengänge und so weiter.

ihre Beschwerden erdulden müssen, nur weil seit Generationen Frauen zuerst ihre Menstruation und dann die Wechseljahresbeschwerden erzwungenermaßen ignoriert haben. Ich möchte, dass meine Leserin gut entscheiden kann, welchen Weg der Unterstützung sie einschlagen will. Möchten Sie alternative Formen der Unterstützung ausprobieren wie Kräuter oder ätherische Öle? Oder vielleicht eine andere Ernährungsform finden, Yoga oder einen anderen moderaten Ausdauersport ausüben, Entspannungstechniken erlernen? Oder wollen Sie, gut aufgeklärt über Nutzen und Risiken einer Hormonersatztherapie, diesen Weg beschreiten? Oder ist für Sie eine Mischform aus Schulmedizin und alternativen Unterstützungen das Richtige?

Das Gute ist, dass alles sein darf. Alles ist möglich und kann ein gangbarer Weg sein. Denn eines ist klar: Die Wechseljahre erlebt jede Frau ganz individuell und so einzigartig, wie jede Frau einzigartig ist und ihr eigenes Leben lebt.

Viele von Ihnen haben bis zum hormonellen Wechsel Kinder erzogen, in Vollzeit oder Teilzeit gearbeitet, Unternehmen gegründet, Unternehmen geleitet, die komplette Familie gemanagt, Eltern versorgt, den Haushalt geschmissen und vieles davon parallel und zeitgleich. Wie oft haben Sie sich selbst gefragt, wo die vielen Arme hergekommen sind, um das alles zu schaffen. Es ist jetzt an der Zeit, Ihre eigenen Bedürfnisse zu hinterfragen und gerne auch laut auszusprechen. Es braucht mehr Frauen, die offen mit ihren Wechseljahren umgehen. Mehr Frauen, die andere Frauen ermutigen, zu sich selbst zu stehen.

Unsere Gesellschaft sollte lernen, auch Frauen jenseits der 45 zu unterstützen und ihnen die Wertschätzung entgegenzubringen, die sie verdient haben. Was brauche ich, damit es mir in der Familie und im Job besser geht? Wie kann ich in der Gesellschaft oder von meinem Arbeitgeber unterstützt werden, wenn ich nachts nicht so gut schlafe, gerade mal etwas vergesslich und fahrig bin und dann auch noch schwitze? Möglicherweise gibt dieses Buch nicht auf alle Fragen eine Antwort. Doch bin ich sicher, dass Sie hier einige Informationen finden, die Sie gut auf die Zeit der Wechseljahre vorbereiten und Sie begleiten.

Ihre

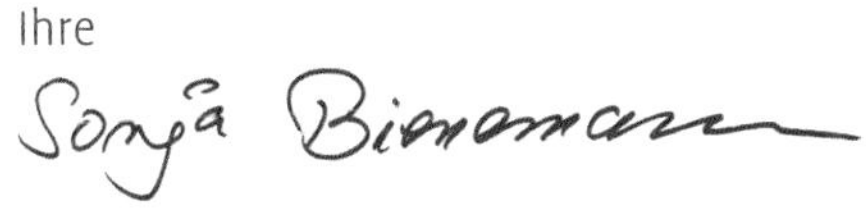

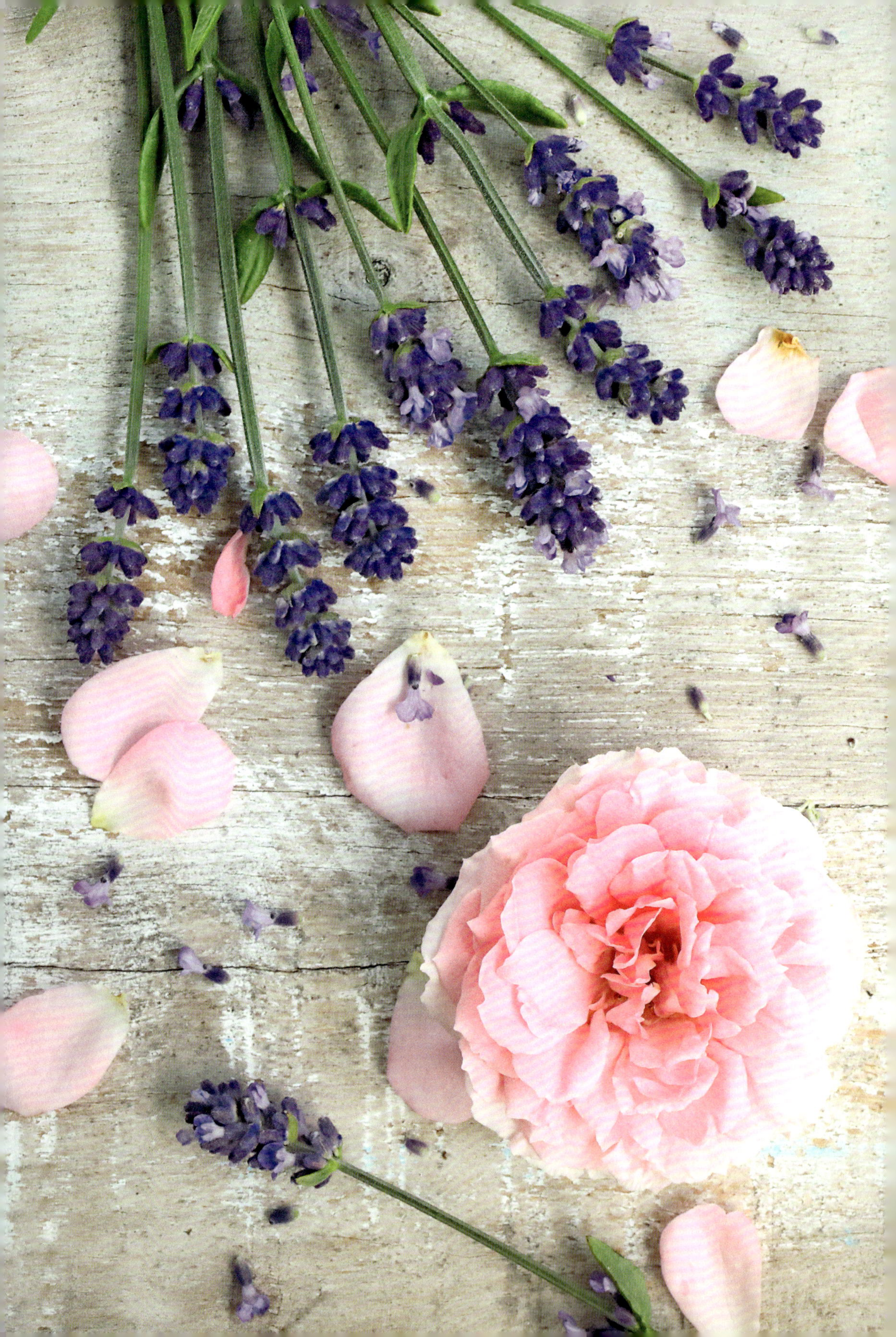

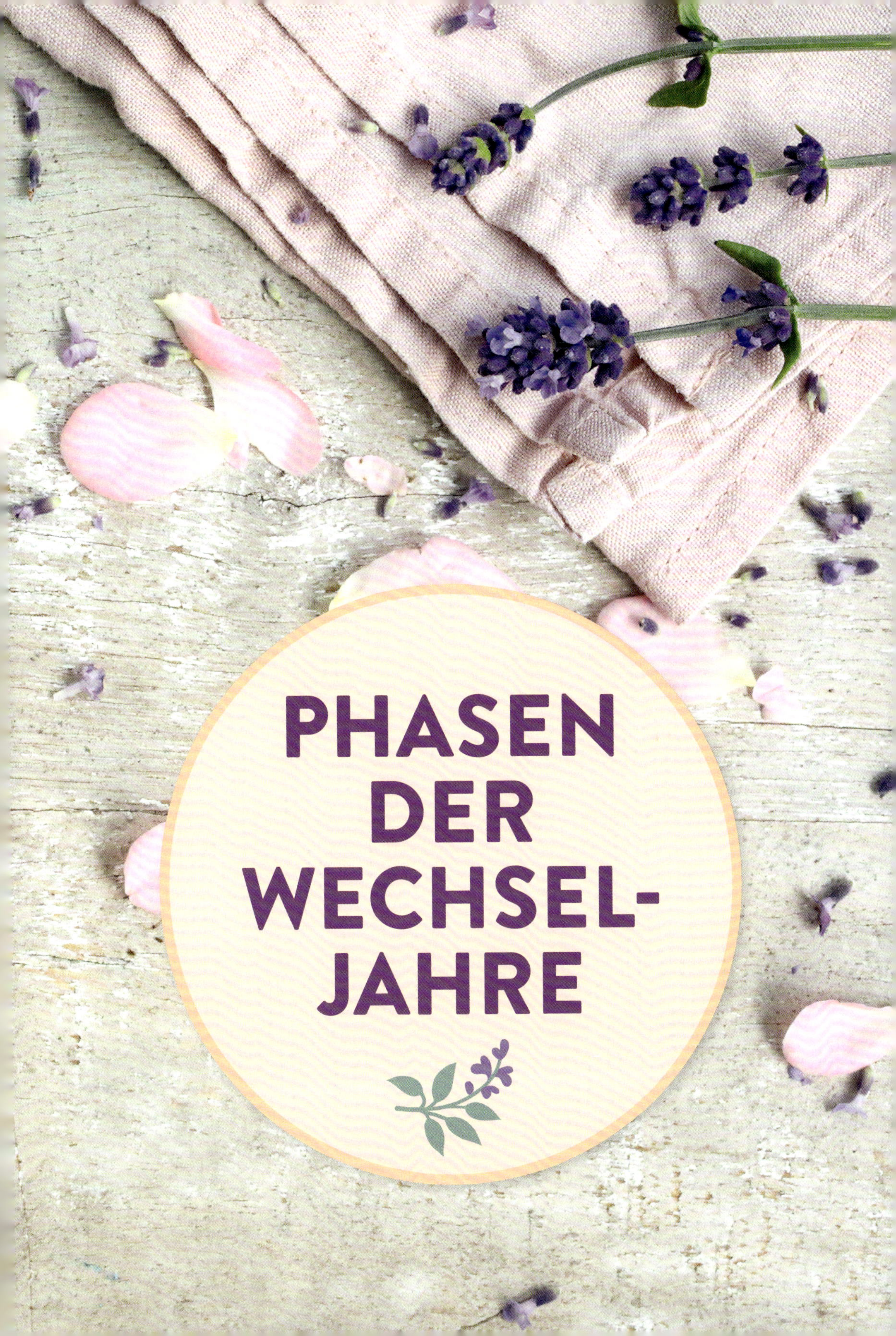

PHASEN DER WECHSELJAHRE

WAS GESCHIEHT ÜBERHAUPT IN EINEM ZYKLUS?

Wenn ich jetzt die einzelnen Phasen der Wechseljahre beschreibe, ist es für Sie wichtig zu wissen, dass diese Zeiten nicht ganz trennscharf abgrenzbar sind. Unser Leben ist zyklisch, nicht geradlinig. So sind auch die genauen Zeiträume, wann die eine Phase endet und die nächste anfängt, nicht von einem auf den nächsten Tag genau zu bestimmen. Manchmal sind die Übergänge eher fließend. Sie schlafen also nicht heute in der Perimenopause ein und wachen morgen in der Postmenopause auf, selbst wenn gerade der Übergang dieser beiden Phasen von der Medizin sehr klar definiert wird.

Zunächst gehen wir aber einen Schritt zurück: Um zu verstehen, was in den Wechseljahren im Körper geschieht, möchte ich Ihnen hier einen Überblick darüber geben, was vorher, bestenfalls jeden Monat, so schön und harmonisch in unserem Körper abläuft. Die Evolution hat unserem Körper ein höchstes Ziel einprogrammiert: die Fortpflanzung und somit den Fortbestand unserer Art.

Interessanterweise beginnt das Hormonkarussell bereits ganz früh. Unglaublicherweise schon vor unserer Geburt. Um einen Zyklus zu haben, brauchen wir Eizellen. Und diesen Vorrat bekommen wir Frauen bereits vor der Geburt mit auf den Weg.

DREI GENERATIONEN

Mich fasziniert die Tatsache sehr, dass eine Frau, die mit einem Mädchen schwanger ist, zu dieser Zeit drei Generationen in sich trägt: ihr eigenes Leben, das Leben ihrer ungeborenen Tochter und dann noch die Eizellen, aus denen potenziell einmal ihre Enkel werden können.

Als Frau kommen wir somit schon mit einer festgelegten Anzahl an Eizellen auf die Welt. Diese Eizellen befinden sich in zwei ungefähr pflaumengroßen Gebilden, die rechts und links von der Gebärmutter angeordnet sind. Der Eizellenvorrat beträgt 400 000 bis 500 000 Eizellen pro Eierstock. Eine faszinierende Zahl! Es gibt sogar Quellen, die von bis zu 1 Million unreifer Eizellen je Eierstock berichten. Bei so einer enormen Anzahl wundert es schon, dass dieser Vorrat bis zur Lebensmitte aufgebraucht sein soll. Das liegt daran, dass wir für unser Wachstum ebenfalls Hormone brauchen. Vorrangig Östrogen. Dieses Hormon bildet der Körper in den Eierstöcken und verbraucht dabei Eizellen. Das erklärt, warum ein Großteil unserer Eizellen bereits bis zur Pubertät verbraucht ist.

Laut neuesten Erhebungen erleben die meisten Mädchen im Alter zwischen 12 und 14 Jahren ihre erste Monatsblutung, die sogenannte Menarche. Das Mädchen ist ab jetzt geschlechtsreif und empfängnisbereit.

Bis der Zyklus sich auf eine Regelmäßigkeit von 28–35 Tagen eingepegelt hat, kann es schon mal ein oder vielleicht sogar zwei Jahre dauern. Doch ab jetzt erfolgt für die gesamte Zeit der Fruchtbarkeit ein immerwährender Kreislauf, der im besten Fall nur durch eine Schwangerschaft unterbrochen wird.

Der erste Tag der Menstruationsblutung wird als erster Zyklustag gerechnet. Die Dauer einer Menstruation kann von drei bis sieben Tagen variieren. In dieser Zeit löst sich die Schleimhaut von der Gebärmutter.

Die Natur zeigt uns auf wunderbare Weise, dass alles zyklisch und voller Entfaltungsmöglichkeiten ist.

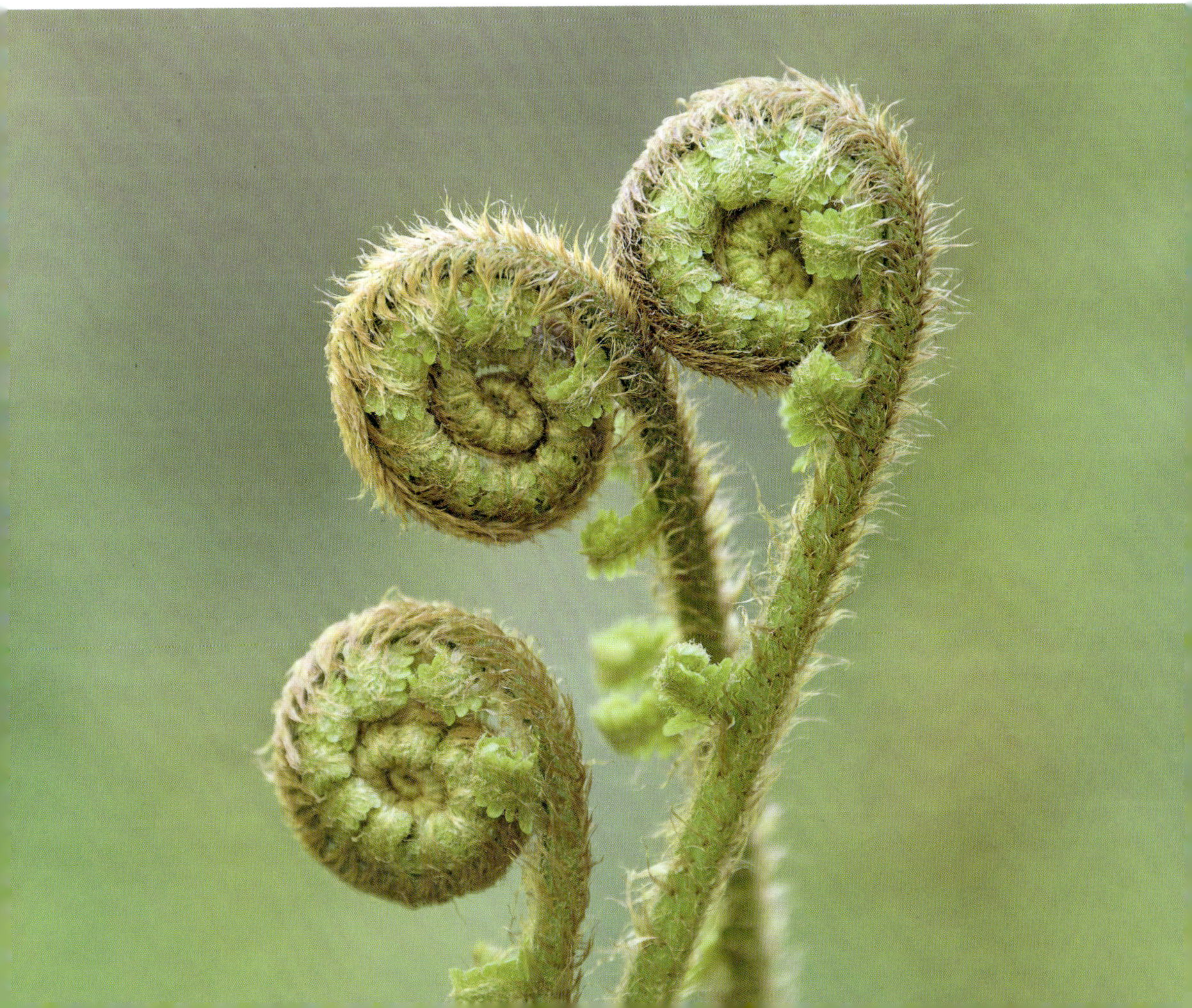

Sie wird nicht mehr gebraucht, wenn keine Schwangerschaft eingetreten ist. Um diesen Prozess des Abblutens zu unterstützen, zieht sich die Gebärmutter zusammen. Diese Kontraktionen, also das Zusammenziehen des Muskelgewebes, verursachen oft erhebliche Schmerzen.

In dieser Phase sind die Hormonspiegel im Körper relativ niedrig. Etwa ab dem fünften Tag des Zyklus beginnt das Gehirn, den Botenstoff FSH (Follikelstimulierendes Hormon) auszusenden. Dieser Stoff animiert einen Eierstock dazu, wieder eine Eizelle heranreifen zu lassen. Meistens kommt je Zyklus nur eine Eizelle, die jetzt noch von einer Hülle, dem sogenannten Eibläschen umgeben ist, zum Sprung. Es ist also meistens je Zyklus nur ein Eierstock so aktiv, dass daraus eine Eizelle auf den Weg geschickt wird. Auch wenn für die Zeugung meistens nur diese eine Eizelle aus dem Eibläschen (Follikel) in Richtung Eileiter entlassen wird, werden in dieser Phase rund 25 bis 30 Eizellen verbraucht. Die Eizellen produzieren, während sie heranreifen, Östrogene, die zum Beispiel für den erneuten Aufbau der Gebärmutterschleimhaut benötigt werden.

Etwa in der Mitte des Zyklus, um den 14. Tag herum, ist die Zeit des Eisprungs. Der Östrogenspiegel ist jetzt auf dem Höhepunkt, das Eibläschen mit der heranreifenden Eizelle prall und bereit für den „Sprung“.

Wenn das Ei aus der Hülle entlassen wird, wandelt sich diese Hülle in den sogenannten Gelbkörper (Corpus luteum) um und es kommt zu einem leichten Anstieg der Körpertemperatur um etwa 0,5 °C. Die zweite Zyklushälfte beginnt. In den nächsten 24 Stunden ist die Empfangsbereitschaft der Frau am höchsten. Allerdings können Spermien auch bis zu fünf Tage im weiblichen Körper überleben, was bei der Empfängnisverhütung bedacht werden sollte.

Der vorgenannte Gelbkörper produziert nun das Hormon Progesteron. Progesteron ist besonders wichtig, um im Fall einer Befruchtung dafür zu sorgen, dass sich das befruchtete Ei gut in der Gebärmutter einnisten kann und die Schwangerschaft erhalten bleibt. Dieses Hormon meldet ans Gehirn, dass die Eizelle auf dem Weg ist und wir bitte jetzt mal für ein paar Tage abwarten, ob eine Schwangerschaft entsteht. Der Progesteronspiegel ist nun hoch und viele Frauen sind jetzt besonders ruhig, entspannt, schlafen viel und gut. Damit jetzt erstmal keine weitere Eizelle heranreift und auf die Reise geht, sinkt der FSH-Spiegel ab.

> **Bei hohem Progesteronspiegel sind viele Frauen besonders ruhig, entspannt, schlafen viel und gut.**

FSH – FOLLIKEL-STIMULIERENDES HORMON

FSH ist ein Botenstoff, der in einem Teil des Gehirns gebildet wird, der Hypophyse genannt wird. Mit diesem Botenstoff werden die Eierstöcke animiert, Eizellen heranreifen zu lassen. Innerhalb eines Zyklus steigt der FSH-Wert im Blut an, bis eine Eizelle freigesetzt wird. Danach fällt der FSH-Wert wieder ab. In den Wechseljahren ist der FSH-Wert im Blut ständig hoch, denn die Hypophyse versucht damit, die Eierstöcke weiterhin dazu zu bewegen, Eizellen für die Reproduktion heranreifen zu lassen. Sind die Eizellen verbraucht, ist das nicht mehr möglich. Der Stimulationsversuch bleibt jedoch erhalten.

An die Gebärmutter geht vom Progesteron ebenfalls ein Zeichen und der Aufbau der Schleimhaut wird finalisiert. Jetzt werden, bildlich gesprochen, keine weiteren dicken Wände eingezogen, sondern Leitungen verlegt, Heizung eingebaut und Möbel eingeräumt. Es kommt sozusagen die Innenarchitektin und macht es kuschelig, für den Fall, dass sich eine befruchtete Eizelle einnisten will.

Kommt es jetzt nicht zu einer Schwangerschaft, fallen ungefähr zehn Tage nach dem Eisprung die Hormonspiegel rasant ab. Sowohl Östrogen als auch Progesteron sinken rapide ab, der Gelbkörper zerfällt. Das vorbereitete „Nest“, die stark aufgebaute Schleimhaut, wird nicht mehr gebraucht und abgebaut. Es kommt zur Monatsblutung. Es wird „aufgeräumt“, damit im nächsten Zyklus wieder alles schön und frisch und neu aufgebaut wird, für ein eventuell neu entstehendes Leben. Der Zyklus beginnt von vorne, so lange, bis eine Schwangerschaft eintritt oder der Vorrat an Eizellen zur Neige geht.

Gerade zum Ende der fruchtbaren Phase, aber auch statistisch gesehen zwei- bis dreimal im Jahr, finden Zyklen statt, in denen es keinen Eisprung gibt. Meist stellt die Frau dann eine Unregelmäßigkeit in der Zyklusdauer fest. Kommt es zu keinem Eisprung, gibt es kein Progesteron und eigentlich fehlt dann auch das Signal, dass keine Befruchtung stattgefunden hat. Jetzt könnte angenommen werden, dass sich die Schleimhaut so lange aufbaut, bis es zu einem Eisprung kommt. Das wäre schlecht. Unser Körper kann so einen hohen Östrogenspiegel nicht dauerhaft aufrechterhalten, was auch gut ist, denn eine stetig wachsende Gebärmutterschleimhaut wäre nicht gesund. Der Körper schützt sich nun selbst, indem es zu einer Abbruchblutung kommt. Wann und warum das genau geschieht, ist noch nicht gänzlich geklärt. Man geht jedoch davon aus, dass die längerfristige Aufrechterhaltung einer stark aufgebauten Schleimhaut nicht nur die Gefahr von Zellentartungen und somit Krebs mit sich bringen würde, sondern für den Körper enorm anstrengend wäre.

WELCHE AUFGABEN HABEN DIE HORMONE?

Hormone regulieren einfach alles im Körper. Sie geben den Impuls, wenn wir müde sind, hungrig oder durstig und wann wir Lust auf Sex haben. Sie regulieren unsere Körpertemperatur und helfen uns in Ausnahmesituationen zu überleben, indem sie uns auf Flucht oder Angriff vorbereiten und Körperfunktionen in Stresssituationen Prioritäten zuweisen. Da ist unser Körper von den Funktionen her in der Steinzeit unterwegs. Kommt der „Säbelzahntiger", müssen wir fliehen oder das Tier erlegen. Hier haben zum Beispiel Muskelkraft und verstärkte Herztätigkeit eine hohe Priorität. Es werden alle Ressourcen darauf verwendet zu überleben. Reproduktion, Hunger, Durst, Müdigkeit kann sich der Körper in so einer Situation nicht leisten, die stehen hinten an. Ohne Hormone können wir nicht wachsen, wir würden uns nicht zu Mann oder Frau entwickeln und könnten uns nicht fortpflanzen. Diese vielen kleinen Helfer, die ständig in unserem Blutkreislauf unterwegs sind, sorgen dafür, dass unser Körper in einem fein abgestimmten Rhythmus funktioniert.

Wir befassen uns im Zusammenhang mit den Wechseljahren vorrangig mit der Gruppe der sogenannten Steroidhormone, also unseren Sexualhormonen: Östrogen, Progesteron und Testosteron.

TESTOSTERON?

Vielleicht wundern Sie sich, dass hier auch Testosteron aufgeführt ist. Auch wenn wir Frauen weniger davon benötigen als Männer, so brauchen auch wir dieses Hormon. Testosteron unterstützt auch uns Frauen zum Beispiel beim Wachstum, Muskelaufbau und hat Einfluss auf unsere Libido.

Unser Hormonsystem funktioniert ähnlich wie ein fein abgestimmtes Orchester. Wenn im Blut immer die genau richtige Menge an Hormonen unterwegs ist, „klingt" unser Organismus harmonisch. In unserem Gehirn sitzen die Steuerungssegmente dafür. Diese sind der Hypothalamus und die Hypophyse. Von dort aus werden Botenstoffe ausgeschüttet und vom Blut überall im Körper verteilt, wo sie auf die entsprechenden Instrumente treffen: die Hormondrüsen. Diese sind zum Beispiel Schilddrüse, Nebenniere, Eierstöcke oder Hoden. Auf die Botenstoffe des Gehirns reagieren diese Drüsen in feiner Abstimmung aller mitspielenden Organe mit der Ausschüttung der entsprechenden Hormone. Diese wiederum inspirieren den Chor, um im Bild des Orchesters zu bleiben, also alle Organe, harmonisch zu funktionieren. Unser Körper ist somit lange im Einklang. Bis irgendwann – mit dem Beginn der Wechseljahre – dieses wundervolle Orchester aus dem Tritt gerät, wenn die Instrumente verstimmt sind und dem Dirigat des Gehirns nicht mehr folgen wollen oder können. Wenn der Eizellenvorrat im Eierstock aufgebraucht ist, kann der Dirigent sich noch so sehr mühen, indem er Impulse sendet. Es kann keine Reaktion mehr erfolgen.

DIE SEXUALHORMONE ÖSTROGEN, PROGESTERON UND TESTOSTERON

Da diese drei Hormone für uns Frauen sehr bedeutend sind, will ich sie hier einmal genau erklären.

Die Östrogene

Zuerst einmal die Gruppe der Östrogene in ihren wichtigsten Formen. Östrogene werden im medizinischen Kontext meist in ihrer englischen Version benannt, also als Estrogen bezeichnet. Dabei gibt es drei Hauptöstrogene, die wir selbst produzieren. Diese sind das Östradiol, das Östriol und das Östron.

- **Östradiol** (Estradiol) ist unser am stärksten wirksames Östrogen. Es wird vorrangig in den Eierstöcken produziert. Die Menge an diesem Hormon, die frei im Blut unterwegs ist, schwankt auch im normalen Zyklus. Bis zum Eisprung steigt das Östradiol an und fällt dann wieder stark ab. Ein andauernder Anstieg dieses aufbauenden Hormons würde zum Beispiel einen unkontrollierten Aufbau der Gebärmutterschleimhaut bewirken. Diese Hormonvariante wird zuerst benötigt, um den weiblichen Körper auszubilden und später für die Fortpflanzung beziehungsweise den Eisprung. Haare, Haut, Gehirn, Knochen, überall dort sind die aufbauenden Funktionen der Östrogene gefragt.
- **Östriol** (Estriol) ist eine schwächere Östrogenform und wird vorrangig in der Schwangerschaft in der Plazenta produziert. Dieses Hormon wird aber nicht nur in der Schwangerschaft, sondern auch in den Nebennieren produziert und sorgt unter anderem dafür, dass unsere Gelenke und Schleimhäute geschmeidig sind.
- **Östron** (Estron) ist das Reserve- oder Speicher-Östrogen mit ähnlicher, jedoch geringerer Wirkung als die vorgenannten Östrogene, das nach der Menopause vorrangig im Fettgewebe zu finden ist. In der Leber oder dem Muskelgewebe wird es dann aus anderen Hormonen hergestellt.

Das Progesteron

Beim Progesteron ist es etwas einfacher. Da stellt unser Körper nur eines her, nämlich aus der geplatzten Hülle der Eizelle, also der Hülle, die bisher die heranreifende Eizelle umgibt und sich öffnet, um die reife Eizelle in den Eileiter zu entlassen. Solange die Eizelle von dieser Hülle umschlossen wird,

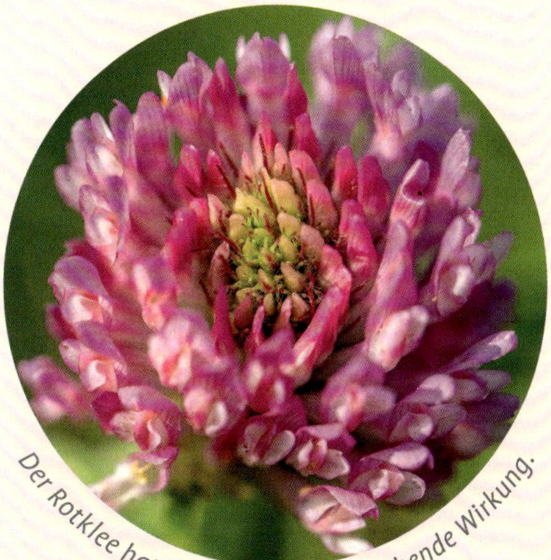

Der Rotklee hat eine hormonausgleichende Wirkung.

wird diese Follikel genannt. Wenn der Follikel die reife Eizelle in Richtung Eileiter entlässt, wird er zum Gelbkörper umgewandelt und produziert fortan Progesteron.

Dieses Hormon lässt die Frau nach dem Eisprung oft etwas ruhiger werden, damit sich eine eventuelle Schwangerschaft gut einnisten kann. Progesteron wird daher eine schlaffördernde Wirkung zugeschrieben. Das bestätigen viele Frauen in den Wechseljahren, wenn sie Progesteron im Rahmen einer Hormonersatztherapie als Kapseln schlucken. Allerdings kann Progesteron nicht der einzige Grund für guten Schlaf sein, denn in der ersten Zyklushälfte ist im Normalfall kein Progesteron vorhanden. Wäre nur das Progesteron für einen guten Schlaf verantwortlich, würde eine Frau in der ersten Zyklushälfte gar nicht oder zumindest nur schlecht schlafen können. Es gibt jedoch viele Frauen, bei denen der normale Schlaf gerade in der ersten Zyklushälfte, ohne Progesteron, besser ist. Daher muss auch eine Substitution aus diesem Grund gut überdacht und begleitet werden.

Eine weitere Wirkungsweise von Progesteron ist ein positiver Einfluss auf unser Immunsystem. Es reguliert dieses ein wenig herunter, da sonst der Körper den Fötus als „Fremdkörper“ erkennen und abstoßen würde. In den Wechseljahren kann es dadurch sein, dass es ohne die regulierende Wirkung zu einer höheren Infektanfälligkeit kommt. Das hängt jedoch zusätzlich mit dem verminderten Östrogenspiegel zusammen. Die Schleimhäute der Atemwege werden durch den verringerten Östrogenspiegel, vor allem durch den verringerten Östriolspiegel, trockener, dünner und können uns weniger vor eindringenden Keimen schützen. Zusammen mit Östrogen ist das Progesteron auch für die Knochengesundheit wichtig.

Das Testosteron

Auch wenn beim Testosteron meist vom männlichen Hormon gesprochen wird, so brauchen auch wir Frauen dieses Hormon – wenn auch viel weniger als Männer. Als Produktionsstätte dienen bei uns die Nebennieren.

Testosteron benötigen auch wir für unser Körperwachstum, für Muskeln und Gefäße. Es unterstützt unsere Libido und Orgasmusfähigkeit. Fehlt Testosteron, können unsere Konzentration und Merkfähigkeit leiden und unsere Stimmung im Keller landen. Zudem stellt unser Körper aus Testosteron auch Östrogene her.

Cholesterine

Wann wie viele Hormone in unserem Körper unterwegs sind, wird vom Gehirn gesteuert. Über Hypothalamus und Hypophyse werden die Botenstoffe ins Blut abgegeben, die die jeweiligen Hormondrüsen dazu stimulieren, ihre Hormone zu produzieren und auszuschütten. Sind genügend Hormone im Blut, kommen ebenfalls aus dem Gehirn die Signale an die Hormondrüsen, die Arbeit zu reduzieren. Dann werden wieder weniger Botenstoffe ausgeschüttet, damit das Hormonsystem in Balance bleibt. Diesen Zustand, in dem alle Botenstoffe in der vorgesehenen Menge im Körper kreisen, nicht zu viel und nicht zu wenig, mag unser Gehirn am liebsten. Die anstoßenden oder bremsenden Prozesse werden durch bestimmte Botenstoffe, die Releasing- oder Inhibiting-Stoffe, in Gang gesetzt.

Damit unser Körper überhaupt Hormone herstellen kann, benötigt er noch weitere Stoffe. Ein sehr wichtiger, wenn nicht sogar der überhaupt wichtigste Baustein, ist das Cholesterin. Jetzt bitte nicht erschrecken, weil Ihre Ärztin vielleicht gerade vor ein paar Tagen gesagt hat, dass Sie einen zu hohen Cholesterinspiegel haben und dieser dringend gesenkt werden muss. Zum Cholesterin, besser gesagt zu den Cholesterinen, gibt es ein paar Dinge zu beachten und zu wissen. Denn diese Stoffe sind nicht generell schlecht, sondern sogar sehr wichtig für die Hormonproduktion, für unsere Zellgesundheit, für unsere Nerven und unser Gehirn.

Cholesterine werden vorrangig in zwei Arten unterteilt: HDL und LDL (mehr dazu im Kasten). Es ist wichtig, dass das HDL und LDL in einem guten Verhältnis im Blut sind. Aktuell geht man bei Werten von unter 100–120 mg/dl (nüchtern am Morgen gemessen) von einem guten LDL-Wert aus. Der HDL-Wert darf laut aktueller Leitlinien bei 50–90 mg/dl liegen. Oft raten Ärzte uns, dass wir weniger Fleisch und andere tierische Lebensmittel essen und auf Butter und Eier, bestenfalls auch auf Milch verzichten sollen. Eine solche Ernährungsumstellung kann sinnvoll sein, jedoch nicht ausschließlich, um die Cholesterinwerte zu senken. Es spielen weitere Faktoren eine wichtige Rolle.

Wenn nämlich in den Wechseljahren Ihre Cholesterinwerte plötzlich ansteigen, ist das nicht unbedingt und ausschließlich ein Zeichen, dass Sie sich plötzlich schlechter ernährt haben als vorher. Strenge Diäten sind kein Garant dafür, dass der Cholesterinspiegel sinkt, denn nur rund ein Drittel des Cholesterins, dass in unserem Körper unterwegs ist, nehmen wir mit der Nahrung auf. Der überwiegende Teil wird in der Leber oder im Darm, genauer in der Darmschleimhaut produziert. Und da wir für die Produktion von Östrogen Cholesterin benötigen, ist es allein schon durch die nachlassende Östrogenproduktion möglich, dass ein Anstieg des Cholesterinwertes erfolgt.

WISSENSWERTES ÜBER CHOLESTERINE

Der Name Cholesterin leitet sich vom griechischen Wort cholé ab und bedeutet Galle. Das weist schon darauf hin, mit welchem Organ das Cholesterin eng verbunden ist, nämlich der Leber. Dort, aber auch im Blutplasma, verbinden sich die Cholesterine mit den Lipoproteinen HDL oder LDL, wo diese dann folgende Transportaufgaben übernehmen:

- HDL (High Density Lipoprotein): sorgt im Körper dafür, dass Cholesterin aus dem Blut in die Leber transportiert wird.
- LDL (Low Density Lipoprotein): transportiert das Cholesterin von der Leber zu den Zellen. Sind diese gesättigt und können kein Cholesterin mehr aufnehmen, steigt der Spiegel im Blut an.

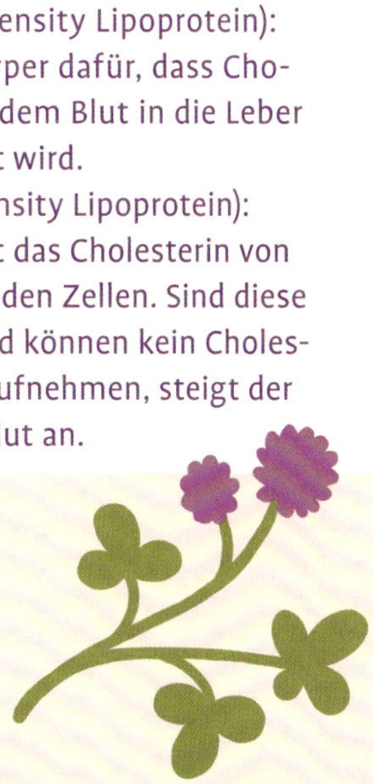

PRÄMENOPAUSE

Was geschieht in meinem Körper?

Rein vom Wortsinn wäre es logisch zu argumentieren, dass die gesamte Zeit zwischen Menarche und Menopause die Prämenopause ist. Aber nein! Wenn wir in Bezug auf die Wechseljahre von der Prämenopause sprechen, ist es die Zeit der allerersten Veränderungen. Meist von der Frau fast unbemerkt, gehen die Eizellenreserven ganz langsam zur Neige. Anders als beim Mann, der ständig frische Spermien produziert, ist der Eizellenvorrat einer Frau bereits im Embryo festgelegt. Wir erinnern uns: Pro Zyklus reift nicht nur eine Eizelle heran, sondern es gehen mehrere Eizellen zugrunde. Es klingt verwunderlich, dass wir mit so einem großen Eizellenvorrat auf die Welt kommen und in der Lebensmitte diese große Masse aufgebraucht sein soll. Dabei müssen wir bedenken, für wie viele Körperfunktionen wir Östrogen, unser Aufbauhormon, benötigen. Der größte Anteil wird für unser Körper- und Knochenwachstum und für die Ausbildung unserer weiblichen Formen verbraucht. Der Aufbau der Gebärmutterschleimhaut, die vaginale Schleimproduktion und auch der Fettstoffwechsel im Körper, an all diesen Stellen verbrauchen wir unseren Eizellenvorrat für die Östrogenproduktion.

> Die Prämenopause ist die Zeit der allerersten Veränderungen.

Es ist wichtig zu wissen, dass wir leider keinen Einfluss darauf nehmen können, wie lange dieser Vorrat hält. Auch wenn es derzeit Forschungen und Versuche gibt, die Reifung von Eizellen zu verlangsamen und damit den Vorrat an Eizellen zu strecken. Gänzlich aufhalten kann auch diese neue Technik nicht, dass das Eizellendepot irgendwann leer ist.

Bis es dazu kommt, findet aber bereits in der Prämenopause nicht mehr bei jedem Zyklus auch ein Eisprung statt. Die Regelblutung kann erste Unregelmäßigkeiten aufweisen, da es, wie vorher beschrieben, zu einer Abbruchblutung kommt.

Besonders, wenn die Frau mit der Pille verhütet, bleibt die Prämenopause oft unentdeckt. Durch die Pille werden die hormonellen Abläufe künstlich gesteuert. Inzwischen gibt es schon Antibabypillen, bei deren Einnahme keine Abbruchblutung mehr erfolgt, sodass die Frauen gar keine Übersicht mehr über ihren natürlichen Zyklus haben. Manche Frauen spüren dennoch, dass sich vielleicht die Haut verändert, trockener wird. Einige Klientinnen beschreiben mir, dass sie plötzlich feststellen, dass sie keine Kontaktlinsen mehr vertragen. Auch eine erste leichte Gewichtsveränderung kann eintreten. Wenn Frauen unter PMS (Prämenstruelles Syndrom) leiden, können sich die Symptome wie zum Beispiel Kopfschmerzen, Migräne, Wassereinlagerungen, Brustspannen oder vielleicht auch Stimmungsschwankungen verstärken.

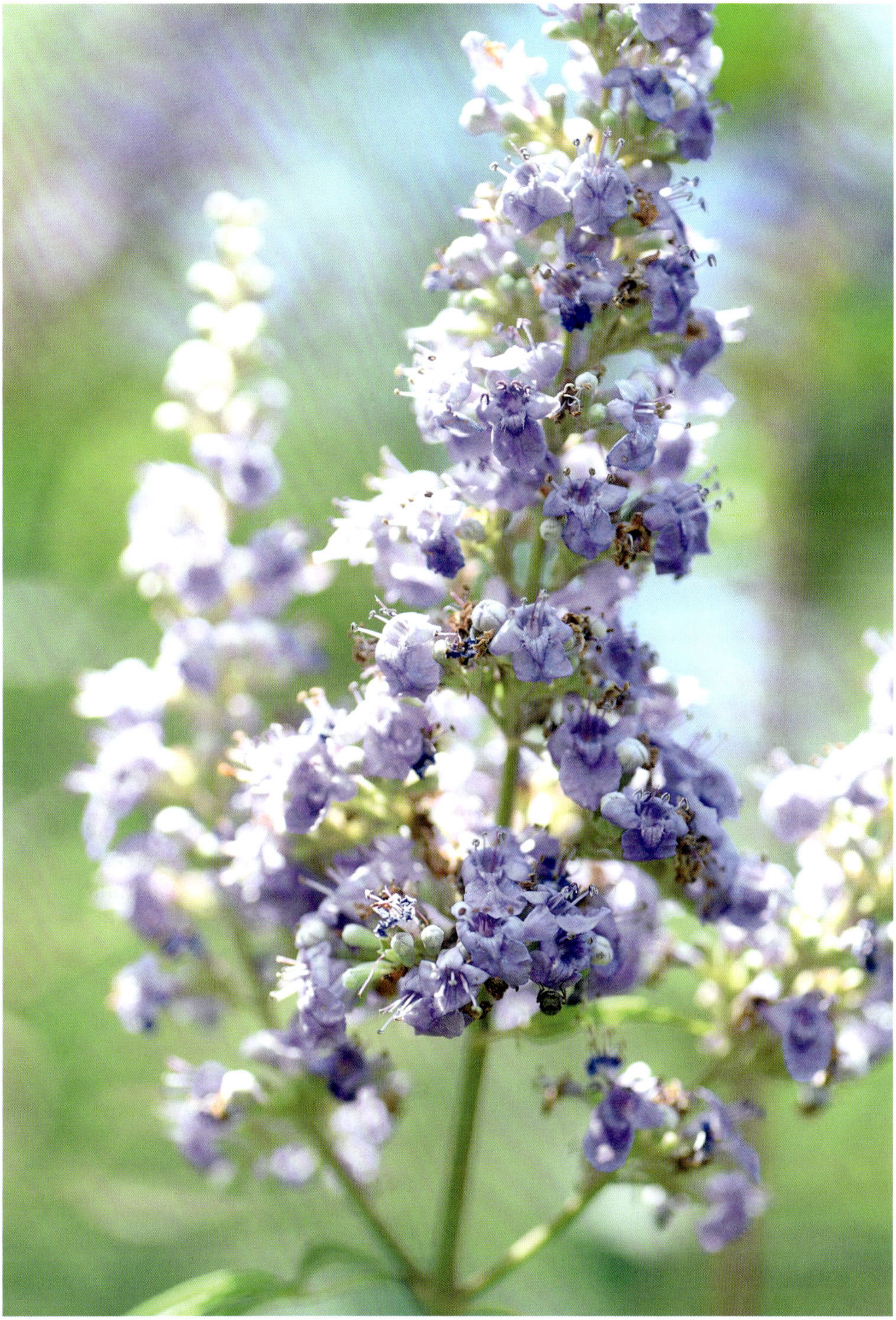

Der Mönchspfeffer – ein Pflanzenhelfer vorrangig für die zweite Zyklushälfte.

PERIMENOPAUSE

Was geschieht in meinem Körper?

Als Perimenopause wird die Zeit des eigentlichen Wandels bezeichnet, also die Zeit etwa ein bis zwei Jahre vor der eigentlichen Menopause und ein, maximal zwei Jahre danach. In der Perimenopause werden die Zeichen deutlicher, dass bei der Frau hormonelle Veränderungen stattfinden. Die Reserven der Eizellen erschöpfen sich zunehmend, bis sie schließlich gänzlich aufgebraucht sind. Hierdurch sinkt nun auch der Östrogenspiegel. Da immer seltener noch Eisprünge stattfinden, ist auch der Progesteronspiegel nun geringer. Es kann dennoch immer wieder zu Spitzen in den Hormonspiegeln kommen. Solange noch ab und an ein Eisprung stattfindet, die Frau noch hin und wieder blutet, sind die Hormonspiegel starken Schwankungen unterworfen. Das Gehirn ist weiterhin im Ausnahmezustand, es will das Chaos beseitigen und den bisherigen Zustand eines geregelten Zyklus wiederherstellen.

> Die Perimenopause ist die Zeit des eigentlichen Wandels.

Der FSH-Spiegel wird weiterhin hoch sein, denn unser Gehirn versucht intensiv, noch die Reifung von Eizellen im Eierstock zu aktivieren. Auch wenn das irgendwann nicht mehr möglich ist, bleibt der FSH-Spiegel hoch. Es können Hitzewallungen auftreten.

Besonders der nun sinkende Östrogenspiegel macht den Schleimhäuten und der Haut zu schaffen. Östrogene sind für die aufbauenden Funktionen im Körper zuständig. Gerade die Vaginalschleimhaut leidet stark unter dem fehlenden Östrogen. Hier baut sich die Dicke der Haut regelrecht ab. Die Schleimhaut verliert an Elastizität, was zu Trockenheit und zu entsprechenden Reizungen führen kann.

Viele Frauen leiden nun häufiger unter Blasenentzündungen oder leichter Inkontinenz. Auch hierfür kann der niedrige Östrogenspiegel verantwortlich gemacht werden. Durch die dünner werdende Schleimhaut verändert sich auch der pH-Wert und somit das Milieu im Bereich Vulva, Vagina und Harnleiter. Der normale pH-Wert liegt dort bei 4, also ganz schön sauer. Mit abnehmendem Hormonspiegel kann dieser Wert auf 6 oder gar 7 ansteigen und basisch werden. Ein saures Klima ist ein natürlicher Schutz gegen das Eindringen von Keimen. Nimmt dieser Schutz nun ab, haben Keime ein leichtes Spiel und es kann öfter zu Infekten im Harnleiter oder in der Vagina kommen. Hier gilt es, frühzeitig mit der Behandlung zu beginnen, um den Abbauprozess aufzuhalten oder zumindest zu verlangsamen.

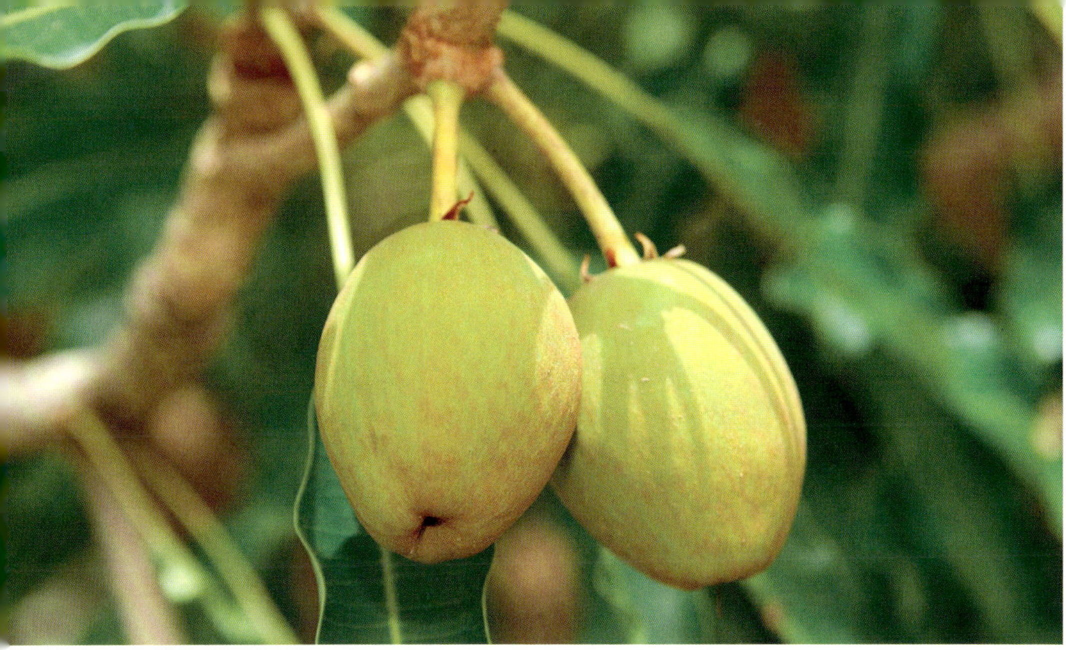

Die Früchte des Karitébaums schenken uns die enorm hautpflegende Sheabutter.

MENOPAUSE

Was geschieht in meinem Körper?

Die Menopause ist per Definition die tatsächlich letzte Monatsblutung einer Frau. Dieser Termin kann immer nur im Nachhinein festgelegt werden, wenn nach der letzten Blutung ein Jahr lang keine spontane Blutung mehr eingesetzt hat. Statistisch gesehen ist dieser Zeitpunkt bei Frauen in Deutschland bei ungefähr 51 Jahren. Natürlich kann dieser Zeitpunkt viel früher, aber auch später sein. Das ist von Frau zu Frau unterschiedlich und ganz individuell.

> Die Menopause ist die tatsächlich letzte Monatsblutung einer Frau.

Tritt die Menopause bei Frauen vor dem 45. Lebensjahr ein, sollte noch zwei Jahre danach verhütet werden, wenn keine Schwangerschaft mehr gewünscht wird. Bei Frauen jenseits ihres 50. Geburtstages geht man davon aus, dass es ausreicht, noch ein Jahr nach der letzten Blutung zu verhüten.

Auch wenn wir es erst im Nachhinein erfahren, endet damit nun die Perimenopause und wir treten in die Postmenopause ein.

WICHTIG ZU WISSEN: VORZEITIGE MENOPAUSE

Wenn eine Frau vor dem 40. Lebensjahr bereits ihre Menopause erlebt, spricht man von einer vorzeitigen Menopause. Da die Hormonspiegel bereits jetzt auf einem sehr niedrigen Level sind, ist aus schulmedizinischer Sicht eine Hormonersatztherapie dringend angeraten, um Gefäße und Knochen zu schützen.

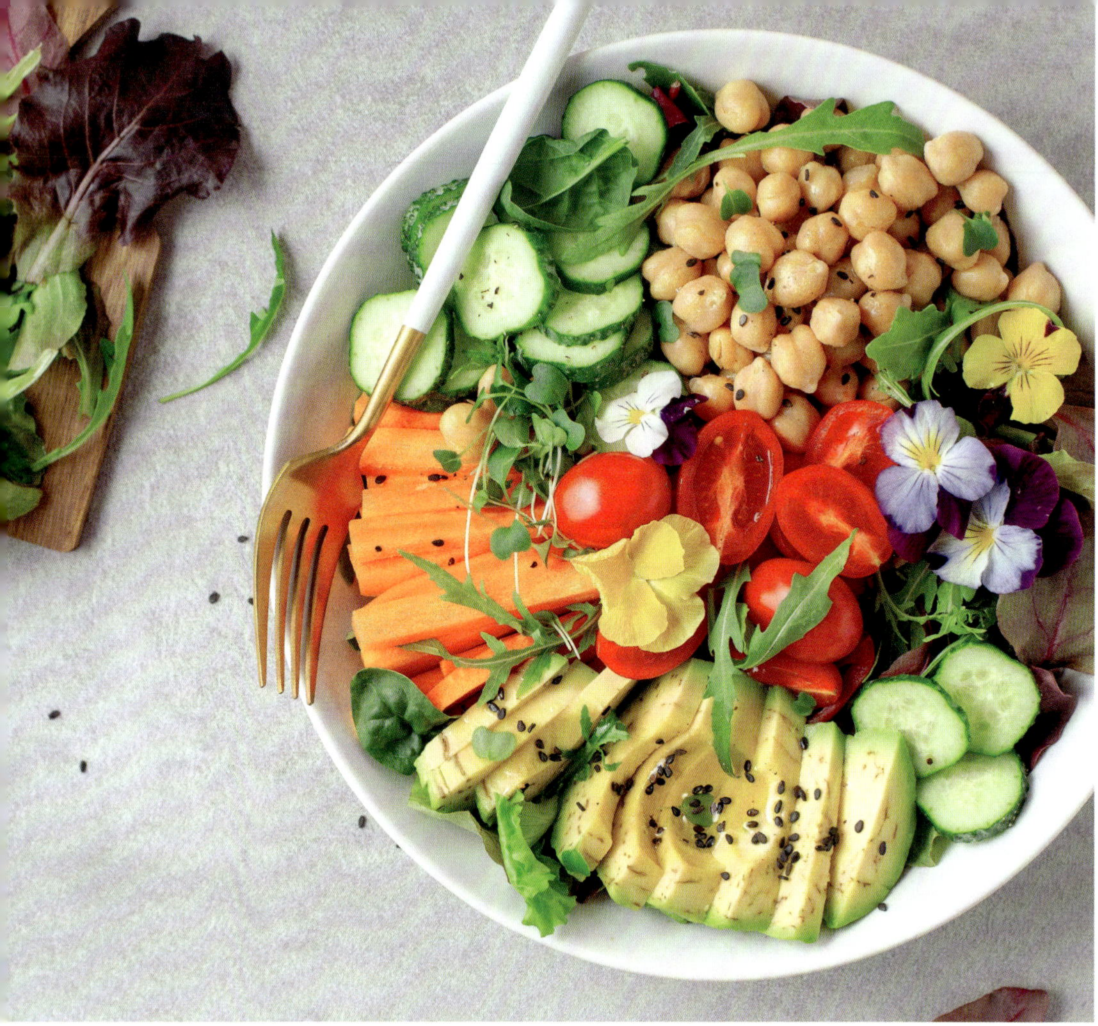

Eat the rainbow: In der Postmenopause unterstützt uns eine bunte pflanzenbasierte Ernährung.

POSTMENOPAUSE

Was geschieht in meinem Körper?
Nun, in der Postmenopause, produzieren die Eierstöcke so gut wie kein Östrogen mehr. Auch wenn die Produktion von Östrogen in geringem Maße von den Nebennieren und vor allem vom Fettgewebe übernommen wird, wird das vorherige Niveau nicht erreicht. Das brauchen wir auch nicht mehr. Unser Körper pendelt sich bestenfalls auf einem niedrigeren Hormonlevel ein.

Östrogen ist das aufbauende Hormon, sodass sein Fehlen durchaus dazu führt, dass die Abbauprozesse im Körper voranschreiten. Wie schon in der Perimenopause verstärkt sich die Trockenheit der Haut und der Schleimhäute. Leider verliert auch das Bindegewebe an Elastizität, sodass zum Beispiel die Brüste an Spannkraft verlieren. Wie wir schon gelernt haben, lieben gerade die Vulva und die Vagina das Östrogen. Man könnte fast sagen, sie sind regelrecht abhängig von einer ausreichenden Hormonversorgung, sodass unter dem niedrigen Östrogenspiegel der Abbau der Vaginalschleimhaut voranschreitet. Es ist daher spätestens jetzt und lebenslang unerlässlich, die Vaginalschleimhaut zu pflegen. Wir cremen täglich unser Gesicht, Hals, Dekolleté, putzen unsere Zähne. Da sollte es uns doch ein Leichtes sein, auch die Stellen am Körper zu pflegen, die außer uns meistens niemand sieht.

Es kann sein, dass diese Pflege dennoch nicht immer ausreichen wird. Dann kann es nötig sein, zum Beispiel mit niedrig dosierten Östriol-Präparaten zu unterstützen, um einen ausreichenden Effekt zu erreichen und die Vaginalschleimhaut gesund zu halten. Generell gilt, dass unser Körper das einzige Zuhause ist, das wir haben und uns immer bleibt. Sollte uns das nicht Ansporn genug sein, uns gut um uns, unseren Körper, unsere Haut zu kümmern? Wir wollen doch möglichst gesund und fit älter werden.

> Unser Körper ist extrem schlau, denn er unterstützt nur Funktionen, die unbedingt gebraucht werden.

Jetzt, wo der Östrogenspiegel niedrig bleibt, kann gesunde, pflanzenbasierte Ernährung und moderater Sport unglaublich unterstützende Effekte haben. Unser Körper ist extrem schlau, denn er unterstützt nur Funktionen, die unbedingt gebraucht werden. Wenn wir also unsere Muskeln nicht benutzen, werden sie nicht gut versorgt und bauen sich ab.

Eine stabile Muskulatur ist jedoch wichtig, wenn wir gesund und vital alt werden wollen. Um Osteoporose vorzubeugen, ist es unerlässlich, dass wir mit moderatem Sport unsere Knochen dazu anregen, gut durchblutet zu werden und nicht so stark abzubauen. Damit meine ich nicht, dass Sie jetzt plötzlich anfangen sollen, Extremsport zu betreiben.

Auch unser Gehirn mag es, aktiv zu bleiben. Moderater Sport, Bewegung an frischer Luft, gesunde, vorwiegend pflanzliche Ernährung, Koordinationstraining, Entspannung, aber auch leichtes, aber kontinuierliches Muskelaufbautraining, all dies regt auch unser Gehirn an und hält es aktiv.

Da keine Eisprünge mehr stattfinden, kommt auch die Produktion von Progesteron nahezu zum Erliegen. Es werden – wie beim Östrogen – noch geringe Mengen Progesteron in den Nebennieren produziert. Daher ist es wichtig, dass wir die Nebennieren pflegen, was in erster Linie Stressreduktion bedeutet. Etwas, das in unserer schnelllebigen Zeit nicht ganz einfach ist.

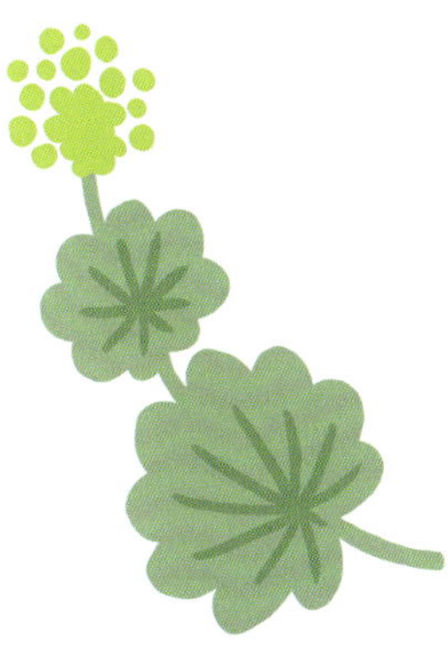

HORMONERSATZTHERAPIE: PRO UND KONTRA

Das Thema Hormonersatztherapie wird breit und sehr kontrovers diskutiert. Oft stehen sich Vertreter von zwei – ich möchte fast sagen „Glaubensrichtungen" – gegenüber. Da gibt es die Menschen, die es komplett ablehnen, auch nur über Hormonersatztherapie zu reden und über diese Behandlungsmethode nicht einmal nachdenken wollen. Demgegenüber stehen die Verfechterinnen der Hormonersatztherapie. Hier wird diese Methode als einzig wahre Lösung angesehen, damit Frauen gesund alt werden können. Von beiden Seiten wird leider mit viel Angst argumentiert. „Nimm Hormone oder du bekommst Osteoporose, wirst schneller alt und faltig, bekommst Demenz, Herzinfarkt, Schlaganfall." Oder von der Gegenseite: „Nimm bloß keine Hormone, sonst bekommst du Krebs, Schlaganfall, Herzinfarkt, Thrombose."

> Komplett abzulehnen oder einzig wahre Lösung?

Beide Seiten haben recht – und auch nicht. Und vermutlich liegt die Wahrheit, wie so oft, in der Mitte. Die Frage, ob eine Frau eine Hormonersatztherapie machen sollte, ist für jede Frau nur ganz individuell mit ja oder nein zu beantworten.

Im Verlauf dieses Buches werden Sie sich sicher an der einen oder anderen Stelle fragen: „Warum dann nicht einfach Hormone nehmen? Wenn sie die Ursache für all die Symptome sind, dann nehme ich doch einfach Hormone ein und alles ist wieder wie früher!" Wenn die Antwort so einfach wäre, müssten sich nicht so viele Menschen mit dem Thema befassen und es könnte wieder in der Versenkung verschwinden.

Vorweg gesagt: Die Hormonersatztherapie ist heute nicht mehr die, die Anfang der 2000er-Jahre durch eine große Studie in Verruf geraten ist. Diese Studie war sehr groß angelegt, aber leider waren die Frauen meist schon zu alt und hatten Vorerkrankungen, Übergewicht oder bereits andere Vorschäden, als bei ihnen mit der Therapie begonnen wurde. Daher kam es zu vermehrten Herzinfarkten, Thrombosen und Schlaganfällen. Zudem wurden damals synthetische Hormone, die zum Beispiel aus Stutenurin gewonnen wurden, verwendet. Heute werden vermehrt bioidentische Hormone eingesetzt.

Diese bioidentischen Hormone werden in pharmakologischen Verfahren heute vorrangig aus Pflanzen wie zum Beispiel Yamswurzel oder Soja gewonnen. Aber auch für die bioidentischen Hormonersatztherapien fehlen noch groß angelegte Langzeitstudien. Es gibt zwar inzwischen Studien, die nahelegen, dass Frauen unter einer Hormonersatztherapie gesündere Knochen, gesündere Gefäße und allgemein ein besseres Wohlbefinden und mehr Lebensqualität haben. Besonders im Urogenitalbereich können niedrig dosierte Hormongaben ein Segen sein. Dennoch müssen die Risiken und Nebenwirkungen immer sehr gut gegen den Nutzen abgewogen werden und eine solche Therapie gut und eng durch die behandelnde Ärztin begleitet werden. Auch das Risiko von Krebs und Thrombosen ist nach wie vor gegeben, wenn auch viel geringer als früher. Und fairerweise müssen wir auch anerkennen, dass unsere moderne Lebensweise unzählige Faktoren aufweist, die Krebs auslösen können. Sei es Stress, Alkohol, Rauchen, zu viel Fleisch aus hormonbasierter Massentierhaltung, verschiedene Kosmetikprodukte, Umweltgifte, Luftverschmutzung. Die Liste könnte noch lang sein und nicht auf alle Lebensumstände können wir selbst Einfluss nehmen.

> Am besten individuell auf die eigene spezielle Situation beraten lassen.

Das alles sollte Sie nicht davon abhalten, sich auf Ihre spezielle Situation angepasst beraten zu lassen. Es gibt viele Faktoren, die beachtet werden müssen. In welcher Phase der Wechseljahre befinden Sie sich? Die notwendigen Dosierungen der Hormonersatztherapie können sich gerade in der Perimenopause stark verändern, da die eigene Hormonproduktion in der Phase stark schwankt. Gibt es eine familiäre Disposition für zum Beispiel Brustkrebs? Hatten oder haben Sie eine Krebshistorie? Wurden Ihnen Gebärmutter und / oder die Eierstöcke entfernt? Leiden Sie unter Endometriose oder Myomen? Oder lehnen Sie aus den verschiedenen Gründen einen hormonellen Eingriff in Ihren Körper generell ab? Diese Fragen gilt es gründlich zu prüfen. Auf diese Weise kann gezielt entschieden werden, ob eine Hormonersatztherapie überhaupt infrage kommt, und eine gute Nutzen-Risiko-Abwägung erfolgen.

> Um gesund zu bleiben, ist eine gute Nachtruhe enorm wichtig.

Wenn alle Faktoren gut angeschaut sind, dann kann eine vorübergehende Hormonersatztherapie in akuten Fällen und bei starken Symptomen sinnvoll sein. Bei Frauen, die nachts nicht schlafen können, weil das Gedankenkarussell ständig kreist, die unter Schweißausbrüchen und Hitzewallungen leiden und deren Lebensqualität somit enorm eingeschränkt ist. Um gesund zu sein und zu bleiben, ist es enorm wichtig, dass Sie in die Nachtruhe kommen und wieder gut schlafen können. Es gibt Frauen, die so stark schwitzen, dass sie ihren Alltag nicht bewältigen, ihrer normalen Arbeit nicht nachgehen können. Denken Sie nur an Frauen im Einzelhandel, die mit Lebensmitteln zu tun haben. Oder Frauen, die in der Pflege arbeiten. Auch kann eine Hormonersatztherapie für Frauen, die so sehr unter den Stimmungsschwankungen leiden, dass die familiäre Situation aus dem Ruder zu laufen droht, eine enorme Erleichterung bringen.

Sie sehen, es gibt viele Aspekte, die dafür sprechen, nach guter allgemeinmedizinischer Prüfung eine Hormonersatztherapie in Erwägung zu ziehen. Es muss jedoch unbedingt vorher abgeklärt werden, ob nicht doch ein anderer Grund für die Symptome vorliegt. Bitte lassen Sie auf jeden Fall die Schilddrüsenfunktion untersuchen, denn auch eine Schilddrüsenüberfunktion kann mit Hitzewallungen und Schweißausbrüchen einhergehen. Bei langwierigen Infekten oder sogar Long Covid überschneiden sich Symptomlagen. Ich hoffe sehr, dass Medizinerinnen da bald besser geschult werden.

Wenn andere organische Ursachen ausgeschlossen wurden, können Sie gut informiert in ein Gespräch mit Ihrer Gynäkologin gehen.

> Das A und O sind regelmäßige Vorsorgeuntersuchungen.

Während einer Hormonersatztherapie, aber eigentlich immer, empfehle ich unbedingt, die regelmäßigen Vorsorgeuntersuchungen wahrzunehmen. Sei es die regelmäßige gynäkologische Vorsorge, aber auch Mammographie, Darmspiegelung, Knochendichtemessung oder regelmäßige Check-ups in der Allgemeinmedizin. Nur so können eventuelle Veränderungen frühzeitig festgestellt und rechtzeitig geeignete Maßnahmen ergriffen werden. Auch im Hinblick darauf, dass die Hormonlage in den Wechseljahren starken Schwankungen unterliegt. So ist es durchaus möglich, dass eine Therapie, gleich welcher Art, zu einer Zeit gut anschlägt und einige Monate später dann angepasst werden muss, weil die Hormone wieder anders tanzen.

Was wir nicht vergessen dürfen ist, dass eine Hormonersatztherapie kein Garant für ewige Jugend und Wohlbefinden ist. Aufhalten lässt sich der Alterungsprozess nicht und auch die Fruchtbarkeit kann dadurch nicht künstlich verlängert werden. Jeder Eingriff in die körpereigenen Abläufe des Hormonsystems, auch Pille oder Hormonspirale, sollten gut überlegt sein. Natürlich wollen wir keine Teenager-Schwangerschaft oder eine extrem späte Schwangerschaft riskieren. Dennoch sollte gut überlegt werden, ob bereits sehr zeitig nach der Menarche, also der allerersten Monatsblutung, noch bevor sich der Zyklus und die körpereigenen Hormonspiegel eingependelt haben, die Pille verschrieben werden sollte.

Genauso ist es auch bei uns Frauen in den Wechseljahren. Es sollte immer nachgedacht und natürlich mit dem medizinischen Fachpersonal abgestimmt werden, wann der Einsatz bioidentischer Hormone in Erwägung gezogen wird. Es ist nicht immer zwingend nötig, medikamentös einzugreifen, besonders wenn die Frau keine Beschwerden hat. Dann kann es durchaus auch ein Weg sein, dem Körper die Gelegenheit zu geben, seinen eigenen Hormonpegel zu finden. Nach den Wechseljahren pendelt sich unser Körper in der Regel auf einem niedrigen Hormonniveau ein. Mit einer gesunden Lebensweise und Bewegung können Sie Ihren Körper unterstützen, länger gesund und vital zu bleiben. Eine pflanzliche Ernährung und gute Öle können hormonstimulierende Wirkungen entfalten und auch hier positive Akzente für die Gesunderhaltung setzen.

ENGMASCHIGE BEGLEITUNG

Wenn Sie sich für eine Hormonersatztherapie entschieden haben, rate ich als Hormonfachkraft dringend dazu, diese engmaschig von der Therapeutin oder dem Therapeuten begleiten zu lassen. Beim Einsatz von Hormonen sollten Sie sich unbedingt an die empfohlene Dosierung halten. „Viel hilft viel" ist hier wirklich fehl am Platz. Zum einen bringen Sie damit vielleicht das ganze System wieder erneut in Aufregung und Unruhe. Zum anderen regen Sie so die Gebärmutterschleimhaut oder das Brustgewebe unnötig stark zum Aufbau an. Das wäre eher ungünstig und kann die Gefahr von Gewebeentartungen nach sich ziehen. Daher meine wiederholte Bitte, regelmäßige Vorsorgeuntersuchungen in Anspruch zu nehmen, um eventuelle Auffälligkeiten frühzeitig zu entdecken.

Therapiedauer und Dosis sind so individuell wie jede Frau.

Wenn Sie sich nach guter Abwägung der Risiken oder vielleicht auch nur, weil Sie in Ihrer Verzweiflung keine andere Möglichkeit sehen, entschieden haben, Hormone zu nehmen, ist das völlig in Ordnung! Jetzt haben Sie die Chance, in Ruhe über die nächsten Schritte nachzudenken. Denn eine Hormonersatztherapie ist keine Einbahnstraße, sie muss nicht zwingend bis ans Lebensende weitergeführt werden.

Während einer solchen Therapie können Sie sich bestenfalls entspannen, über alternative Behandlungsmethoden Gedanken machen und, falls noch nicht geschehen, gezielt Informationen einholen. Eine gute Therapeutin oder ein Therapeut wird auf jeden Fall schauen, dass die Hormone nur so wenig wie möglich und nur so lange wie unbedingt nötig eingesetzt werden. Auch wenn die Leitlinien derzeit eine Therapiedauer von fünf Jahren empfehlen, so kann die Zeit, in der Sie vielleicht Ihre Hormonersatztherapie benötigen, ganz individuell sein. Vielleicht reicht es für Sie persönlich, ein oder zwei Jahre zu überbrücken, in denen es Ihnen sonst sehr schlecht gehen würde. In einem anderen Fall ist es durchaus möglich, die Therapie über viele Jahre, sehr niedrig dosiert, aufrechtzuerhalten. Eine Kollegin sagt gerne: „Man nimmt ja Menschen, die schlecht sehen, ihre Lesebrille auch nicht weg!" Sie sehen, es ist vieles möglich, und auch die Therapiedauer mit Hormonen ist so individuell wie jede Frau.

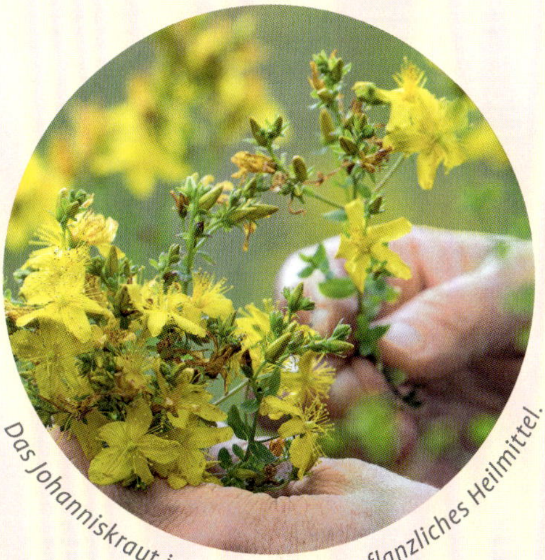

Das Johanniskraut ist ein wirksames pflanzliches Heilmittel.

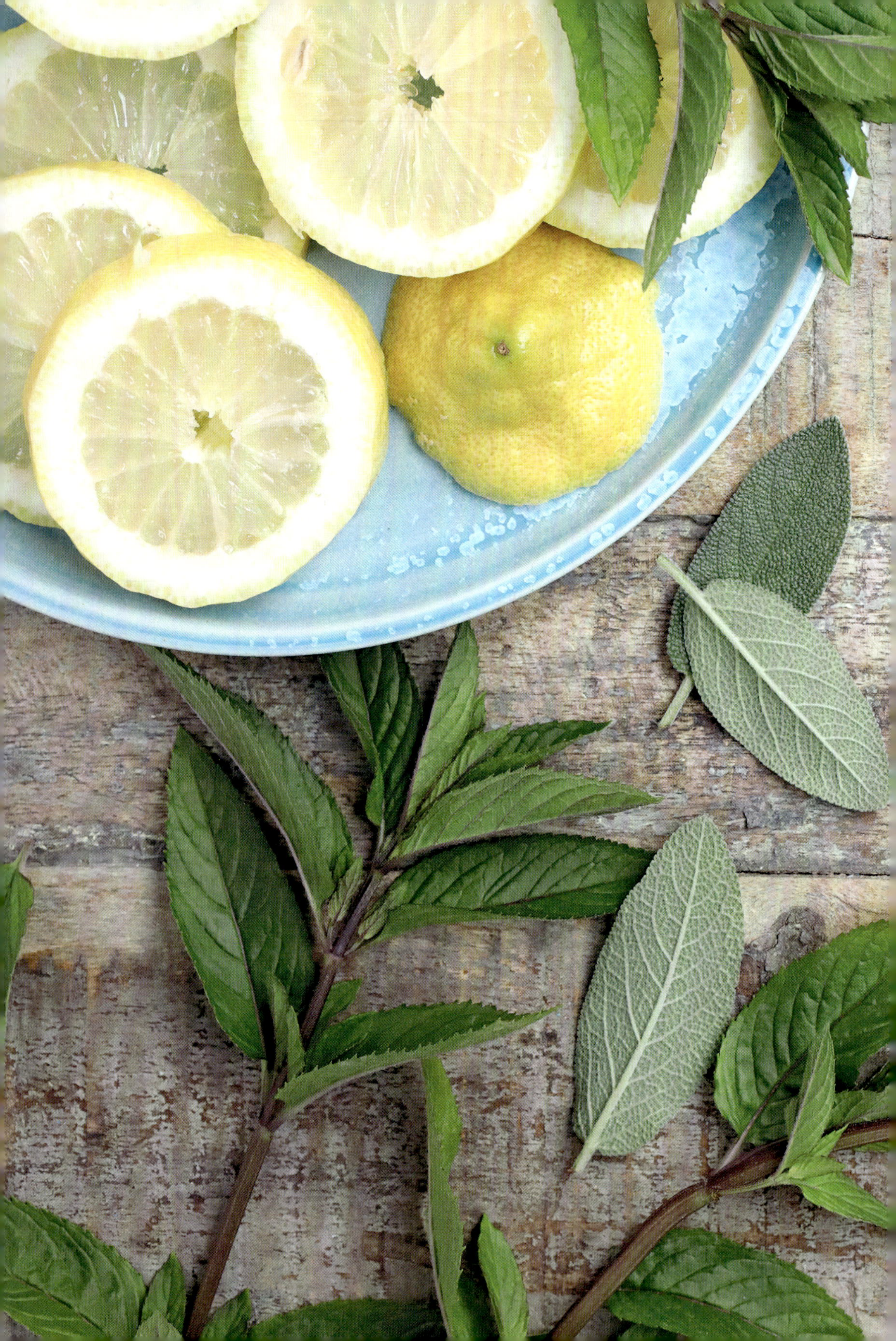

DIE HÄUFIGSTEN SYMPTOME

HINWEISE ZU DEN REZEPTUREN UND PRÄPARATE-EMPFEHLUNGEN

Liebe Leserin, lieber Leser, für die in diesem Buch aufgeführten Tees verwende ich in meinen Rezepten ausschließlich getrocknete Kräuter, da diese in der Regel das ganze Jahr verfügbar sind. Sollte in einem Rezept doch einmal ein frisches Kraut verwendet werden, so wird das ausdrücklich im Rezept vermerkt.

Wenn in den Rezepten von Hydrolaten gesprochen wird, so handelt es sich um Pflanzenwässer, die bei der Destillation der ätherischen Öle anfallen. Achten Sie beim Kauf bitte auf gute und reine Qualität. Besonders bei „Rosenwasser" werden im Lebensmittelhandel sehr preiswerte Varianten angeboten. Hierbei handelt es sich jedoch meist nicht um ein Hydrolat, sondern um ein aromatisiertes Wasser. Für den Einsatz in der Küche ist dies gut geeignet, jedoch nicht für die hier beschriebenen Anwendungen.

TEE ZUBEREITEN – ABER RICHTIG!

Wenn in diesem Buch von „heißem Wasser" die Rede ist, so ist damit Wasser gemeint, welches gekocht hat, dann aber erst nach einer kurzen Abkühlzeit verwendet wird. Sollte eine andere Zubereitungsweise nötig sein, wird das entsprechend beschrieben.

Bitte alle Fläschchen beschriften

Am Anfang habe ich leider den Fehler gemacht, meine selbst gemachten Rezepturen nicht zu beschriften. Allerdings kommt im Laufe der Zeit immer mal das eine oder andere Fläschchen dazu. Oder das Fläschchen ist eine Zeit nicht in Benutzung und dann ist schnell vergessen, was da eigentlich drin war und wie alt es schon ist. Da bleibt nur noch wegwerfen, was angesichts der guten und teils hochpreisigen Zutaten sehr schade ist.

Seither gibt es bei mir die Goldene Regel: Inhalt und Abfülldatum immer vermerken! So muss weniger weggeworfen werden und ich behalte einen guten Überblick über die selbst gemachte Hausapotheke.

Lieber selbst machen oder doch besser kaufen?

Ich stelle in meinen Kursen und Workshops immer wieder fest, wie begeistert die Teilnehmenden sind, wenn sie selbst hergestellte Produkte mit nach Hause nehmen können: „Da weiß ich, was drin ist!" und „Es ist ein gutes Gefühl, selbst etwas hergestellt zu haben!"

Aber nicht in jeden Alltag lässt sich das Selbstanrühren gut integrieren. Daher werde ich Ihnen jeweils gute Alternativen nennen, die Sie ganz einfach kaufen können – in Form von Fertigpräparaten.

Bitte achten Sie beim Kauf von Fertigpräparaten darauf, dass es sich möglichst um Medikamente handelt. Medikamente sind ordnungsgemäß geprüft und unterliegen einer strengen Kontrolle. Es gibt auf dem Markt viele sogenannte Nahrungsergänzungsmittel, bei denen die Zusammensetzung oft nicht eindeutig vermerkt ist. Dabei kann es vorkommen, dass Inhaltsstoffe zwar aufgeführt, aber die Mengenangaben nicht genau sind. Die Wirkstoffe können zu hoch dosiert enthalten sein, häufiger sind sie auch zu gering dosiert, um eine ausreichende Wirkung zu erzielen.

Medikamente sind nur in Apotheken erhältlich, müssen teilweise sogar vom Arzt oder der Ärztin verschrieben werden und ihnen liegt ein ausführlicher Beipackzettel bei. Dort sind, wie bei allen anderen Medikamenten, Dosierung und eventuelle Nebenwirkungen aufgelistet. Das ist bei Nahrungsergänzungsmitteln nicht der Fall. Diese sind immer frei verkäuflich.

Bei Medikamenten, auch frei verkäuflichen, rate ich dazu, das medizinische Fachpersonal mit ins Boot zu holen. Viele sind inzwischen den Naturheilverfahren gegenüber aufgeschlossen. Auch der Rat der Apothekerin Ihres Vertrauens darf eingeholt werden, denn diese kennt sich gut mit ihrem Sortiment aus und verfügt über ein großes Wissen in Bezug auf Dosierung, Nebenwirkungen und vielem mehr.

Aber bitte beachten: Auch pflanzliche Arzneimittel sind Medikamente! Nur weil ein Medikament auf Basis einer Pflanze hergestellt wurde, schließt es nicht automatisch ein, dass es keinerlei Neben- oder Wechselwirkungen gibt. Es gibt im Pflanzenreich unglaublich giftige Pflanzen, daher kann nicht davon ausgegangen werden, dass pflanzlich gleich immer „gut und verträglich" heißt. Das finde ich gerade bei pflanzlichen Arzneimitteln wichtig zu bedenken.

Bei selbst gesammelten Tees achten Sie bitte unbedingt darauf, nur die Pflanzen zu sammeln, die Sie wirklich zweifelsfrei und eindeutig erkennen können!

WENN SIE KRÄUTER SELBST SAMMELN

Wenn Sie erst anfangen, sich für Wildkräuter und Heilpflanzen zu interessieren, nehmen Sie an geführten Kräuterwanderungen teil oder besuchen Kurse, die zum Beispiel von Ihrer örtlichen Volkshochschule angeboten werden. So vermeiden Sie, dass Sie möglicherweise ein falsches Kraut erwischen und sich im schlimmsten Fall mehr schaden als nützen.

DIE ZERMÜRBENDEN DREI

HITZEWALLUNGEN · SCHWEISSAUSBRÜCHE · SCHLAFSTÖRUNGEN

Das sind die Klassiker unter den Wechseljahressymptomen und sie sind zugleich ein Mythos, denn viele Frauen glauben, dass sie nicht in den Wechseljahren sind, wenn diese bekannten Symptome fehlen. „Also ich bin ganz bestimmt noch nicht in den Wechseljahren, denn ich habe überhaupt keine Hitzewallungen.“, sagen Frauen sehr oft, gerade wenn ich an Infoständen mit ihnen ins Gespräch komme. Wenn die Frauen aber doch solche Symptome bei sich feststellen, sind die Ausprägungen unterschiedlich und werden sehr individuell empfunden.

HITZEWALLUNGEN

„Es fühlt sich an, als hätte ich keine Haut mehr und die Nervenenden liegen offen. Alles glüht.“

„Zuerst ist da bei mir dieses Kribbeln, und dann breitet sich die Hitze von innen nach außen aus. Das macht mich ganz kribbelig.“

„Es ist so nervig, wenn ohne Vorankündigung diese Hitze kommt und ich puterrot im Gesicht werde, als würde ich mich schämen. Wenn ich dann denke, dass ich die Welle jetzt nicht will und sie am liebsten unterdrücken würde, macht es das noch schlimmer. Sehr unangenehm!“

„Ach, ich finde es gut, nicht mehr zu frieren!“

Wie äußert sich das?

Oben finden Sie Aussagen von Frauen, die in meiner Wechseljahreberatung über ihre Hitzewallungen sprechen. Hitzewallungen und Schweißausbrüche werden in der Fachliteratur unter vasomotorischen Störungen zusammengefasst. Unter Vasomotorik versteht man das geordnete Ausdehnen und Zusammenziehen von Gefäßen. Bei Hitzewallungen und Schweißausbrüchen ist dieser geregelte Rhythmus aufgrund der Hormonschwankungen aus dem Takt geraten. Nicht jede Hitzewallung geht automatisch mit einem Schweißausbruch einher, daher möchte ich die beiden Symptome einzeln besprechen.

Die Ausprägungen von Hitzewallungen sind ganz unterschiedlich. Es kann sein, dass die betreffenden Frauen schildern, nur ab und zu mal ein leichtes Hitzegefühl zu haben. Andere Frauen berichten davon, mehrmals täglich, sogar stündlich von der Hitze geplagt zu werden. Bei einigen Frauen beschränkt sich die Hitzewallung auf den Oberkörper. Eine Klientin berichtete sogar, dass sie ihre Hitzewallungen hasst, weil sie trotz Wallung immer noch kalte Füße behält. Viele Frauen berichten, dass ihre Hitzewallungen zudem von Schweißausbrüchen begleitet werden, was sie als doppelt anstrengend empfinden.

Eine etwas speziellere Symptomatik hatte sich bei mir selbst in der Prämenopause gezeigt. Ich hatte nachts zeitweise Phasen, in denen meine Füße unangenehm warm waren, sich teilweise heiß anfühlten. Sehr ungewöhnlich, weil ich sonst zu den Frauen gehörte, deren Füße, gerade nachts, immer kalt waren. Also Füße aus der Bettdecke raus, abkühlen lassen und dann wieder zurück. Meine Schlafqualität hat das nicht allzu sehr beeinträchtigt. Erst heute weiß ich, dass überwärmte Füße oder Hände ebenfalls zu den vasomotorischen Veränderungen gehören und somit ebenfalls in die Kategorie Hitzewallung fallen. All diese Ausprägungen sind normal; keine ist besser, richtiger, schlechter oder gar falsch.

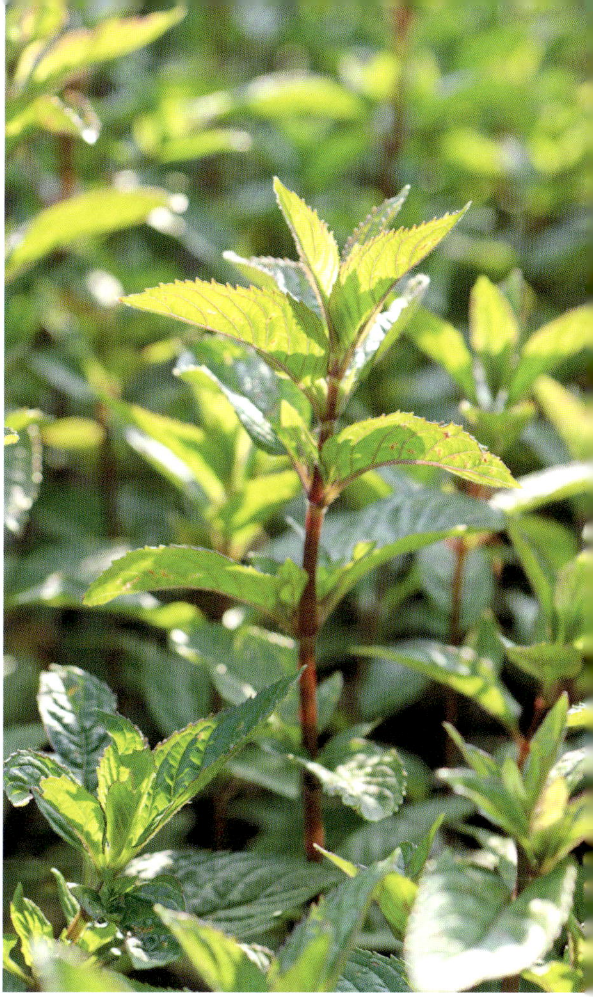

Die Pfefferminze ist eine kühlend-erfrischende Helferpflanze, die Sie sogar im Balkonkasten anbauen können – die kleine Hausapotheke auf der Fensterbank.

Ursachen: Was passiert im Körper?

Nachdem nun unser Körper viele Jahre wunderbar im Einklang funktioniert hat, bringt der Abfall der Hormone unsere Temperaturregulierung im Gehirn mächtig durcheinander. Unser Temperaturregulator, der Hypothalamus, kann den Abfall des Östrogens nicht gut leiden. Unser Gehirn mag es nämlich sehr gerne, wenn alles ordentlich geregelt ist und die Abläufe im Körper gut eingespielt sind. Plötzliche Veränderungen bringen zu viel Unruhe ins System.

Sogenannte KNDy-Neuronen (wird wie das englische Wort für Bonbons, „kändi", ausgesprochen) werden dadurch beispielsweise aktiver. KNDy-Neuronen sind für die Temperaturregulation im Gehirn zuständig. Östrogen bremst die Aktivität dieser Nervenzellen normalerweise. Ein sinkender Östrogenspiegel verringert jedoch diese bremsende Wirkung, sodass es zum Gegenteil – zu überschießenden Reaktionen – kommen kann. Hitzewallungen sind die Folge.

Auch Insulin hat Einfluss auf die KNDy-Neuronen. Es ist daher immer wichtig, sich selbst gut zu beobachten. Kommt zum Beispiel eine Hitzewallung sofort nach einem kohlehydratreichen Essen, ist auf jeden Fall auch an das Insulin zu denken. Eine mögliche Insulinresistenz, die oft bei Frauen mit etwas mehr Gewicht vorkommen kann, sollte immer bedacht werden. Eine therapeutische Begleitung, schulmedizinisch oder ernährungstechnisch, ist hier unbedingt angeraten.

Auch Stress oder Angst kann eine Hitzewallung verschlimmern. Erinnern Sie sich an das Zitat zu Beginn, dass der Versuch, die Welle zu unterdrücken, diese noch schlimmer werden lässt? In stressigen Situationen schüttet unser Körper Adrenalin aus, um uns auf Flucht oder Kampf vorzubereiten. Auch Kaffee oder schwarzer Tee regt die Ausschüttung von Adrenalin aus der Nebenniere an, was die Erweiterung der Gefäße begünstigt.

Welche Pflanzen können mich jetzt unterstützen?

- Pfefferminze
- Rotklee
- ätherische Öle aus dem Spektrum der Zitrusfrüchte
- Traubensilberkerze
- Rhapontik-Rhabarber (Sibirischer Rhabarber)

ZITRONE, BERGAMOTTE ODER ORANGE

Sie verwende ich als ätherisches Öl in Sprays und Körperölen. Die meisten Zitrusöle verfügen über einen kühlenden Effekt und machen obendrein gute Laune und frisch im Kopf.

REZEPTE & ANWENDUNGEN

KÜHLENDER ROLL-ON

Ein kühlender Roll-on ist sehr praktisch für unterwegs und passt in jede Handtasche.

4–6 Tropfen ätherisches Pfefferminz-, Zitronen- oder Muskatellersalbeiöl
10 ml Mandel- oder Jojobaöl
Roll-on-Fläschchen (10 ml)
evtl. kleiner Trichter

- Füllen Sie das ätherische Öl mithilfe eines kleinen Trichters in den sauberen Roll-on und gießen dann mit Mandel- oder Jojobaöl auf.
- Den Kugel-Verschluss aufsetzen und einrasten lassen, mit der Schutzkappe verschrauben und mehrfach schwenken.

Der Roll-on ist jetzt einsatzbereit und kann auf die Pulsadern an den Handgelenken oder am Hals aufgetragen werden. Der kühlende Effekt setzt sehr schnell ein.

! Ätherisches Zitronenöl kann die Haut lichtempfindlich machen. Daher sollten die behandelten Hautstellen einige Zeit nach der Anwendung keiner starken Sonneneinstrahlung ausgesetzt werden.

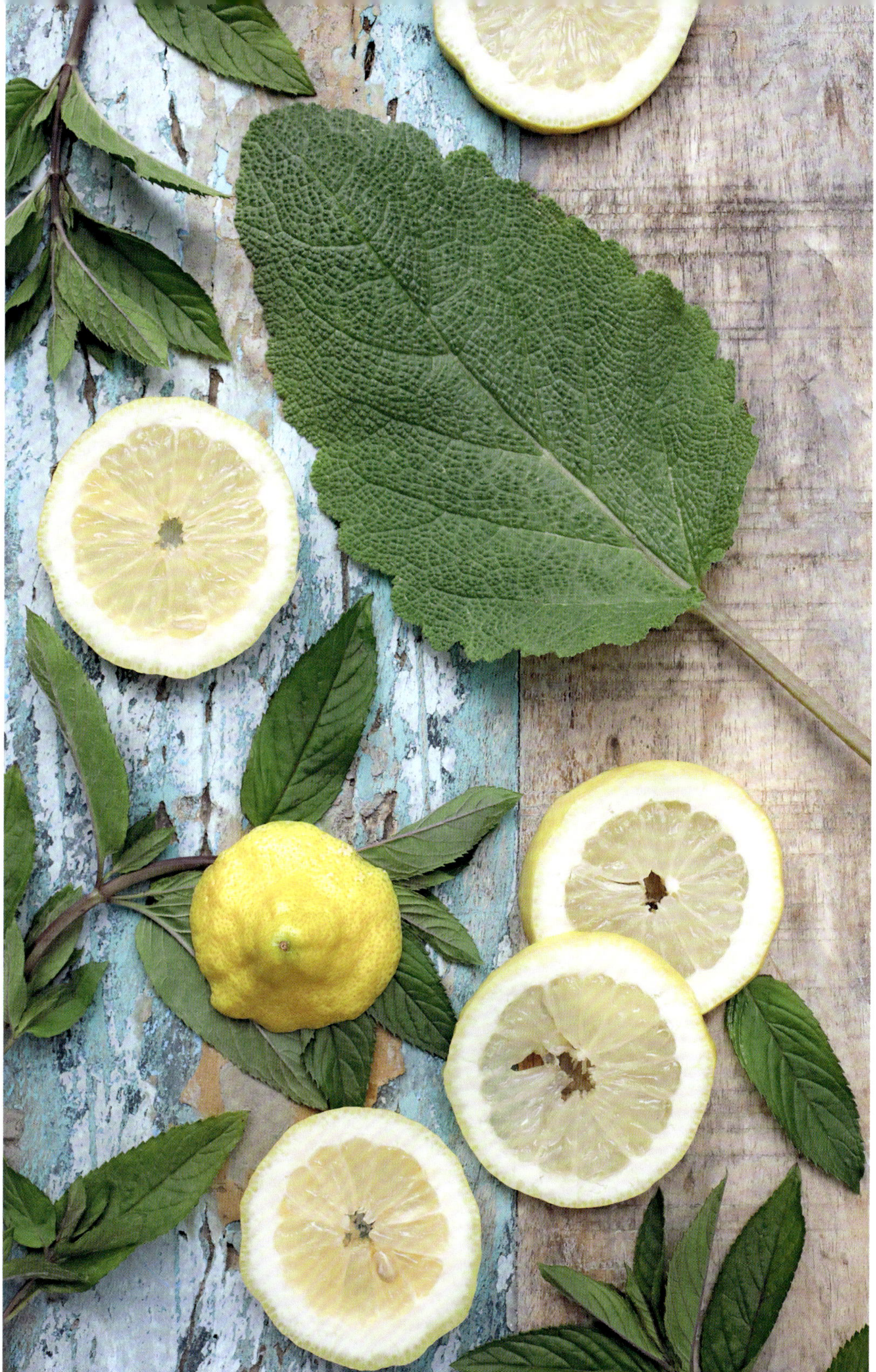

Kühlender Roll-on

ERFRISCHUNGSSPRAY

Dieses Erfrischungsspray ist mein absoluter Favorit, ich habe es selbst immer dabei.

3 Tropfen ätherisches Bergamotteöl
3 Tropfen ätherisches Muskatellersalbeiöl
2 Tropfen ätherisches Rosengeranienöl
30 ml Pfefferminzhydrolat, abgekühlter Pfefferminztee oder destilliertes Wasser
evtl. 3 Tropfen ätherisches Pfefferminzöl
Sprühfläschchen (30 ml)

- Geben Sie die ätherischen Öle in ein Sprühfläschchen.
- Mit dem Pfefferminzhydrolat oder dem Tee auffüllen. Wenn Sie anstelle von Hydrolat oder Tee destilliertes Wasser verwenden, kommen noch 3 Tropfen ätherisches Pfefferminzöl dazu.
- Den Sprühaufsatz aufschrauben und kurz schütteln.

Bei den ersten Anzeichen einer Hitzewallung besprühe ich Dekolleté, Hals und Pulsadern. In den allermeisten Fällen verschwindet die Wallung schnell wieder oder wird gar nicht erst so intensiv.

Ich rate dazu, nur kleine Mengen anzumischen, da sowohl der Tee als auch das Hydrolat verderben können (da wir keinen hochprozentigen Alkohol zufügen).

! Bergamotteöl ist phototoxisch. Das heißt, dass es die Haut lichtempfindlich macht. Daher sollte es auf keinen Fall pur verwendet werden. Bei Verwendung des Erfrischungssprays bitte die angesprühten Stellen für einige Stunden vor direkter und intensiver Sonneneinstrahlung schützen. Das Gleiche gilt für die meisten ätherischen Öle aus dem Spektrum der Zitrusfrüchte.

TEE FÜR DEN NACHMITTAG

Um am Nachmittag oder frühen Abend den Körper schon mal ein bisschen zur Ruhe zu bringen und dadurch stressbedingte Hitzewallungen zu mindern, kann folgender Tee getrunken werden.

Für eine 100-g-Teemischung
25 g Melissenblätter
25 g Hopfenzapfen
25 g Salbeiblätter
25 g Kraut vom Johanniskraut

- 1 TL der Mischung mit 200 ml heißem Wasser überbrühen und 7 Minuten bedeckt ziehen lassen.

Am Nachmittag oder frühen Abend 1–2 Tassen davon trinken.

BASISCHER TEE

Oft ist unser Körper übersäuert – auch das kann Hitzewallungen verstärken. Fast Food, zu viel Fleisch oder Fett, zu viel Zucker oder das Glas Wein zum Feierabend – unser Leben ist voller leckerer Verlockungen, die jedoch unseren Körper übersäuern. Hier kann ein basenhaltiger Tee unterstützend wirken.

Für eine 150-g-Teemischung
25 g Brennnesselblätter
25 g Salbeiblätter
25 g Melissenblätter
25 g Brombeerblätter
25 g Schafgarbenkraut
25 g Fenchelfrüchte

- 4 EL der Mischung mit 1 l heißem Wasser übergießen und 7 Minuten bedeckt ziehen lassen. Der Tee kann dann in eine Thermoskanne gefüllt und über den Tag hinweg genossen werden.

Kaufen statt Selbermachen

- Traubensilberkerze und Rhapontik-Rhabarber sind nicht dazu geeignet, die Wirkstoffe selbst zu extrahieren. Daher möchte ich an dieser Stelle die Anwendung von Fertigpräparaten empfehlen. Bei beiden Pflanzen wird der Wirkstoff aus den Wurzelstöcken gewonnen und ein gesicherter und gleichbleibender Wirkstoffgehalt ist nur in Fertigpräparaten gegeben. Bei der Traubensilberkerze ist Remifemin eines der gängigsten Arzneimittel. Für den Rhapontik-Rhabarber gibt es das Präparat femiLoges am Markt.
- Aus dem Rotklee gibt es viele Nahrungsergänzungsmittel. Hier ist zu beachten, dass 40–50 mg Isoflavone als Tagesdosis empfohlen werden. Diese Tagesdosis sollte nicht überschritten und die Einnahme mit der behandelnden Ärztin besprochen und von ihr begleitet werden. Dies ist besonders wichtig, wenn östrogenabhängige Tumore in der Familie eine Rolle spielen.
- Primavera bietet aus der Serie Frauenwohl ein gutes Spray gegen Hitzewallungen an. Die Löwen-Manufaktur stellt ebenfalls ein Spray mit dem bezaubernden Namen Hitzefrei her, dessen Inhaltsstoffe denen meiner Rezeptur ähneln.
- Die Firma Bombastus bietet einen schönen Basentee an, allerdings im Beutel. Das finde ich eine gute Alternative für unterwegs, wenn lose Tees unpraktisch sind.

Was kann ich sonst noch tun?

- Naturfasern für Bekleidung und Bettwäsche wählen. Naturfasern haben den Vorteil, dass sie atmungsaktiv sind und hautfreundlich. Textilien aus Kunstfasern nehmen den Schweiß nicht auf.
- Zwiebellook anziehen. So können Sie sich schnell einer Schicht entledigen und diese genauso schnell wieder überstreifen, wenn die Welle vorbei ist.
- Generell für Kühlung sorgen. Kalte Wassergüsse über die Handgelenke können schnelle Linderung bringen. Ein feuchtes Tuch, in einem dichten Behälter in der Handtasche, kann unterwegs Abkühlung verschaffen.
- Wechselduschen. Hier sollten Sie die Dusche mit lauwarmem Wasser abschließen. Denn duschen Sie zum Schluss kalt, geben Sie dem Körper am Schluss einen Kältereiz, auf den er mit „aufheizen, wir wollen nicht erfrieren“ antworten wird.

- Auch wenn das jetzt paradox zum gerade vorher Gesagten klingt, so gibt es Frauen, die auf Kneipp-Anwendungen oder gar Eisbaden schwören. Es gibt Studien, die darauf hinweisen, dass Kältereize längerfristig nützlich sind. Ich plädiere dafür auszuprobieren, was Ihnen guttut. Bitte gewöhnen Sie Ihren Körper langsam an den Kältereiz und beginnen bestenfalls schon im Sommer oder spätestens im Herbst mit dem Bad im kalten Wasser. Bitte gehen Sie nie (!) alleine in kalte Gewässer! In vielen Orten gibt es Vereine, die sich dem Eisbaden widmen. Das hat, neben dem angeleiteten und somit sicheren Eisbaden, noch den Vorteil einer Gemeinschaft und gegenseitigen Motivation.
- Und um die Gegensätzlichkeiten komplett zu machen, lege ich Ihnen Saunagänge ans Herz. Das klingt sicher ebenfalls merkwürdig, da dort auch geschwitzt wird, und es scheint so gar nicht zu den beiden vorgenannten Punkten zu passen. Da haben Sie völlig recht. Dennoch können regelmäßige Saunagänge das Temperaturzentrum im Gehirn positiv beeinflussen. Allerdings sollten Sie schauen, ob Sie Sauna generell gut vertragen und ob keine medizinischen Gründe wie zum Beispiel Herz-Kreislauf-Erkrankungen dagegensprechen. In dem Fall bitte unbedingt vorher mit Ihrer Ärztin sprechen. Sie sehen wieder, dass es leider keine Lösung gibt, die für alle Frauen gleichermaßen passt. Probieren Sie aus, was für Sie stimmig und Ihrem Körper zuträglich ist.
- Bei einer kohlehydratreichen Ernährung können Sie eine Umstellung versuchen und mehr Eiweiße in die Ernährung einbauen, zum Beispiel „weiße“ Pasta durch Vollkornpasta oder besser noch Pasta aus Hülsenfrüchten ersetzen. Der Umstieg fällt manchmal leichter, wenn Sie die verschiedenen Sorten am Anfang mischen. Eiweißreiche Ernährung macht satt und wird für gesunde Knochen und Muskeln benötigt.
- Tagebuch führen. Was löst die Hitzewallungen aus? Stress, Aufregung, Nahrungs- oder Genussmittel wie Kaffee, Alkohol, scharfe Lebensmittel? Diese Auslöser möglichst meiden.
- Moderater Sport kann helfen. Sport baut das Stresshormon Adrenalin ab und kann somit für mehr Gelassenheit und Entspannung sorgen.
- Entspannungsübungen, wie zum Beispiel Autogenes Training, können helfen, generell gelassener zu sein und Stress zu minimieren.
- Während meiner „heißesten Phase“ war mein Fächer ein treuer Begleiter. Ein schönes Accessoire für die Handtasche, welches immer salonfähiger wird. Hilfreich und so entspannend. Glücklicherweise sieht man inzwischen, gerade in heißen Sommern, immer mehr Menschen, auch junge, mit einem Fächer. Ich bin sicher, dass bald überhaupt niemand mehr schaut, wenn Sie im Restaurant oder am Schreibtisch zwischendurch mal Ihren Fächer zücken.

Wann sollte ich zum Arzt gehen?

- Wenn die Hitzewallungen sehr stark und belastend sind.
- Eine Abklärung, ob kein versteckter Infekt oder eine andere Krankheit dahintersteckt, ist durchaus sinnvoll. Hitzewallungen können auch ein Begleitsymptom sein, wenn die Schilddrüse oder der Blutzucker aus dem Takt geraten sind.

SCHWEISSAUSBRÜCHE

„Das fühlt sich so unangenehm an, wenn ich in einer Präsentation bin und mir plötzlich der Schweiß von der Stirn tropft."

„Mir macht das überhaupt nix aus. Ich bin ja viel draußen und bei der körperlichen Arbeit schwitze ich sowieso. Da ändert sich nicht viel und ich finde es eigentlich gut, nicht immer so zu frieren."

„Ich arbeite mit Lebensmitteln. Da kann ich doch nicht alles volltropfen an der Wursttheke."

„Die Schweißflecken unter den Armen finde ich sehr unangenehm. Ich trage daher meist dunkle Sachen, damit das nicht so auffällt."

„Das ist total anstrengend, wenn ich mich nachts mehrfach umziehen muss, weil alles nass ist. Und in nasser Bettwäsche liegen mag ich auch nicht."

Wie äußert sich das?

So berichten mir meine Klientinnen ihre unterschiedlichen Empfindungen in Bezug auf die Schweißausbrüche. Manche Frauen stört es kaum oder sie haben nur wenig bis gar keine Schweißausbrüche. Manche Frauen leiden sehr darunter, weil es auch in ihrem Arbeitsumfeld schwierig zu vermitteln ist. Zum Beispiel im Kundenkontakt empfinden es viele Frauen als belastend. Solche negativen Empfindungen können die Symptome intensivieren, denn auch vermehrter Stress kann Hitzewallungen und Schweißausbrüche anfachen. Hier kann es regelrecht zu einer sich selbst verstärkenden Spirale kommen.

Ursachen: Was passiert im Körper?

Wie bei Hitzewallungen wird auch bei den Schweißausbrüchen ein Zusammenhang mit Östrogenschwankungen und der somit irritierten Temperaturregulation vermutet. Normalerweise schwitzen wir, wenn wir uns anstrengen. Aber auch Angst kann uns ins Schwitzen bringen.

Bei Anstrengung oder Angst brauchen wir schnell viel Energie in den Muskeln, daher weiten sich die Gefäße, es strömt mehr Blut hindurch, um die Muskulatur gut zu versorgen. Der Schweiß wird dann gebildet, damit der von der Anstrengung überhitzte Körper wieder herunterkühlen kann. So der normale Vorgang.

Unser menopausal leicht verwirrtes Hirn schickt, leider zu Unzeiten, ähnliche Signale wie bei Angst oder Anstrengung an den Körper. Die Gefäße stellen sich weit und zur Kühlung kommt dann flugs der Schweiß hinterher.

Die Körpertemperatur soll möglichst zwischen 36,5 und 37,4 °C gehalten werden. In einem wechseljahresbedingten Schweißausbruch ist aber meistens kein äußerer Einfluss erkennbar. Keine plötzlich ansteigende Außentemperatur und auch treiben Sie nachts im Schlaf vermutlich keinen Sport. Dennoch kann es äußere Auslöser für Schweißausbrüche in den Wechseljahren geben. Manchmal sind sie den Auslösern einer Hitzewallung ähnlich, aber nicht zwingend. Manche Frau verträgt keinen Kaffee mehr oder fängt bei dem ersten Schluck Wein schon an zu schwitzen. Scharfe Gewürze und der schon zitierte Stress können ebenfalls Auslöser sein.

Welche Pflanzen können mich jetzt unterstützen?

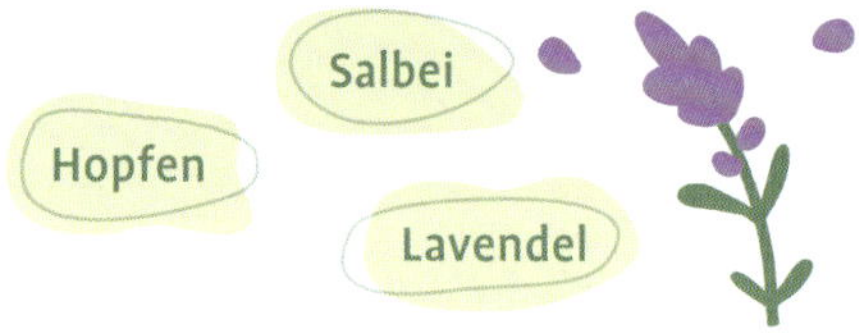

Der hocharomatische Salbei ist für Frauen in den Wechseljahren ein verlässlicher Unterstützer in „hitzigen" Zeiten.

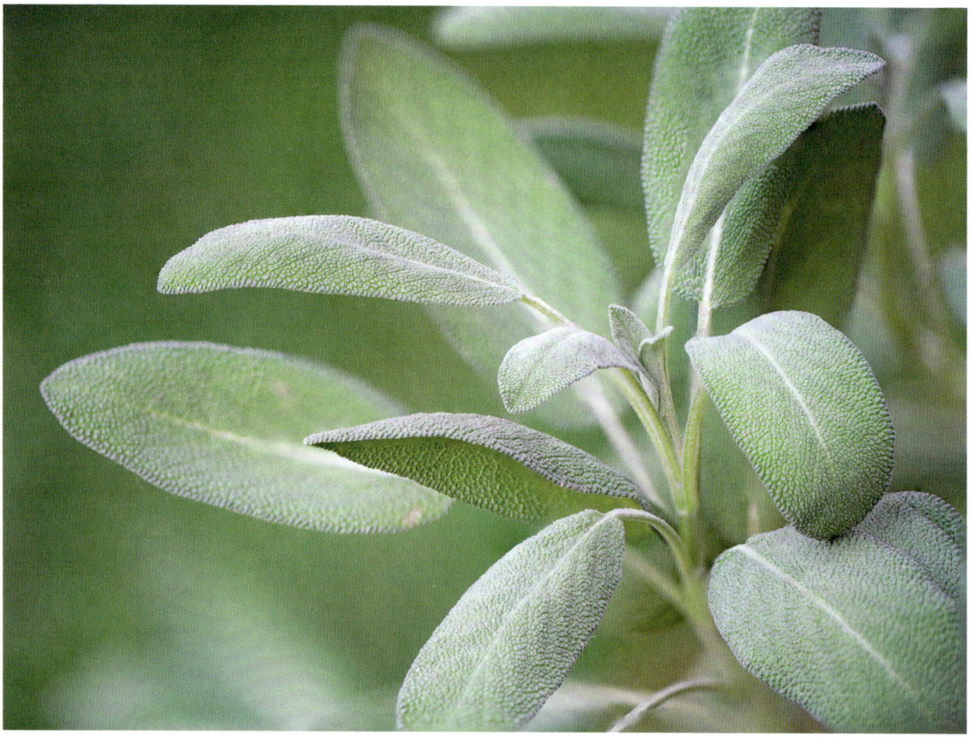

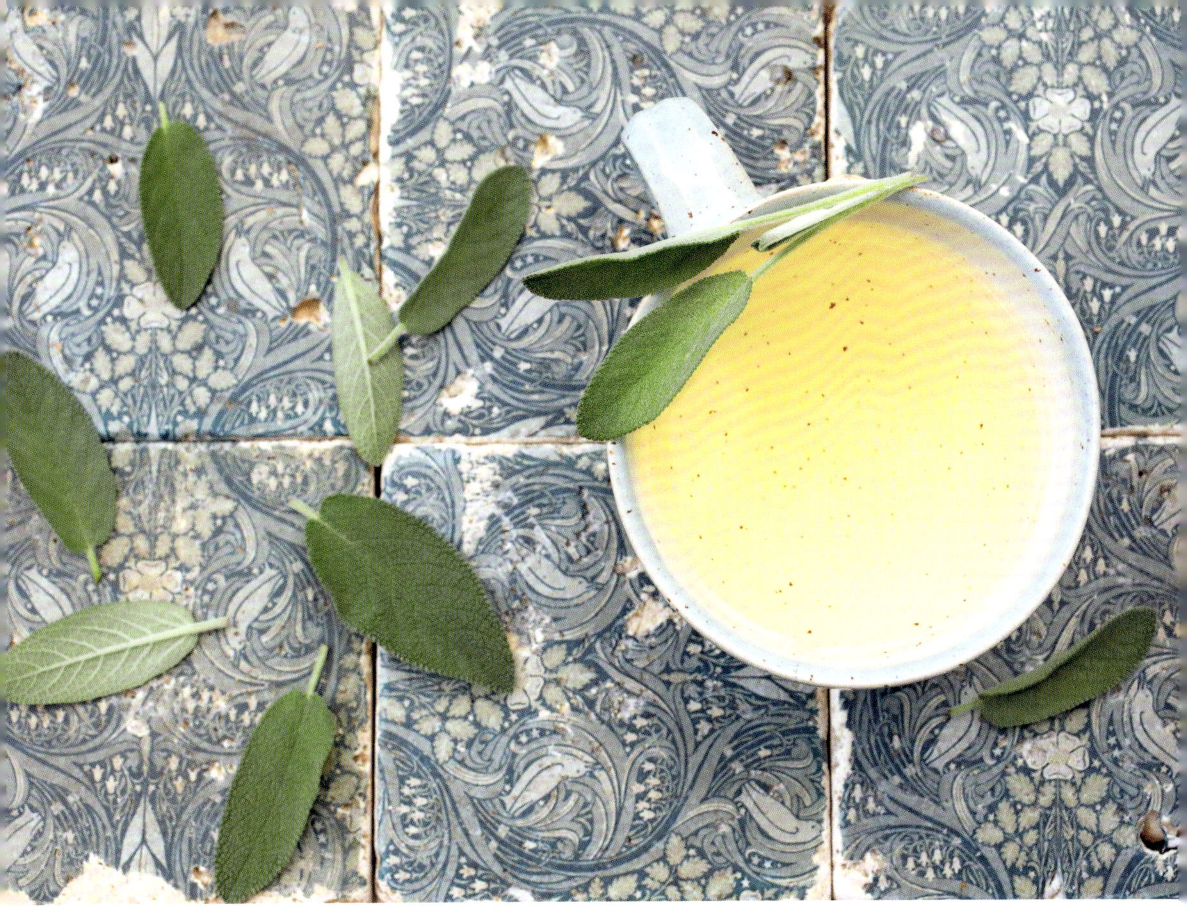

Salbeitee

REZEPTE & ANWENDUNGEN

SALBEITEE ZUM TRINKEN

Salbeitee, richtig angewendet, kann die Schweißproduktion reduzieren.

Salbeiblätter

- Überbrühen Sie 1 gehäuften TL Salbeiblätter mit etwa 200 ml heißem Wasser.
- Den Aufguss abgedeckt maximal 3 Minuten ziehen lassen, abseihen und lauwarm oder abgekühlt genießen. Bitte nicht eisgekühlt, da der Körper in diesem Fall wieder versucht, den enormen Temperaturunterschied zu kompensieren und erneut „heizt".

Durch die relativ kurze Ziehzeit sind noch keine oder kaum Gerbstoffe aus dem Salbei gelöst, sodass der Tee weder den Magen reizt noch zu intensiv schmeckt. Eine zu lange Ziehzeit ist oft der Grund dafür, dass Salbeitee als ungenießbar und eklig oder unverträglich empfunden wird.

Ich wende den Tee über maximal 4 Wochen als Kur an und lege dann eine Pause von mindestens 3 Monaten ein. Während der Kur gönne ich mir 2–3 Tassen am Tag.

SALBEITEE ALS WASCHUNG

Beim Teeaufguss für eine Waschung ist eine längere Ziehzeit angezeigt, denn hier sollen uns die Gerbstoffe hilfreich zur Seite stehen.

Salbeiblätter

- Überbrühen Sie 2 EL Salbeiblätter mit 1 l Wasser heißem Wasser und lassen Sie den Aufguss abgedeckt 10–15 Minuten ziehen. Ich fülle die Salbeiblätter für die Waschung gerne in ein Teesieb oder ein Stoffbeutelchen. Dann schwimmen die losen Blätter nicht im Wasser und ein zusätzliches Abgießen ist nicht nötig.
- Mit dem lauwarmen Aufguss und einem Tuch oder Waschlappen den Körper sanft abwaschen. Sehr kalte oder zu warme Waschungen können die Schweißproduktion anregen.

FRISCHER SALBEI

Salbei können Sie in guten Kräuterläden oder Apotheken kaufen. Wenn Sie Salbei im Garten haben, können Sie natürlich auch frische Blätter für den Tee verwenden. Bei frischen Kräutern verwenden Sie bitte die doppelte Menge.

SCHÖNE-WECHSELJAHRE-TEE

Mein absoluter Lieblingstee! Ich mische die Zutaten und bewahre sie in einem großen Glas auf. Da die Mischung immer zeitnah verbraucht wird und durch den Lavendel und die Rosenblätter sehr schön aussieht, nutze ich dafür auch mal ein durchsichtiges Glas.

Für eine 160-g-Teemischung
30 g Frauenmantelblätter
20 g Hopfenzapfen
20 g Salbeiblätter
20 g Walnussblätter
20 g Weißdornblätter und -blüten
20 g Melissenblätter
10 g Herzgespannkraut
10 g Lavendelblüten
10 g Rosenblütenblätter

- 3 EL der Mischung mit 1 l heißem Wasser überbrühen und zugedeckt 10 Minuten ziehen lassen. Abseihen und über den Tag verteilt trinken.
- Eine Teekur über 4–6 Wochen durchführen, dann mindestens 3 Monate pausieren.

SALBEI-DEODORANT

1 gestrichener TL Natron
50 ml destilliertes Wasser oder Salbeihydrolat
3–5 Tropfen ätherisches Salbeiöl
Sprühfläschchen (50 ml)

- Das Natron im destillierten Wasser oder Hydrolat auflösen. Es dauert eine Zeit, bis sich das Natron aufgelöst hat.
- Das Salbeiöl in ein Sprühfläschchen füllen und mit dem Natron-Wasser aufgießen.

! Nicht anwenden, wenn sie empfindlich auf Natron reagieren. Sollten sich Rötungen bilden, ist dies ein Zeichen dafür. Nachdem Sie das Deo nicht mehr verwenden, verschwinden diese Stellen in der Regel sehr schnell wieder.

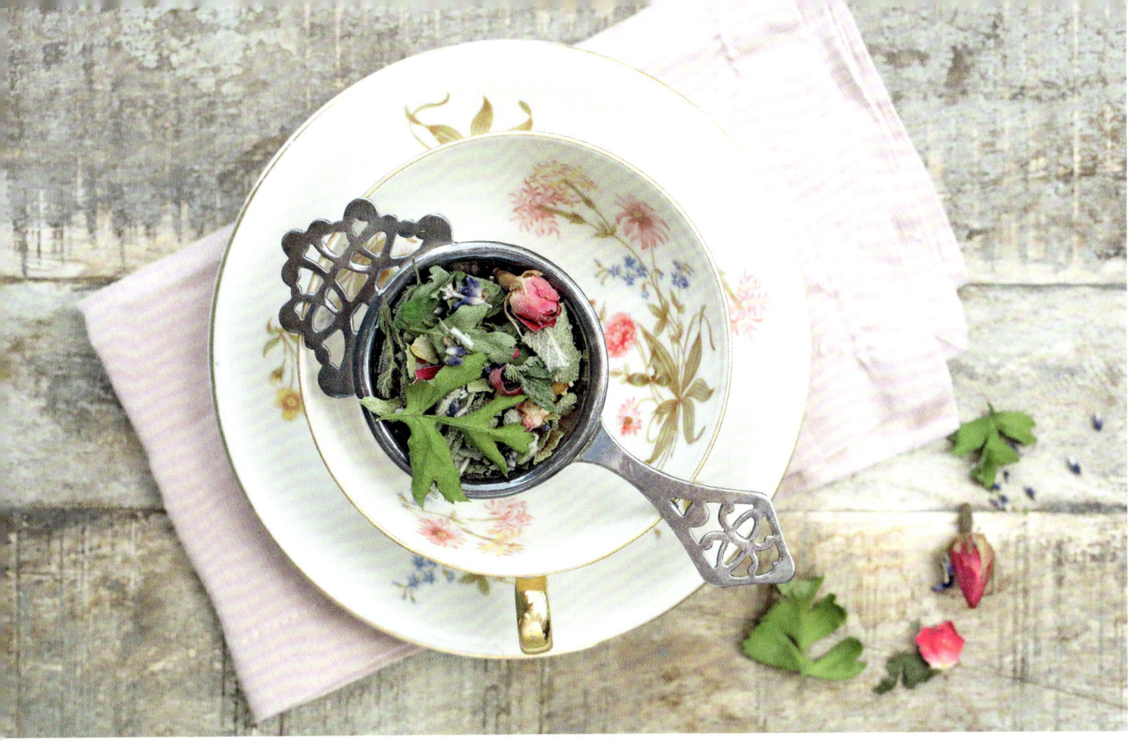

Schöne-Wechseljahre-Tee

SCHWITZEN ERLAUBT

Schwitzen ist ein natürlicher Prozess, den der Körper dazu nutzt, die Temperatur auszugleichen, oder auch zum Entgiften. Herkömmliche Deos unterdrücken meist diese Funktion. Daher sind wir es nicht mehr gewöhnt, unter den Achseln zu schwitzen, und haben Angst, nach Schweiß zu riechen.
In der Umstellungsphase von einem herkömmlichen zum selbst gemachten Deo kann es in der ersten Zeit nötig sein, das Deo öfter anzuwenden. Bei mir selbst hat es ein paar Wochen gedauert. Haben Sie Geduld mit sich und Ihrem Körper. Es lohnt sich!
Wichtig zu wissen ist auch, dass es nicht der Schweiß ist, der riecht. Es sind Bakterien auf der Haut, die den Schweiß zersetzen. Die Abfallprodukte dieser Zersetzung riechen dann unangenehm. Durch das Natron werden diese Bakterien aber eingedämmt, sodass es nicht mehr riecht.

KÜHLENDES SPRAY FÜR DIE NACHT

Bewahren Sie dieses Spray gleich auf dem Nachtschrank auf. So haben Sie es in der Nacht mit einem Griff zur Hand. Sprühen Sie bei Bedarf die Innenseite der Handgelenke, also die Pulsadern, das Dekolleté oder ihr Gesicht an. Einfach dorthin, wo Sie sich Kühlung wünschen.

30 ml Pfefferminzhydrolat
1–2 Tropfen ätherisches Lavendelöl
1–2 Tropfen ätherisches Palmarosaöl
1–2 Tropfen ätherisches Zedernöl
Sprühfläschchen (30 ml)

- Füllen Sie die ätherischen Öle in ein Sprühfläschchen und gießen mit dem Pfefferminzhydrolat auf.
- Mit dem Sprühaufsatz verschrauben und schütteln.

Kaufen statt Selbermachen

- Alternativ können Sie auch ein reines Hydrolat verwenden: entweder Salbei- oder Pfefferminzhydrolat. Als Bezugsquellen kann ich guten Gewissens die Firma Primavera und die Bahnhof-Apotheke Kempten empfehlen.
- Als Alternative zum Schöne-Wechseljahre-Tee gibt es bei mir aus dem Kräuterparadies Lindig in München den Frauentee.
- Wenn ich auf Reisen bin und möglichst wenige Glasflaschen mitschleppen möchte, weiche ich auf ein Cremedeo von Wolkenseifen aus. Diese Deos gibt es in kleinen, handlichen und wiederverwertbaren Metalldöschen.

Was kann ich sonst noch tun?

- Kleidung und Bettwäsche aus Naturfasern wählen, da Naturfasern besser für die Haut sind und die Feuchtigkeit gut binden.
- Wechselnachtwäsche gleich ans Bett legen. So ersparen Sie es sich, aufzustehen und noch wacher zu werden.
- Für kühles Raumklima sorgen, indem Sie abends ausgiebig lüften.
- Auch die Beispiele, die bereits bei den Hitzewallungen genannt wurden, haben hier ihre Gültigkeit (Seite 36).
- Wie schon bei den Hitzewallungen erwähnt, kann es hilfreich sein, die Auslöser zu definieren. Wenn Sie wissen, was die Schweißausbrüche auslöst, können Sie vielleicht darauf verzichten. Oder bewusst entscheiden, dass heute zum Beispiel in schöner Runde ein Glas Wein getrunken wird und Sie dann mit dem Wissen über den Auslöser weniger Stress haben, da sie vorbereitet sind.

Wann sollte ich zum Arzt gehen?

- Wenn die Schweißausbrüche sehr belastend sind und um andere organische Ursachen auszuschließen.

SCHLAFSTÖRUNGEN & MÜDIGKEIT

„Ich nicke vor dem Fernseher ein und bin zu müde, um mich für die Nacht umzuziehen. Wenn ich mich dann ins Bad schleppe, wasche, umziehe, bin ich hellwach und brauche mich eigentlich gar nicht hinzulegen."

„Auch wenn ich acht oder neun Stunden geschlafen habe, bin ich morgens müde, und auch tagsüber brauche ich immer wieder Pausen. Ich bin einfach nur noch schlapp."

„Ich schlafe meistens sofort ein, werde dann aber immer gegen drei Uhr in der Nacht wach und finde nicht wieder in den Schlaf. Manchmal schlafe ich gegen fünf Uhr wieder ein. Wenn ich dann um halb sieben aufstehen muss, bin ich wie erschlagen."

Wie äußert sich das?

Auch bei den Schlafstörungen kann es unterschiedliche Ausprägungen geben. Durchschlafstörungen, Einschlafstörungen, alles ist möglich. Genauso gibt es Frauen, die weiterhin wunderbar schlafen, aber dafür andere Herausforderungen haben. Wichtig ist, dass Sie Schlafstörungen nicht ignorieren, da ausreichender Schlaf für die Regeneration unerlässlich ist.

Ursachen: Was passiert im Körper?

Beim Thema Schlaf müssen wir zwischen Durchschlafschwierigkeiten und Einschlafschwierigkeiten unterscheiden. Gerade zu Beginn der Wechseljahre kommt es meist zuerst zu Durchschlafproblemen. Für Schlafprobleme gibt es äußerst viele Gründe. In den Wechseljahren ist das allgemeine Hormonchaos sicher dafür mitverantwortlich. Oft wird behauptet, dass der Mangel an Progesteron die Hauptursache der Schlafstörungen ist. Das ist nicht eindeutig belegt und wird durchaus kontrovers diskutiert. Wäre es ausschließlich das Progesteron, das im normalen Zyklus vorrangig in der zweiten Hälfte vorhanden ist, würden Frauen in ihrer ersten Zyklushälfte auch nicht gut schlafen können. So schlafen viele Frauen aber gerade in der ersten Zyklushälfte, wenn viel Östrogen vorhanden ist, besser. Wiederum berichten Frauen mir gerade in der zweiten Zyklushälfte, eher schlecht zu schlafen, also dann, wenn eigentlich ausreichend Progesteron vorhanden ist. Es ist vermutlich das Ungleichgewicht im Hormonkreislauf verantwortlich zu machen, und hier gilt es auszuprobieren, ob für Sie eine Unterstützung mit Progesteron hilfreich

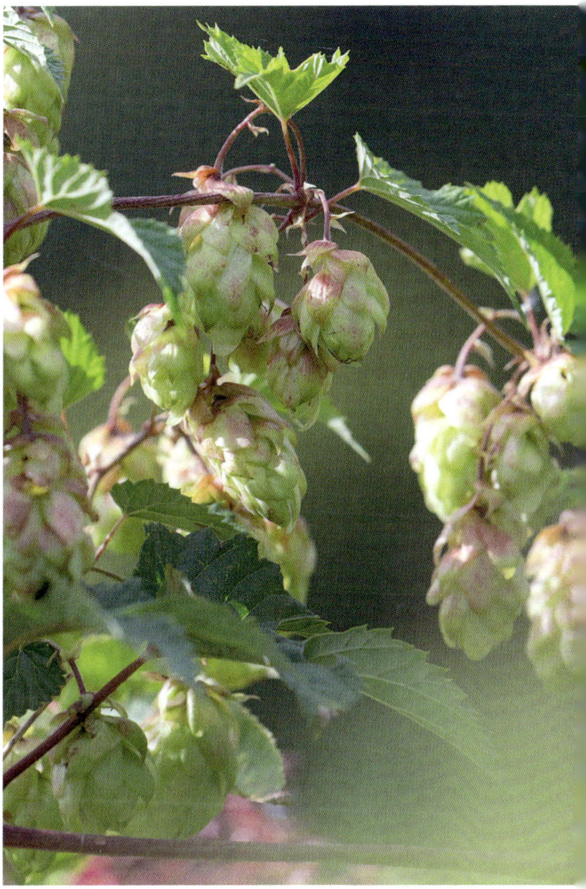

Wuchsfreudig und wirkungsstark: Hopfen begleitet ausgleichend und beruhigend durch den hormonellen Wandel.

und nötig ist. Was bei der einen Frau super funktioniert, kann für die andere vielleicht nicht der richtige Weg sein.

Als weitere Form der Schlafprobleme stellen sich bei einigen Frauen Schwierigkeiten beim Einschlafen ein. Hier ist oft nicht nur das hormonelle Chaos verantwortlich. Die permanente Überlastung und der Drang, immer erreichbar zu sein, bis kurz vor dem Schlafengehen, tun ihr Übriges. Blaues Licht der Bildschirme bringt unseren Tag-Nacht-Rhythmus und somit unsere Melatonin-Produktion durcheinander. Zudem produziert unser Körper mit zunehmendem

Alter weniger dieses schlaffördernden Hormons. Auch wenn der Stress in dieser Zeit nicht anders ist als vorher, so hat der Körper jetzt zusätzlich noch die Schwankungen der Hormone zu verkraften. Das ist enorm anstrengend! Zudem verbraucht Stress Bausteine für Hormone, die wiederum für die Hormonproduktion fehlen.

Ein weiterer Grund für Schlafstörungen kann eine Schilddrüsenüberfunktion sein, das sollte medizinisch abgeklärt werden.

Zu guter Letzt sollte viel öfter an die Leber gedacht werden, denn auch diese kann uns in der Nacht aufwecken. Laut Organuhr ist die Zeit zwischen 3 und 5 Uhr am Morgen die Leberzeit. In den Wechseljahren sollte dieses wichtige Entgiftungsorgan besonders gepflegt werden.

Welche Pflanzen können mich jetzt unterstützen?

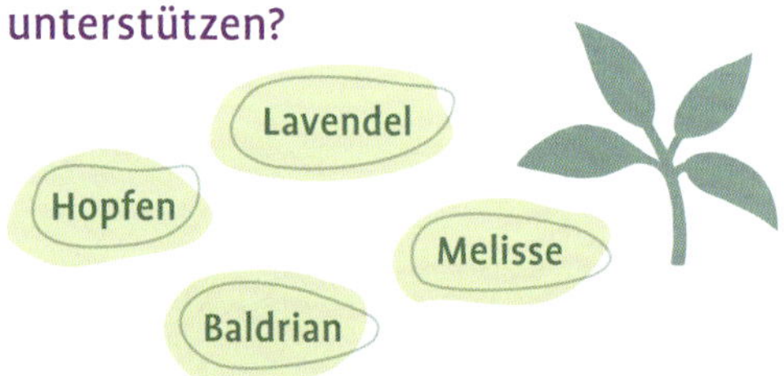

REZEPTE & ANWENDUNGEN

KRÄUTERKISSEN MIT HOPFEN UND ROSEN

Dieses Kräuterkissen gelingt auch Ungeübten. Es kann wunderbar zusammen mit den Kindern oder Enkeln hergestellt werden, die manchmal ebenso etwas Beruhigendes für die Nacht brauchen können.

Hopfenzapfen
Lavendelblüten
Melissenblätter
Rosenblütenblätter
1 Stück Stoff, ca. 20 × 20 cm
Nadel und Wollfaden
Teller und Stift

- Die benötigte Menge an Kräutern variiert je nach Größe des Kissens, das Sie herstellen wollen. Als Stoff können Sie zum Beispiel ausgediente Bettwäsche oder ein altes Hemd aus Naturfasern nehmen. Im Idealfall haben Sie vorher keine stark parfümierten Waschmittel verwendet, die den feinen Kräuterduft überdecken würden.
- Legen Sie einen Frühstücksteller mit ungefähr 20 cm Durchmesser auf das Stoffstück und zeichnen mit einem Stift die Umrisse des Tellers nach. Diesen Umriss nun ausschneiden.
- Etwa 1 cm vom Rand entfernt wird jetzt mit einer dicken Nadel ein Wollfaden durchgezogen. Achten Sie darauf, dass der Anfang und das Ende des Fadens auf der gleichen Stoffseite zusammenfinden, wenn sie einmal rundherum genäht haben. Wenn der Stoff eine bedruckte Seite hat, die Sie gerne außen haben möchten, sollten die Fäden auf dieser Außenseite anfangen und enden.
- Nun an den beiden Fadenenden ziehen, sodass ein kleines Beutelchen entsteht.
- In dieses Beutelchen füllen Sie jetzt die gemischten Kräuter oder auch nur einzelne Kräuter, wie zum Beispiel Lavendel.
- Die Fäden fest zusammenziehen und verknoten. Wenn Sie mögen, können Sie jetzt noch ein buntes Schmuckband einsetzen. Schon haben Sie ein wunderbar

duftendes Säckchen, das Sie in der Nacht am oder im Bett haben können.

Die Zusammenstellung der Kräuter ist nicht zwingend. Wenn Sie zum Beispiel Lavendel nicht mögen, bitte weglassen. Wichtig ist immer, dass die Düfte für Sie angenehm sind, sonst verfehlt das Säckchen seinen Zweck. Niemand will ein „stinkendes Etwas" in seinem Bett haben.

GUTE-NACHT-ROLL-ON

1 Tropfen ätherisches Zedernöl
1 Tropfen ätherisches Palmarosaöl
1 Tropfen ätherisches Orangenöl
1 Tropfen ätherisches Lavendelöl
10 ml Mandelöl, alternativ Jojobaöl
kleiner Trichter
Roll-on-Fläschchen (10 ml)

- Füllen Sie mithilfe eines kleinen Trichters die ätherischen Öle in das Roll-on Fläschchen und gießen mit dem Trägeröl auf. Verschließen Sie das Fläschchen mit dem Roll-on-Kopf und schütteln das Öl gut durch.
- Vor dem Einschlafen rollen Sie mit dem Öl über die Fußsohlen und massieren Ihre Füße damit.

Ich trage das Gute-Nacht-Öl ebenfalls gerne auf den Solarplexus, der etwas oberhalb des Bauchnabels liegt, und die Handgelenkpulse auf.

Wichtig ist, dass die Ölmischung für Sie persönlich gut duftet. Wenn Sie eines der angegebenen ätherischen Öle nicht mögen, bitte weglassen. Alternativen können zum Beispiel Sandelholz, Vetiver, Rose 3 %ig oder Melisse sein.

In einem Fläschchen mit 10 ml Fassungsvermögen sollten maximal 5 Tropfen ätherisches Öl verwendet werden. Sandelholz und Rosenöl sind leider recht hochpreisig, das muss auch immer mit bedacht werden. Tasten Sie sich langsam an die Öle heran, die Ihnen guttun. Wenn Sie ätherische Öle verwenden, unbedingt auf gute Qualität achten. Bezugsquellen habe ich für Sie im Serviceteil aufgelistet.

GUTE-NACHT-OXYMEL

Bei einem Oxymel handelt es sich um einen alkoholfreien Auszug auf der Basis von Honig und Essig.

500 g möglichst flüssiger Bio-Honig
160 g Bio-Apfelessig
5 g Melissenblätter
5 g Baldrianwurzel
5 g Passionsblumenkraut
5 g Hopfenzapfen
5 g Lavendelblüten

- Vermischen Sie Honig und Essig zu einer homogenen Masse. Je fester der Honig, umso länger kann dieser Vorgang dauern.
- Geben Sie die fein geschnittenen Kräuter in ein großes Glas und gießen dann die Honig-Essig-Mischung hinzu. Ich verwende dazu gern ein 1-Liter-Einmachglas.
- Alles gut verrühren und 1 Woche an einem nicht zu warmen Ort stehen lassen. Möglichst täglich umrühren oder das Glas schwenken, damit alle Kräuter immer gut in der Flüssigkeit eingearbeitet sind.
- Über einem feinen Sieb abfiltern. Ich lasse die Masse über Nacht abtropfen, um möglichst nichts von der kostbaren Flüssigkeit zu verschwenden.

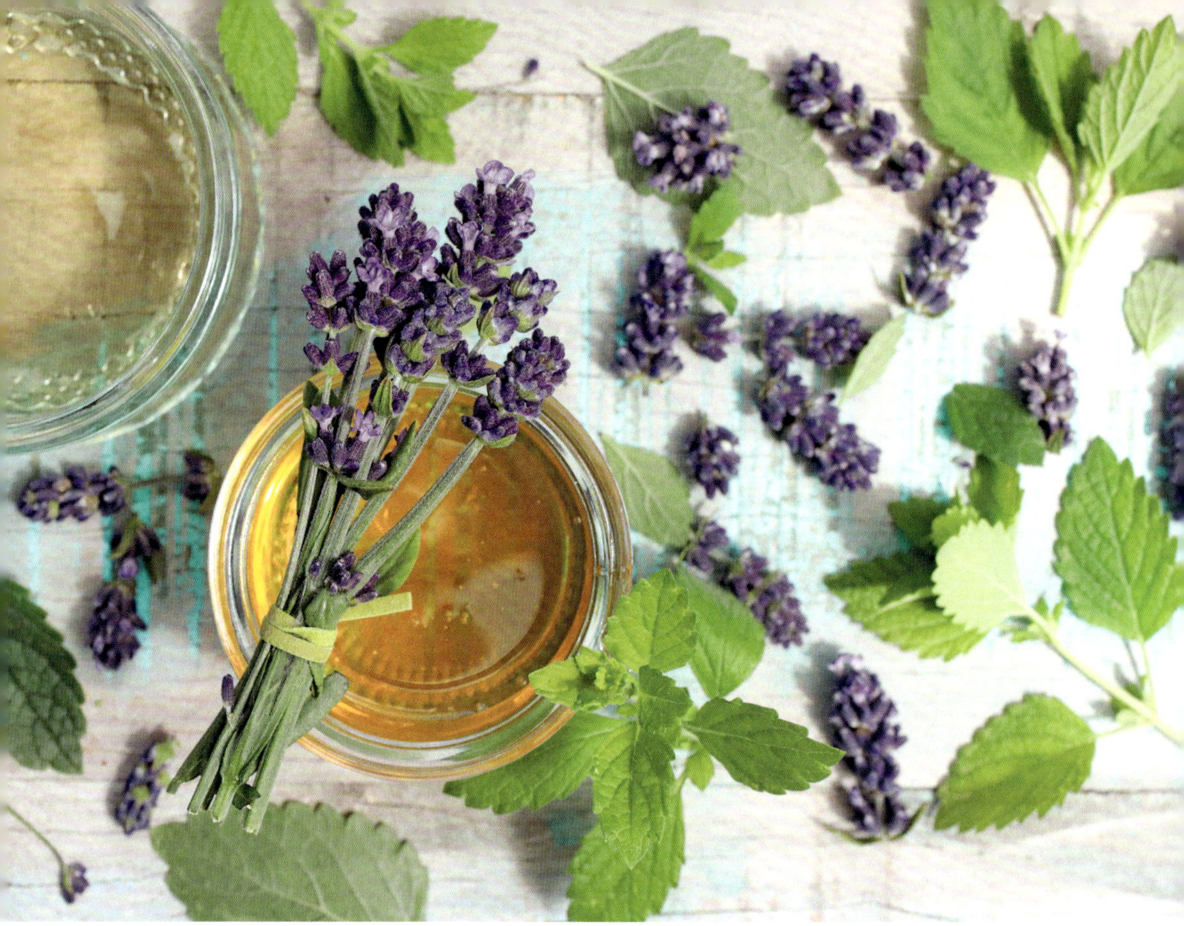

Gute-Nacht-Oxymel

- Das Oxymel in Flaschen füllen und im Kühlschrank aufbewahren.
- Vor dem Schlafengehen 1–2 TL entweder pur oder in Wasser oder warmem Tee bei Bedarf oder kurmäßig über 4–6 Wochen einnehmen.

Kaufen statt Selbermachen

- Im Kräuterparadies Lindig ist der „Kl. Schlaf"-Tee zu finden, der von den Inhaltsstoffen nahe an meinem Oxymel-Rezept ist. Wer lieber Tee am Abend trinkt, ist damit gut beraten.
- Aus dem Haus Primavera gibt es das Schlaf Wohl Kissenspray oder einfach nur ein Lavendelhydrolat, das, am Abend auf das Kissen gesprüht, für Entspannung sorgen kann. Immer vorausgesetzt, dass die Düfte auch als angenehm empfunden werden. Alles andere kann einem die Nachtruhe gänzlich verderben.
- Wer lieber ein Präparat einnimmt, findet auf dem Markt sehr viele Mittel in Tablettenform. Bewährt haben sich Baldrianpräparate, gerne in Kombination mit Passionsblume. Beim Baldrian sollte die empfohlene Tagesdosis von 3 g nicht überschritten werden. Für die Passionsblume liegt die empfohlene Tagesdosis bei 4–8 g. Auch hier ist eine Beratung in der Apotheke sinnvoll.

! Bitte nehmen Sie echte Schlaftabletten nur in Absprache mit Ihrer Ärztin ein. Es ist schwer, sich davon wieder zu entwöhnen.

Was kann ich sonst noch tun?

- Schlafhygiene: Gehen Sie möglichst immer zur gleichen Zeit ins Bett. Vermeiden Sie vorher aufregende Diskussionen oder Filme.
- Führen Sie ein Ritual vor dem Schlafengehen ein. Eine letzte Aktion, die dem Körper signalisiert, dass jetzt wirklich nichts Spannendes mehr passiert. Zum Beispiel eine entspannende Fußmassage mit einem duftenden Öl (zum Beispiel mit dem Gute-Nacht-Roll-on). Dankbare Gedanken zum Tagesabschluss können helfen, das oft negativ belegte Gedankenkarussell des Tages zur Ruhe zu bringen. Hier kann ein Dankbarkeitstagebuch ein Hilfsmittel sein. Denn auch wenn der Tag anstrengend und herausfordernd war, so gibt es doch meistens eine Sache, die schön war. Mit solch einem positiven Gedanken kann der Tag versöhnlich beschlossen werden.
- Meditation, autogenes Training und andere Entspannungsübungen: Diese Methoden funktionieren nicht immer auf Anhieb und brauchen etwas Übung. Oft lohnt es sich aber dranzubleiben. Manchmal ist es auch nötig, verschiedene Techniken auszuprobieren, um für sich selbst die richtige zu finden.
- Auch wenn es schwerfällt und einfach klingt: Gelassenheit kann in solchen Situationen angeraten sein. Das Gedankenkarussell wird in der Regel nur noch schneller, wenn Sie sich dem Impuls „Ich *muss* jetzt unbedingt schlafen" hingeben.
- 4711-Atmung: Nein, hier sollen Sie nicht das Parfüm der Großmutter inhalieren. Lange konnte ich mir nicht merken, wie diese Atemtechnik funktioniert, wann und wie lange ein- und ausgeatmet werden soll. Bis ich auf diese Formel gestoßen bin. Und weil diese Zahl so tief in vielen von uns verankert ist, möchte ich sie gern als Ein- oder Wiedereinschlafunterstützung mit Ihnen teilen. So geht's: 4 Sekunden einatmen, kurz innehalten, 7 Sekunden ausatmen, kurz halten und das 11-mal hintereinander. Es kommt nicht darauf an, ganz genau die Sekundenzahl einzuhalten. Wenn der eigene Atem anders fließt als hier gewünscht, kann das nur noch zu mehr Stress führen, den wir genau jetzt gar nicht gebrauchen können. Am Ende geht es darum, nach dem kurzen Einatmen die Luft kurz anzuhalten und dann möglichst lange und vollständig auszuatmen. Auch das kann ein bisschen Übung verlangen, aber unglaublich entspannen. Die Konzentration wird auf die Atmung gelenkt und von den nachts immer größer erscheinenden Sorgen abgezogen. Aufmerksamkeit ist der Treibstoff jedes Gedankenkarussells, ohne den es hoffentlich zum Stillstand kommt.

Wann sollte ich zum Arzt gehen?

- Wenn Schlafstörungen den Alltag stark beeinträchtigen, die Konzentration leidet.
- Wenn der Schlaf über einen langen Zeitraum gestört ist.
- Zur Abklärung eventuell organischer Ursachen wie einer Schilddrüsenüberfunktion oder anderer Erkrankungen wie beispielsweise Restless-Legs-Syndrom, Herzerkrankungen, eine belastete Leber oder psychische Probleme wie Depressionen oder Süchte.

WENN DIE SEELE AUS DEM RHYTHMUS KOMMT

STIMMUNGSSCHWANKUNGEN · HERZRASEN · NERVOSITÄT · WEINERLICHKEIT … UND ALLES IM WECHSEL

„Mir fehlt für alles und jeden die Geduld."

„Oft liege ich im Bett, mein Herz klopft bis zum Hals und ich bin der festen Überzeugung, etwas Wichtiges im Büro vergessen zu haben. Das lässt mich ganz hibbelig werden. In der Regel unbegründet, denn es stellt sich am nächsten Tag raus, dass ich es doch erledigt hatte. Aber die Nacht ist trotzdem gelaufen."

„Ich kenne mich selbst nicht mehr. Andauernd fange ich praktisch grundlos an zu weinen. Neulich hat mein pubertierender Sohn gefragt, ob ich auch einen Kaffee möchte. Sofort bin ich vor Rührung in Tränen ausgebrochen. Der arme Kerl wusste gar nicht, wie ihm geschah. Filme anzusehen traue ich mich auch kaum mehr, weil ich an den unmöglichsten Stellen anfange zu weinen."

„Bei der kleinsten Kleinigkeit, und sei es nur der sprichwörtlich hochgeklappte Klodeckel, flippe ich förmlich aus und schreie rum. Hinterher tut es mir immer leid. Das macht das Leben mit mir nicht gerade einfach."

Wie äußert sich das?

Beim Symptomkomplex „innere Unruhe und Stimmungsschwankungen" ist die Bandbreite der Varianten und Ausprägungen groß. Vielfach ist ein Zusammenhang der Symptome mit Schlafstörungen festzustellen. Wenn dieser Zustand über einen längeren Zeitraum anhält, können sich Stimmungsschwankungen verstärken. Die Schwankungen in den Hormonspiegeln tun ihr Übriges. Ein ähnliches Gefühlschaos ist in den Hormonumbrüchen der Pubertät oder Schwangerschaft zu beobachten.

Ursachen: Was passiert im Körper?

Unser Gehirn steuert auch unsere Gefühlsregungen. Und wenn hormonbedingt dort vieles durcheinandergerät, ist es nur logisch, dass auch die Stimmungslage aus dem Gleichgewicht gerät. Der Hypothalamus ist direkt mit dem Gefühlszentrum verbunden und sorgt durch sein eigenes Ungleichgewicht für ordentlich Unruhe. Der fallende Östrogenspiegel kann uns emotional aus dem Tritt bringen. Östrogen ist das Hormon, das dafür sorgt, dass wir uns gut um andere kümmern, die Kinder versorgen, immer für alle da sind. Evolutionär betrachtet sehr schlau, denn so ist es in der Regel garantiert, dass die Mutter die Nachkommen gut versorgt. Wenn das Östrogen nachlässt, kann es sein, dass die Frauen plötzlich „auf Krawall gebürstet" sind. Mütter kennen ähnlich turbulente Phasen vielleicht noch aus der Schwangerschaft. Da war vermutlich eher eine gewisse Dünnhäutigkeit vorhanden und die Frau öfter den Tränen nah. In der Schwangerschaft sind die Hormonspiegel sehr hoch, um dafür zu sorgen, dass die Schwangerschaft stabil verläuft, was aber ebenfalls für ein Gefühlschaos sorgen kann. Wenn wir weiter zurückdenken, können wir uns vielleicht noch an die eigene Pubertät erinnern. Da war das Hormonchaos ein ähnliches.

Aber nicht nur Östrogen und Progesteron sind aus dem Gleichgewicht. Auch das Testosteron schlägt Kapriolen. Nervosität und innere Unruhe können damit zusammenhängen. Dieses vorrangig männliche Hormon ist zum Beispiel für eine hohe Muskelaktivität verantwortlich, kann aber auch ein gewisses Aggressionsverhalten mit sich bringen. So kann ein zeitweiliger Überschuss an Testosteron mit einer gewissen Aggression einhergehen. Die Hormone bauen wie bereits beschrieben aufeinander auf.

Welche Pflanzen können mich jetzt unterstützen?

Hopfen
Melisse
Herzgespann
Rose

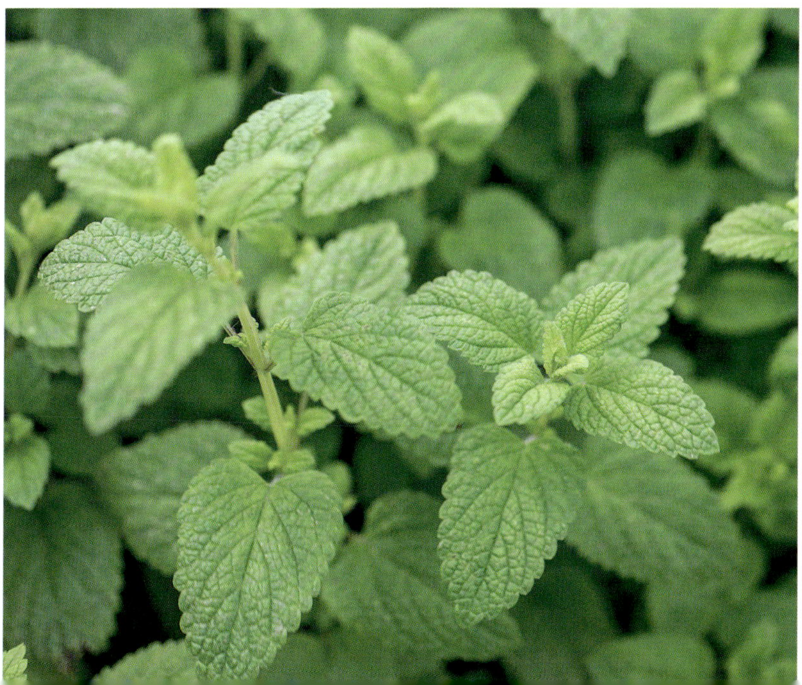

„Wie ein sanftes Ruhekissen wirkt der Tee von den Melissen", so verweist das Gedicht auf die ausgleichende Wirkung der Melisse. Mit ihrem zitronigen Duft verbreitet sie zudem gute Laune.

REZEPTE & ANWENDUNGEN

HERZWOHL-OXYMEL

10 g Weißdornblätter und -blüten
5 g Herzgespannkraut
5 g Melissenblätter
5 g Hopfenzapfen
5 g Rosenblütenblätter
500 g Bio-Honig
180 g naturtrüber Bio-Apfelessig

- Die trockenen Zutaten fein zerkleinert in einem großen Glas gut vermischen.
- Verrühren Sie Honig und Apfelessig zu einer homogenen Masse. Dieser Vorgang kann ein bisschen Zeit in Anspruch nehmen. Ich finde diesen Arbeitsschritt sehr meditativ. Etwas schneller geht es, wenn Sie die Masse sanft erwärmen. Bitte nicht zu stark erhitzen, um die Inhaltsstoffe des Honigs nicht zu zerstören.
- Das Honig-Essig-Gemisch zur Kräutermischung geben, alles gut umrühren.

Herzwohl-Oxymel

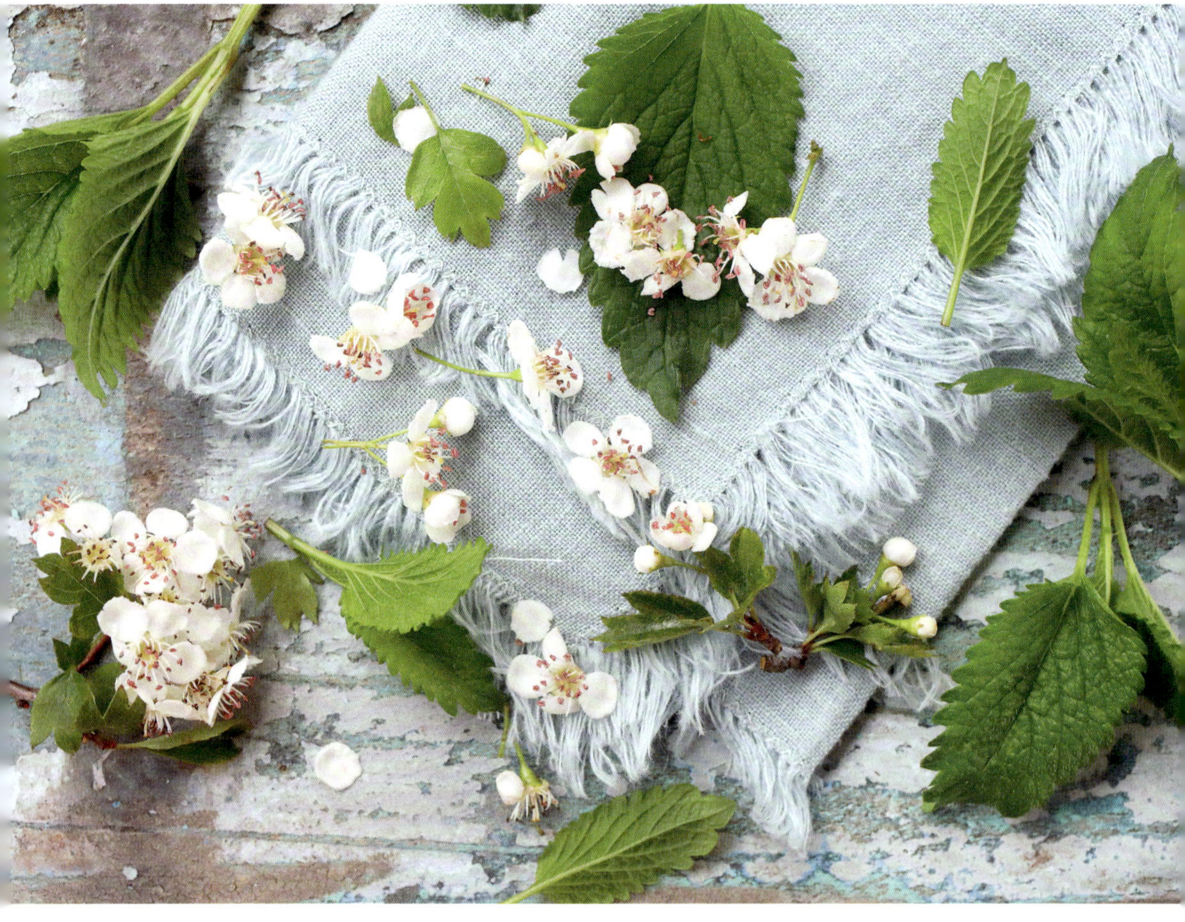

- Verschließen Sie das Glas und lassen das Gemisch 1 Woche lang bei Zimmertemperatur ausziehen. Bitte nicht direkt in die Sonne stellen, da bei erhöhter Temperatur eine Gärung möglich sein kann und das Produkt verdirbt.
- Ich empfehle, den Inhalt des Glases jeden Tag umzurühren oder sanft zu schwenken. So ist sichergestellt, dass immer alle Pflanzenteile gut mit Flüssigkeit bedeckt sind und nichts schimmeln kann.
- Das fertige Oxymel durch ein feines Sieb abfiltern. Ich mache das meist am Abend und lasse die Flüssigkeit über Nacht abtropfen.
- Dann in eine Flasche abfüllen.
- Morgens und abends 1 TL Oxymel in 1 Glas Wasser auflösen und trinken. Kurmäßig wende ich dieses Oxymel bis zu 6 Wochen an und pausiere danach für mindestens 3 Monate.

GUTE-LAUNE-TEE

Diese Mischung ist bunt und duftet herrlich frisch. Schon beim Anschauen und Hineinschnuppern erfreut dieser Tee das Herz. Für mich ein perfekter Start in den Tag.

Für eine 100-g-Teemischung
20 g Orangenschalen
20 g Pfefferminzblätter
20 g Zitronenverbeneblätter
10 g Thymiankraut
10 g Ringelblumenblütenblätter
10 g Rosenblütenblätter
10 g Kornblumenblüten

- 1 gehäufter TL der Mischung mit 1 Tasse heißem Wasser überbrühen und abgedeckt 7 Minuten ziehen lassen.

Wenn dieser Tee Ihre Morgenroutine wird, dann bitte immer wieder eine Pause von einigen Wochen einlegen, damit kein Gewöhnungseffekt eintritt.

GELASSENHEITS-SPRAY „DUNKLE-WOLKEN-VERTREIBER“

3 Tropfen ätherisches Orangenöl
2 Tropfen ätherisches Muskatellersalbeiöl
1 Tropfen ätherisches Palmarosaöl
1 Tropfen ätherisches Neroliöl 10 %
1 Tropfen ätherisches Atlaszederöl
30 ml destilliertes Wasser
Sprühfläschchen (30 ml)

- Tropfen Sie die ätherischen Öle in ein Sprühfläschchen und füllen Sie es mit destilliertem Wasser auf. Mit dem Pumpaufsatz verschließen und die Mischung gut durchschütteln.
- Das Spray ist schon gebrauchsfertig, Sie können es in die Handtasche stecken oder auf den Schreibtisch stellen. Ich gebe bei Bedarf 1–2 Pumpstöße auf einen Handgelenkspuls oder in die Ellenbeuge.
- Die Mischung ist in der Regel ein paar Wochen haltbar. Vertrauen Sie auf Ihre Nase. Sie wissen jetzt, wie das frische Spray riecht. Wenn es nach einigen Wochen nicht mehr gut riecht, bitte wegwerfen.

Kaufen statt Selbermachen

- Primavera hat eine sehr angenehm duftende Gute-Laune-Serie. Spray, Roll-on oder eine Mischung für die Duftlampe sind dort zu finden.
- Der Hekra-Tee aus dem Kräuterparadies Lindig enthält viele herzstärkende Kräuter und schmeckt obendrein sehr gut.

Was kann ich sonst noch tun?

- Entspannungstechniken wie Meditation oder Autogenes Training sorgen für Stressabbau. Wir lernen achtsam mit unserem Körper zu sein und schalten die äußeren Umstände für kurze Zeit aus.
- Auszeiten einplanen, Musik hören. Eine gewisse Zeit nur für uns selber zu reservieren kann uns helfen, wieder mehr ins Gleichgewicht zu finden.
- Ein Kräuterkissen (mit Lavendel, Melisse, Rosenblüten), wie auf Seite 48 beschrieben, unterstützt die Entspannung.
- Eine mineralstoff- und vitaminreiche Ernährung stärkt auch die Nerven. Rote Beeren, buntes Gemüse, Nüsse, Saaten, in all diesen leckeren Lebensmitteln stecken viele Mineralien, Vitamine, Spurenelemente und die zellgesunden Farbstoffe, die wir jetzt besonders brauchen.
- Bewegung an frischer Luft, regelmäßige Spaziergänge oder moderater Ausdauersport – auch so können Sie Ihrer Seele etwas Gutes tun.

Wann sollte ich zum Arzt gehen?

- Herzbeschwerden sollten immer medizinisch abgeklärt werden. Es sterben jedes Jahr viele Frauen an den Folgen eines unentdeckten Herzinfarktes. Da die Symptome bei Frauen anders sind als beim Mann und daher nicht so geläufig, werden Frauen mit Herzproblemen häufig noch nicht richtig behandelt. Wenn Ihnen oder einer Frau in Ihrem Umfeld plötzlich übel wird, Sie sich erbrechen müssen, gepaart mit einer Kurzatmigkeit oder Atemnot und Schweißausbrüchen, sollten Sie aufmerksam werden. Wenn dann noch Rückenschmerzen und / oder Schmerzen im Oberbauch dazukommen, ist es höchste Zeit für den Notarzt. Ein Ziehen in den Armen oder eine unerklärliche Müdigkeit und sogar depressive Verstimmungen können Anzeichen für einen Herzinfarkt bei Frauen sein.
- Wenn die Reizbarkeit sowie die anderen Symptome den Alltag stark beeinträchtigen, ist eine therapeutische Begleitung angeraten. Manchmal liegen die Ursachen nicht im organischen Kontext und können zum Beispiel durch eine Gesprächstherapie aufgelöst werden.
- Wenn keine pathologischen Ursachen vorliegen, hilft oft schon ein offener Umgang im privaten Umfeld, um den Druck zu nehmen funktionieren zu müssen.

WATTE UND NEBEL IM KOPF

BRAIN FOG · VERGESSLICHKEIT · ZERSTREUTHEIT

„Es ist unfassbar peinlich, wenn mir im Laden plötzlich die Namen von Kundinnen, die schon seit Jahren zu mir kommen, nicht einfallen."

„Mir macht das schon Sorge, wenn mir manchmal ganz einfache Worte nicht einfallen wollen."

„Ich muss mir alles aufschreiben. Früher konnte ich alle wichtigen Telefonnummern auswendig. Heute kann ich mir kaum meine eigene Nummer merken."

„Mich beängstigt das. Manchmal passiert es, dass ich von meiner Arbeit aufstehe, weil ich mir zum Beispiel etwas zu trinken holen will. Dann gehe ich in die Teeküche, treffe auf dem Flur einen Kollegen, wir besprechen eine Kleinigkeit. Danach denke ich, dass ich ja auch mal auf die Toilette gehen könnte. Wenn ich dann an meinen Arbeitsplatz zurückkomme und wieder sitze, fällt mir ein, dass ich eigentlich losgegangen bin, weil ich etwas zu trinken holen wollte. Dann ärgert mich das zusätzlich, weil ich so zerstreut bin und so leicht abzulenken."

Wie äußert sich das?

Vermutlich kennt jede Frau in den Wechseljahren solche Situationen, in denen ihr Namen nicht einfallen, Worte fehlen, sie sich fragt: „Was wollte ich noch gerade hier erledigen?" Neulich habe ich eine Postkarte von einer lieben Kollegin aus dem Rheinland bekommen, auf der stand sinngemäß zu lesen: „Du bist jetzt in dem Alter, wo man … hier, weißte doch, Dings …" – das fand ich sehr treffend.

Es gibt die unterschiedlichsten Ausprägungen von Gedächtnisschwäche. Manche Frauen merken kaum etwas, wohingegen andere Frauen stärker unter sogenanntem Brain Fog leiden. Es kommt auch darauf an, wann einen so ein „Nebel im Hirn" ereilt. Auf dem Weg vom Wohnzimmer in die Küche zu vergessen, warum man da jetzt hinwollte, ist vielleicht ärgerlich. In einer wichtigen Präsentation, einem Vortrag oder vor Schülern in der Klasse einen kompletten Blackout zu haben, ist eine andere Sache. Die Angst vor einer ernsthaften neurologischen Erkrankung macht darüber hinaus zusätzlichen Stress. Ein Teufelskreis.

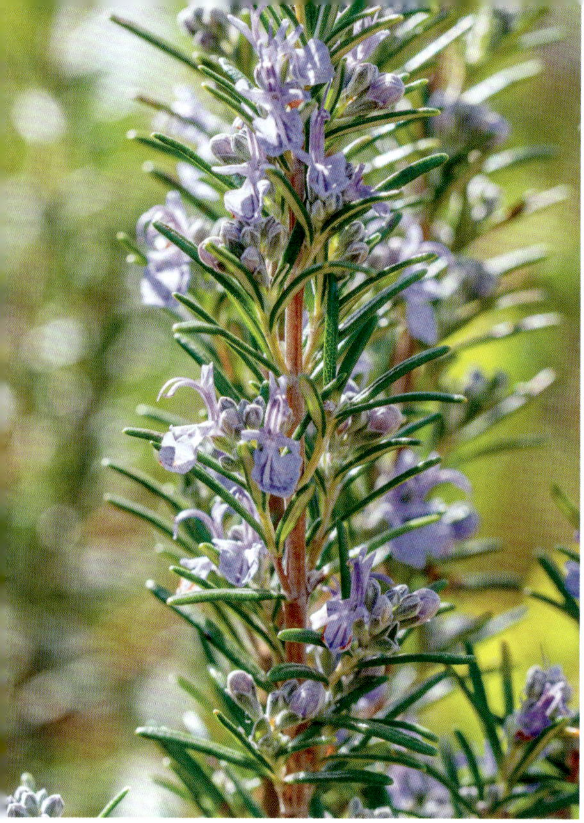

Der frisch-würzige Duft des Rosmarins macht sofort wach und klar im Kopf.

Ursachen: Was passiert im Körper?

Von Brain Fog reden wir im Zusammenhang von verschiedenen Symptomen, die sich vorrangig in Wortfindungsstörungen und Gedächtnislücken widerspiegeln. Die Angst, jetzt plötzlich dement zu werden, kann dann groß sein. In der Regel geht dieses Gefühl, im Hirn total vernebelt zu sein, mit der Zeit wieder weg. Eine Demenzerkrankung vor dem 65. Lebensjahr ist auch eher selten.

Ähnlich wie unsere Schleimhäute ist auch unser Gehirn ein Östrogen-Junkie. Kommt mit den Wechseljahren der Östrogenspiegel durcheinander, zieht das häufig wie beschrieben die klassischen Symptome wie Hitzewallungen, Schlafstörungen und Schweißausbrüche nach sich. Zudem ist ein nicht erholtes, weil unausgeschlafenes Gehirn nicht besonders leistungsfähig. Wenn für genug Entspannung und guten Schlaf gesorgt werden kann, ist schon ein wichtiger Faktor für Brain Fog ausgeschaltet oder mindestens eingedämmt.

Eine Sache fehlt dem weiblichen Gehirn jedoch in den Wechseljahren auch oft, und zwar Energie. Es verbraucht rund 20 % unseres täglichen Energiebedarfs, obwohl es nur etwas mehr als 1 kg wiegt (man spricht bei Frauen von durchschnittlich rund 1200 g). Weil manche Frau gerade in der Zeit des hormonellen Wandels mit ihrem Gewicht kämpft, wird häufig eine Fastenkur nach der anderen probiert – nicht unbedingt von Vorteil für das Gehirn. Heißhungerattacken können ein Zeichen für eine Unterversorgung des Gehirns mit Glukose sein. Der Einfachzucker Glukose ist praktisch wie Treibstoff für unser Gehirn, ohne den es nicht funktionieren kann. Nun aber bitte nicht gleich den erstbesten Schokoriegel einwerfen, da Industriezucker kontraproduktiv ist. Diesen Mehrfachzucker kann unser Körper nicht sofort aufnehmen. Er muss erst aufgespalten werden und mithilfe von Insulin aus der Bauchspeicheldrüse in die Zellen transportiert werden. Ein Zuviel an Mehrfachzucker kann uns in die Falle der Insulinresistenz führen. Ist oft zu viel Zucker im Blutkreislauf unterwegs, wird er zum einen in Fett umgewandelt, zum anderen ermüden die Zellen und können weniger Zucker aufnehmen. Insulin wirkt wie ein Schlüssel, der den Zucker in die Zellen bringt. Wenn das „Schloss“ in den Zellen, in das der „Insulin-Schlüssel“ passt, nun ermüdet, kann nicht mehr genug Zucker in die Zellen geschleust werden. Es wird mehr und mehr Insulin produziert, dennoch kommt nicht mehr genug Zucker in den Zellen an. Ein Dilemma, aus dem eine ausgewogene, pflanzenbasierte und ballaststoffreiche Ernährung heraushelfen kann. Statt Schokoriegel könnte eine Banane oder ein paar Datteln für einen besseren Ausgleich sorgen. Darin enthalten ist die Zuckerform Galaktose, die ohne das Zutun von Insulin in Glukose umgewandelt und dem Körper zur Verfügung gestellt werden kann. So wird der Körper und vor allem das Gehirn mit einem besser verträglichen Zucker und noch einer zusätzlichen Portion Vitaminen versorgt.

NEUE FORSCHUNG

Die Hirnforscherin Lisa Mosconi weist darauf hin, dass auch versteckte und vielleicht über Jahre bestehende Entzündungen das Risiko, an Alzheimer oder Demenz zu erkranken, erhöhen. Solche Silent Inflammations finden sich leider häufig im Mundbereich, zum Beispiel bei überkronten oder wurzelbehandelten Zähnen sowie bei Parodontitis. Aber auch der rheumatische Formenkreis darf dabei nicht außer Acht gelassen werden. Dieser Symptomkomplex findet sich häufig bei Frauen in den Wechseljahren. Ein möglicherweise zusätzlicher Herd für versteckte Entzündungen kann das viszerale Bauchfett sein, also das Fett, welches die inneren Organe umhüllt. Dieses Fett sammelt sich gerade in der Zeit der Wechseljahre an und ist nur mit Diäten leider nicht in den Griff zu bekommen. Ein optisches Anzeichen für solche Fettansammlungen ist zum Beispiel ein vorgewölbter Oberbauch.

Welche Pflanzen können mich jetzt unterstützen?

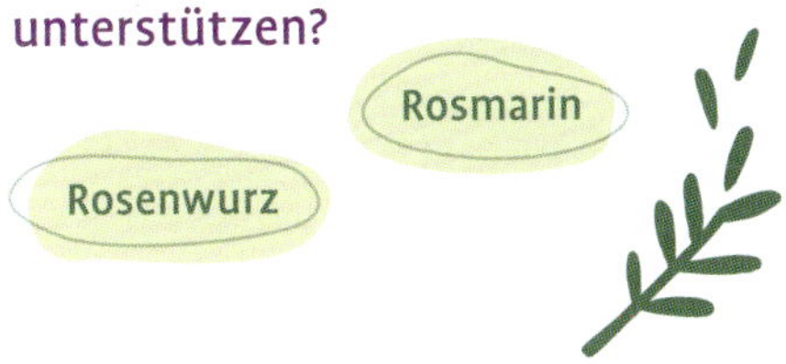

REZEPTE & ANWENDUNGEN

TEE FÜR EIN BESSERES GEDÄCHTNIS

Dieses Rezept entstammt der Feder von Ursel Bühring, einer der renommiertesten Heilpflanzenexpertinnen Deutschlands.

Für eine 100-g-Teemischung
20 g Buchweizenkraut
20 g Basilikumkraut
20 g Verbenenkraut (*Verbena officinalis*)
20 g Rosmarinblätter
20 g Weißdornblüten und -blätter

- 1 TL der Mischung mit 200 ml heißem Wasser überbrühen, 10 Minuten abgedeckt ziehen lassen und dann abseihen.
- Kurmäßig über 6 Wochen 1–3 Tassen am Tag trinken.

ROSMARIN-TEE ZUM WACHWERDEN

Dieser Tee macht schnell frisch im Kopf und wach.

Rosmarinkraut

- Überbrühen Sie 1 TL Rosmarinkraut mit 1 Tasse heißem Wasser und lassen dies 5–7 Minuten ziehen.

- Wenn Sie Rosmarin im Garten oder auf dem Balkon haben, können Sie diesen natürlich auch frisch verwenden. Dann nehmen Sie ein kleines Zweiglein und werfen es in die Tasse. Beim frischen Kraut immer ungefähr die doppelte Menge im Vergleich zum getrockneten Kraut verwenden.
- 1–2 Tassen am Vormittag trinken.

Ich empfehle, den Tee nicht am Abend zu trinken. Durch die anregende Wirkung des Rosmarins könnte sonst der Nachtschlaf auf sich warten lassen.

Kaufen statt Selbermachen

- Für den schnellen Frische-Schub zwischendurch am Schreibtisch eignet sich ein Rosmarinhydrolat sehr gut. Ein paar Sprühstöße ins Gesicht und gleich ist das Hirn wieder frisch. Gute Hydrolate gibt es bei Primavera oder der Bahnhof-Apotheke Kempten.
- Weil unser Gehirn auch in stressigen Situationen gut funktionieren soll, können wir es mit einer Rosenwurz-Präparat-Kur (Seite 64) pflegen. Um die empfohlene Tagesdosis von 200 mg Extrakt zuverlässig einzuhalten und nicht zu überschreiten, empfehle ich kurmäßig das Präparat rhodioLoges. Es gibt natürlich auch andere gute Präparate. Sie sollten aber immer auf die Dosierung achten, denn nur selten gilt „viel hilft viel“. Rosenwurz wirkt anregend und sollte daher morgens oder am Vormittag eingenommen werden.
- In besonders herausfordernden Zeiten, in denen Sie vielleicht auch nicht so regelmäßig zum Essen kommen, können Sie Ihr Gehirn auch mit einer Extraportion Energie versorgen. Dazu eignet sich das Präparat D-Galactose von Sunday Natural. Die empfohlene Dosis: zweimal täglich ½ TL Pulver in 1 Glas Wasser eingerührt trinken. Am besten nimmt man die Galaktose einmal zwischen Frühstück und Mittag und einmal zwischen Mittag und Abendessen ein. Wichtig ist, dass vor oder nach der Einnahme mindestens 1,5 Stunden Abstand zu den Mahlzeiten eingehalten werden. So entfaltet sich die Wirkung am besten.

Was kann ich sonst noch tun?

- Frische-Kick im Mittagstief: Wenn ich lang am Schreibtisch sitze oder nach dem Mittagessen die Motivation im Keller ist, habe ich den Rosmarin parat. Oft steht eine Rosmarinpflanze auf meinem Schreibtisch, die ich ab und an „streichele“, um dann den Duft von meinen Händen einzuatmen. Das macht sofort frisch und wach im Kopf.
- Auf Reisen oder unterwegs ist meist ein Riechstift oder Duftstein mit etwas ätherischem Rosmarinöl im Gepäck. So habe ich den Rosmarin fast immer bei mir.
- Kreative Beschäftigung, auch im Alter noch Neues lernen, Tanzen, soziale Kontakte pflegen.
- Hirngesunde Ernährung mit vielen gesunden Ölen (Leinsamen, Rapsöl, Olivenöl), mediterraner Kost, Obst, Gemüse. Also reichlich Vitamine und Mineralstoffe in die Ernährung einbauen. Das ist generell wichtig, da sich der Stoffwechsel in den Wechseljahren verändert und die Nährstoffe immer schlechter aufgenommen werden können.
- Genussgifte wie Alkohol und Zigaretten meiden. Ich weiß selbst, wie schwer das ist, da ich selbst lange geraucht habe.

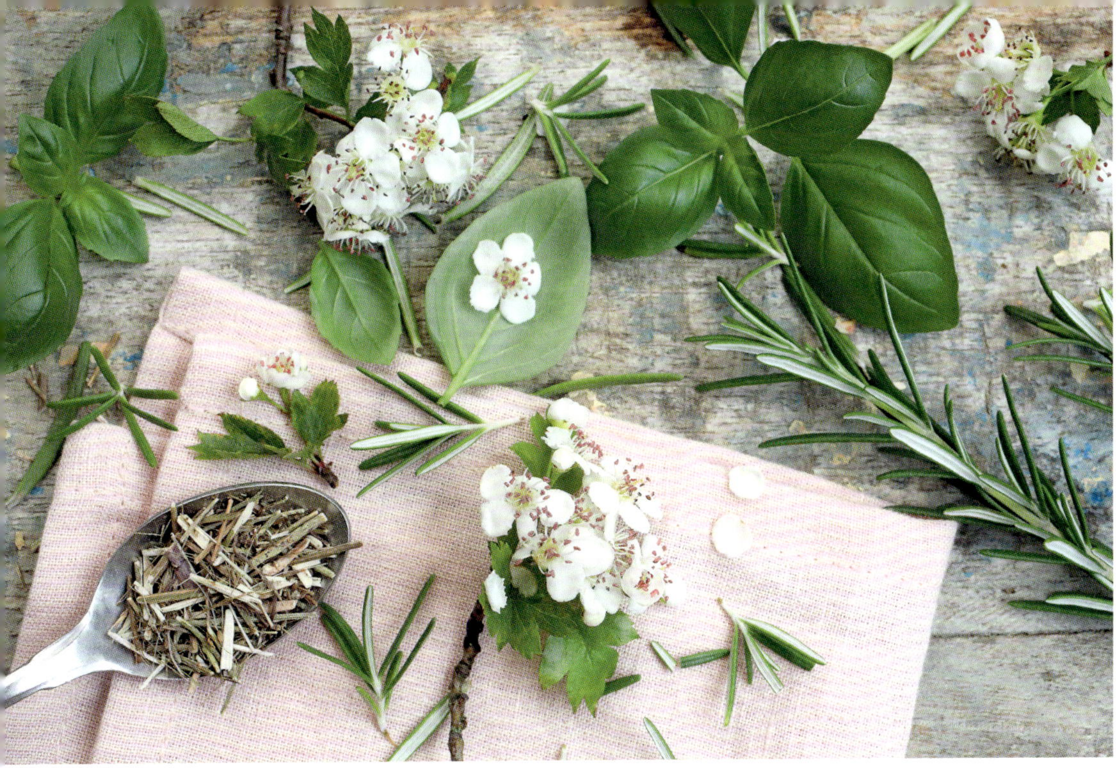

Tee für ein besseres Gedächtnis

Dass Rauchen nicht gesundheitsförderlich ist, darüber besteht sicher Konsens. Doch gerade für das Gehirn, aber auch generell für den Hormonhaushalt, ist es wirklich schlecht. Die Versorgung des Gehirns mit Sauerstoff wird eingeschränkt und Rauchen wirkt sich negativ auf den Östrogenspiegel aus. Eine schwedische Studie aus dem Jahr 2022 hat gezeigt, dass Nikotin einen Mechanismus im Gehirn negativ beeinflusst, der die Östrogenproduktion steuert. Nikotin lähmt somit die Östrogenproduktion und die Hormonausschüttung im Hirn. Studien belegen ebenfalls, dass Raucherinnen statistisch gesehen früher in die Wechseljahre kommen als Nichtraucherinnen. Beim Alkohol ist es ähnlich. Es gibt leider keine Grenze für einen ungefährlichen Alkoholkonsum. Neue Forschungen haben ergeben, dass Alkohol Krebserkrankungen begünstigen kann und viele solcher Erkrankungen vermieden werden könnten, wenn auf Alkohol verzichtet wird. Die Leber hat gerade zu Beginn der Wechseljahre, wenn teilweise sehr viele Hormone im System unterwegs sind, ohnehin schon mehr als genug zu tun, sodass der Verzicht auf Alkohol eine echte Entlastung für den Körper ist.

Wann sollte ich zum Arzt gehen?

- Bei familiärerer Disposition Alzheimer oder Demenz unbedingt abklären lassen. Eine medizinische Abklärung beruhigt auch das Gemüt. Zu wissen, dass die Vergesslichkeit oder das Auf-dem-Schlauch-Stehen im normalen Rahmen ist, macht vieles leichter. Zumal wenn man weiß, dass auch Angst dem Gehirn Stress macht.
- Wenn plötzlich verstärkt neue Symptome auftreten.
- Die gute Nachricht ist, dass sich die meisten Symptome eines Brain Fog, ähnlich wie nach der Schwangerschaft, nach der Menopause wieder einpegeln.

DÜSTERE WOLKEN UM DIE SEELE

ANGSTZUSTÄNDE · DEPRESSIVE VERSTIMMUNG · DEPRESSIONEN

„Ich kann morgens kaum aufstehen und bin nur noch traurig.“

„Wenn ich in größeren Menschenmengen unterwegs bin, bekomme ich plötzlich keine Luft mehr und muss aus der Situation heraus. Und zwar dringend. Dabei habe ich früher Großveranstaltungen wie Konzerte oder Festivals geliebt.“

„Manchmal, wenn ich voll Angst denke, ob meiner Tochter vielleicht etwas passiert sein könnte, rufe ich sie einfach kurz an, um mich zu beruhigen. Wir haben darüber geredet, dass ich manchmal solche diffusen Ängste habe. Seit wir wieder regelmäßiger telefonieren, ist das weniger geworden. Ich mache aber auch wieder mehr Sport und gehe spazieren. Das lenkt mich ab.“

„Oft hilft es mir, wenn ich mich kurz zurückziehe und einfach mal weine. Dann geht es mir hinterher besser. Meine Familie habe ich informiert, dass ich manchmal einfach ein paar Minuten für mich brauche. Seit ich mir auch meine Traurigkeit erlauben kann, passiert es nicht mehr so oft, dass ich weinen muss. Das Unterdrücken hat viel mehr Kraft gekostet.“

Wie äußert sich das?

Glücklicherweise erlebt nicht jede Frau solche depressiven Phasen oder belastende Angstzustände. Wir müssen unbedingt im Auge behalten, dass Frauen, die in ihrem Leben schon mal unter Depressionen oder anderen seelischen Erkrankungen gelitten haben, möglicherweise in den Wechseljahren ein erneutes Aufleben der Symptome oder sogar eine Verschlimmerung erleben können. Ich plädiere sehr dafür, mit jeder seelischen Erkrankung offen umzugehen. Lassen Sie ein „Stell Dich nicht so an“ bitte nicht gelten!

Der Grat zwischen einer depressiven Verstimmung, die jede von uns sicher ab und an erlebt, und einer echten Depression ist schmal und für Laien nicht immer ersichtlich. Sobald solche Stimmungstiefs längere Zeit anhalten, das Leben beeinträchtigen oder gar das Leben selbst angezweifelt wird, ist unbedingt und schnellstmöglich ärztliche Hilfe einzuholen.

Viele Veränderungen, die uns gerade in dieser Phase des Lebens treffen, können so herausfordernd sein, dass die einzelne

Frau damit nicht allein fertig wird. Es ist kein Zeichen von Schwäche, Hilfe einzufordern. Sprechen Sie mit Ihrer Ärztin darüber.

In meinen Frauenkreisen habe ich ebenfalls gute Erfahrungen damit gemacht, dass die Frauen in einem geschützten Raum die Möglichkeit haben, sich auszutauschen. Bei depressiven Verstimmungen hilft oft die Erkenntnis, nicht allein zu sein. Zu sehen, dass andere Frauen ähnliche Probleme, Sorgen, Ängste haben, kann tröstlich sein.

Aber auch wenn ich mich wiederhole: Depressionen sind ernste, schlimmstenfalls lebensbedrohende Erkrankungen, die unbedingt in fachmedizinische Betreuung gehören!

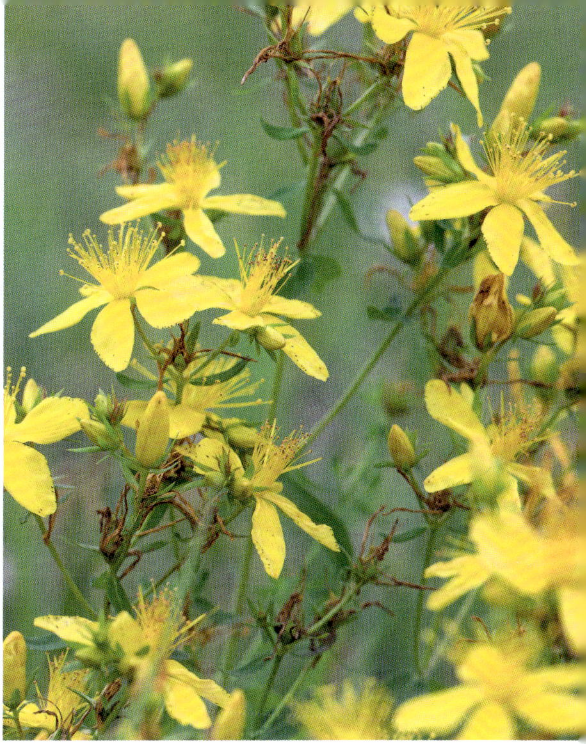

Johanniskraut ist ein altbewährtes Heilkraut und ein Lichtbringer in dunkler Zeit.

Ursachen: Was passiert im Körper?

Sinkende Hormonspiegel oder plötzliche Hormonspitzen können auch unsere Gefühlswelt ganz schön durcheinanderwürfeln. Wenn Frauen bereits während der fruchtbaren Zeit, zum Beispiel in der zweiten Zyklusphase, mit Stimmungsschwankungen zu kämpfen hatten, ist es nicht unwahrscheinlich, dass ein verstärktes Hormonchaos auch die emotionale Lage eher ungünstig beeinflusst.

Hinzu kann noch ein erhöhter Stresspegel kommen. Haben wir dauerhaft zu viel Stress, verändert das auch unseren Hormonspiegel. Dazu muss ich etwas weiter ausholen. Hormone bauen aufeinander auf und können aus verschiedenen Stufen aufeinander aufbauend im Körper gebildet werden. Die „Mutter aller Hormone“ ist Pregnenolon. Daraus kann der Körper Progesteron, Testosteron und auch Östrogen bilden. Unsere Nebennieren produzieren aus Pregnenolon über mehrere Zwischenstufen das Stresshormon Cortisol. Das brauchen wir evolutionsgeschichtlich, um dem „Säbelzahntiger“ zu entfliehen. Flucht oder Angriff geht also immer vor allen anderen Körperfunktionen. Das klingt absolut vernünftig, denn wenn uns der Säbelzahntiger erwischt oder der Feind niederstreckt, brauchen wir auch keine anderen Körperfunktionen mehr. So weit, so klar. Nun begegnet uns heute nur noch äußerst selten ein Säbelzahntiger. Unser heutiger Säbelzahntiger heißt Stress. Und der lauert leider nicht nur ab und zu auf uns, sondern nahezu ständig.

Und gerade in den Wechseljahren kommt oft zum normalen Stress noch ein ganzes Rudel an Säbelzahntigern hinzu. Wir stehen vor einer Beförderung, auf die wir lange Jahre hingearbeitet haben, die Eltern oder Schwiegereltern werden pflegebedürftig, die Kindern gehen aus dem Haus oder kommen selbst in die Pubertät, der Partner verlässt uns oder stirbt. Die Liste der möglichen Katastrophen ist lang. Um diesen zusätzlichen Stress abzufangen, produziert die Nebenniere jede Menge Cortisol und verbraucht Pregnenolon. Das wiederum fehlt bei der Produktion unserer anderen Hormone und sorgt zusätzlich für ein Ungleichgewicht.

Welche Pflanzen können mich jetzt unterstützen?

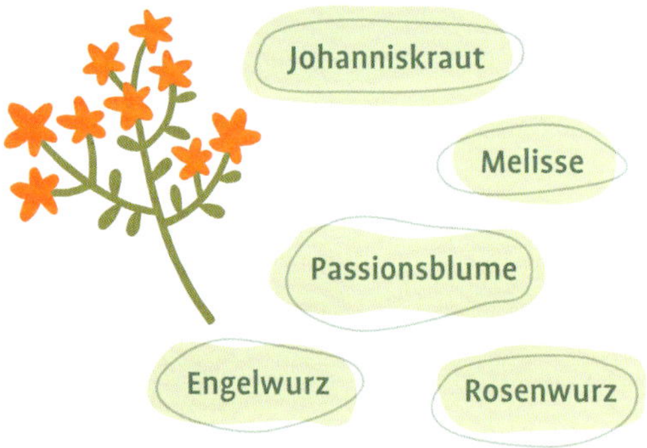

REZEPTE & ANWENDUNGEN

STIMMUNGSAUFHELLENDER TEE – ANREGEND

Für eine 100-g-Teemischung
25 g Kraut vom Johanniskraut
25 g Löwenzahnkraut
25 g Rosenblütenblätter
25 g Rosmarinkraut

- Überbrühen Sie 1 TL der Kräutermischung mit 1 Tasse heißem Wasser und lassen den Tee 7 Minuten abgedeckt ziehen.
- Abseihen und 1–3 Tassen täglich genießen.
- Nach 6–8 Wochen sollte bei Tees möglichst pausiert werden, um einen Gewöhnungseffekt zu vermeiden.

STIMMUNGSAUFHELLENDER TEE – BERUHIGEND

Für eine 100-g-Teemischung
25 g Passionsblumenkraut
25 g Melissenblätter
25 g Rosenblütenblätter
25 g Engelwurzwurzeln

- Dieser Tee wird wie in der vorherigen Mischung beschrieben zubereitet und dosiert.

Kaufen statt Selbermachen

In anspruchsvollen Zeiten dürfen wir uns pflanzliche Helfer in Form von Adaptogenen an die Seite holen. Rosenwurz wirkt ausgleichend und unterstützt sowohl das Nerven- als auch das Immunsystem. Für eine Präparat-Kur gibt es Fertigpräparate wie rhodioLoges. Die empfohlene Tagesdosis von 200 mg Extrakt sollte nicht überschritten werden. Machen Sie nach der kurmäßigen Anwendung von 3 Monaten eine Pause von mindestens 6 Monaten.

Was kann ich sonst noch tun?

- Ein Duftstein oder Riechstift mit ätherischem Zypressenöl oder Orangenöl bei plötzlicher Weinerlichkeit und Traurigkeit, die „grundlos“ auftreten. Probieren Sie aus, welche Düfte Ihnen guttun. Für die eine Frau kann es Zypresse sein oder Orange, wohingegen vielleicht bei einer anderen der Rosmarin die gewünschte Wirkung zeigt. Auch eine Kombination der Düfte kann probiert werden. Duftsteine oder Riechstifte sind zum Beispiel bei Primavera erhältlich, passen gut in jede Handtasche und sind so immer griffbereit.

- Gespräche führen. Der Austausch mit Freundinnen oder in geschützten Frauenkreisen hilft oft, sich mit dem Problem nicht allein zu fühlen.
- Moderater Sport und Spaziergänge in der Natur sorgen dafür, dass unser Gehirn, genauer die Hirnanhangdrüse, Glückshormone (Endorphine) ausschüttet. Zudem kann unser Körper bei ausreichend Sonnenlichteinstrahlung auch selbst Vitamin D produzieren. Dies wiederum wirkt positiv auf andere Botenstoffe, die für unser seelisches Wohlbefinden wichtig sind, wie zum Beispiel Serotonin.

Wann sollte ich zum Arzt gehen?

- Depressionen sind eine ernst zu nehmende Krankheit und gehören immer in professionelle Behandlung. Daher sollten alle vorgenannten Anwendungen nur bei leichteren depressiven Verstimmungen zur Anwendung kommen. Wenn die Beschwerden länger andauern oder massiv werden, bitte unbedingt die Hilfe einer Ärztin, Heilpraktikerin oder Psychotherapeutin suchen.

Stimmungsaufhellender Tee – anregend

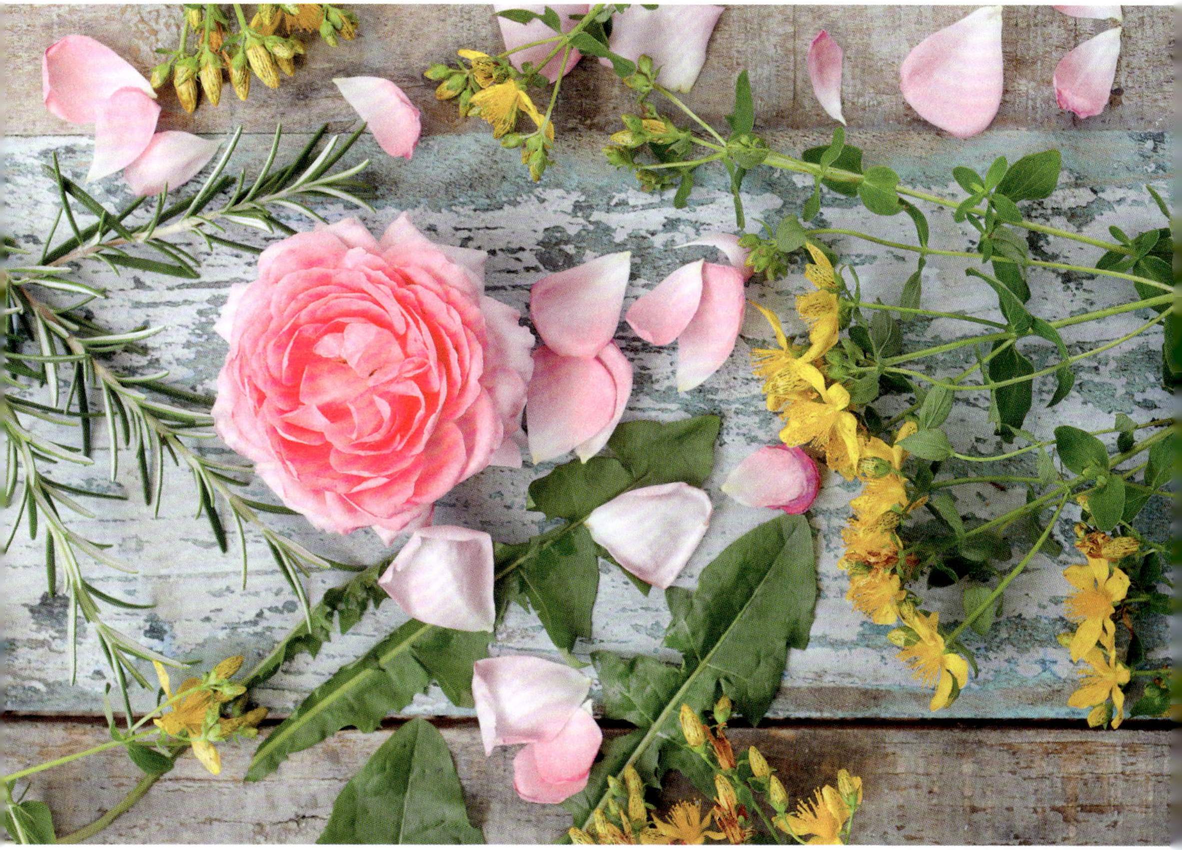

KOPFSCHMERZEN 2.0

KOPFSCHMERZEN · MIGRÄNE

„Früher hatte ich nie Kopfschmerzen, aber seit mein Zyklus nicht mehr so regelmäßig ist, habe ich zwei Tage Migräne, bevor ich dann extrem stark anfange zu bluten."

„Ich bin schon immer Migräne-Patientin gewesen, aber was sich da abspielt, seit ich in die Wechseljahre gekommen bin, ist gemein. So schlimm war es noch nie!"

„Ach, ich traue es mich kaum zu sagen, aber seit ich mit den Wechseljahren durch bin, ist meine Migräne wie weggeblasen."

Wie äußert sich das?

Wenn es um Kopfschmerzen oder gar Migräne geht, hat vermutlich jede Frau ihre eigene Geschichte. Da gibt es die Frauen, die nie Kopfschmerzen haben, es sei denn, sie haben einen ausgewachsenen Kater nach einer durchzechten Nacht. Und dann sind da die Frauen, die jeden und jeden Monat wieder unter unglaublich schmerzhaften Migräneanfällen leiden, die sie ins Bett zwingen, in abgedunkelten Räumen und mit einem Eimer neben dem Bett, weil sie sich ständig vor Schmerzen übergeben müssen.

Bei einigen Frauen verstärken sich die Symptome in den Wechseljahren und gehen dann weg. Andere Frauen berichten hingegen, dass sie nur in den Wechseljahren, im absoluten Hormonchaos, eine Migräne entwickelt haben, vorher nie damit zu tun hatten und der Zustand sich auch nach ein paar Jahren wieder normalisiert habe.

Ursachen: Was passiert im Körper?

Kopfschmerzen und auch Migräne sind kein rein weibliches Phänomen. Dennoch sind statistisch gesehen Frauen dreimal häufiger betroffen als Männer. Medizinisch unterscheidet man über 300 verschiedene Arten von Kopfschmerzen. Allein die Kopfschmerzarten, die zu den primären Kopfschmerzen gezählt werden, sind vielfältig und können die unterschiedlichsten Ursachen haben. Verspannungen, Infekte, Stress, Genussgifte, Wassermangel, um nur einige aufzuzählen.

Auch Migräneattacken können durch die unterschiedlichsten Faktoren ausgelöst werden. Viele Patientinnen klagen über zyklusabhängige Migräneanfälle, meist vor oder während der Menstruation. Aus diesem Grund wird angenommen, dass der Östrogenabfall in dieser Zyklusphase der Auslöser für die Attacken ist. Diese Annahme wird dadurch bestärkt, dass die Migräne in der Schwangerschaft oder mit der Menopause an Intensität und Stärke verlieren kann oder ganz verschwindet.

In sehr vielen Fällen wird aufgrund der Stärke und Intensität der Schmerzen auf eine schulmedizinische Medikation zurückgegriffen. Der Einsatz der Wirkung erfolgt meist sehr schnell.

Pflanzliche Mittel sind in der Regel sanfter in der Anwendung und es ist mit weniger bis keinen Nebenwirkungen zu rechnen. Allerdings dauert es auf diese Weise meist einige Zeit, bis eine Wirkung einsetzt. Mit diesem Wissen können pflanzliche Mittel, wenn sie frühzeitig eingesetzt werden, eine gute Alternative sein.

Welche Pflanzen können mich jetzt unterstützen?

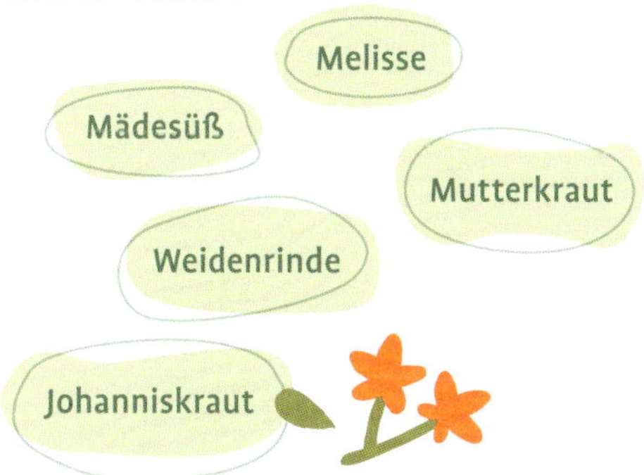

Es ist beeindruckend, welch große Wirkung das zarte Mutterkraut bei Migräne entfalten kann.

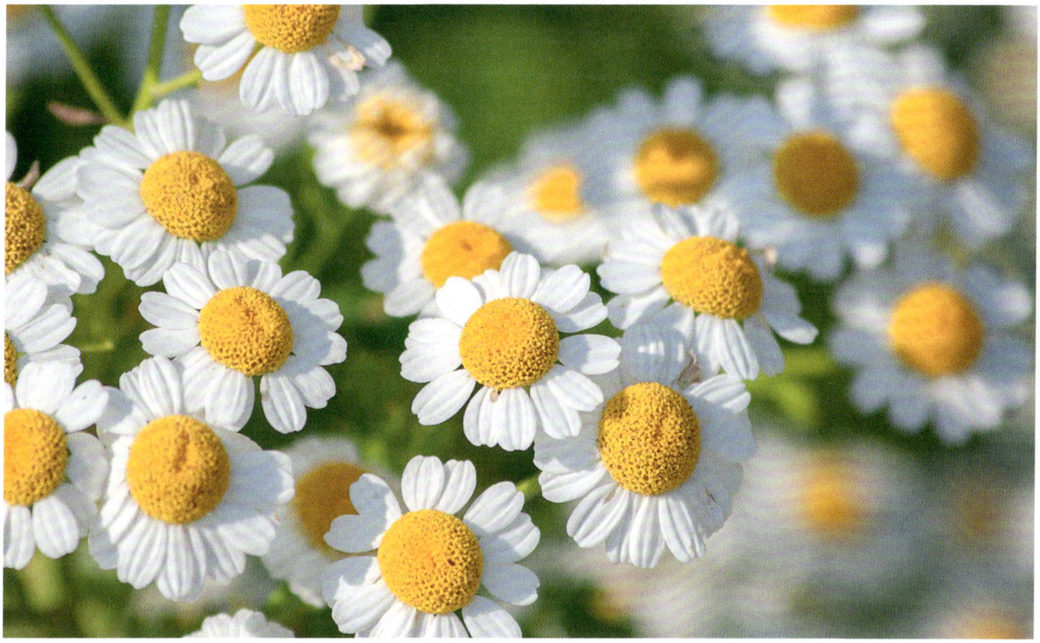

REZEPTE & ANWENDUNGEN

KOPFWEH-ROLLER

Ein perfekter Begleiter für die Handtasche.

10 Tropfen ätherisches Pfefferminzöl
2 Tropfen ätherisches Neroliöl 10 %
2 Tropfen ätherisches Zitronen- oder Lavendelöl
10 ml Jojobaöl
kleiner Trichter
Roll-on-Fläschchen (10 ml)

- Füllen Sie die ätherischen Öle in ein Roll-on Fläschchen. Dabei kann ein kleiner Trichter hilfreich sein. Gießen Sie nun das Fläschchen mit Jojobaöl auf und verschließen es mit dem Kugelverschluss. Den Verschluss fest aufdrücken, bis er einrastet.
- Gut schütteln und schon ist der Kopfweh-Helfer für unterwegs gebrauchsfertig.
- Bei den ersten Anzeichen von Kopfschmerzen direkt auf die schmerzenden Stellen, wie zum Beispiel Schläfen oder Nacken, auftragen.

KOPFWEH-TEE

Für eine 100-g-Teemischung
25 g Mädesüßkraut
25 g Weidenrinde
25 g Kraut vom Mutterkraut
25 g Melissenblätter

- 1 TL der Kräutermischung mit 1 Tasse heißem Wasser übergießen und 10 Minuten abgedeckt ziehen lassen.
- Möglichst bei den allerersten Anzeichen von Kopfschmerzen 1–3 Tassen täglich trinken. Wenn Sie regelmäßig unter Kopfschmerzen leiden, kann möglicherweise anhand eines Schmerztagebuches ein Zeitpunkt ausgemacht werden, an dem Sie regelmäßig zu Kopfschmerzen neigen. Dann schon vorher mit dem Tee beginnen.
- Wenn Verspannungen die Ursache für die Kopfschmerzen sind, kann die Teemischung um jeweils 25 g Lavendelblüten oder das Kraut vom Johanniskraut erweitert werden.

Kaufen statt Selbermachen

- Präparate aus Weidenrinde oder Mutterkraut sind es auf jeden Fall wert, ausprobiert zu werden, da die Nebenwirkungen ungleich geringer ausfallen als bei herkömmlichen Schmerzmitteln. Leider ist hier auch ein bisschen Ausprobieren erforderlich, welches Mittel zu Ihrem Kopfschmerz passt und Ihnen Linderung verschaffen kann.
- Schüßlersalze Nummer 7, das Magnesium phosphoricum, wirkt bei vielen Menschen kleine Wunder. Für die berühmte „Heiße 7“ lösen Sie 10 Tabletten dieses Salzes in 200 ml heißem Wasser auf und trinken dieses so warm wie möglich. Machen Sie kleine Schlucke und behalten die Flüssigkeit kurz im Mund, bevor Sie sie herunterschlucken.
- Einen ähnlichen Kopfweh-Roll-on wie den von mir beschriebenen finden Sie auch als fertiges Produkt bei Primavera.

Was kann ich sonst noch tun?

- Es gibt unzählige Gründe für Kopfschmerzen und Migräne. Ein Kopfschmerz- oder Migränetagebuch kann erste Aufschlüsse

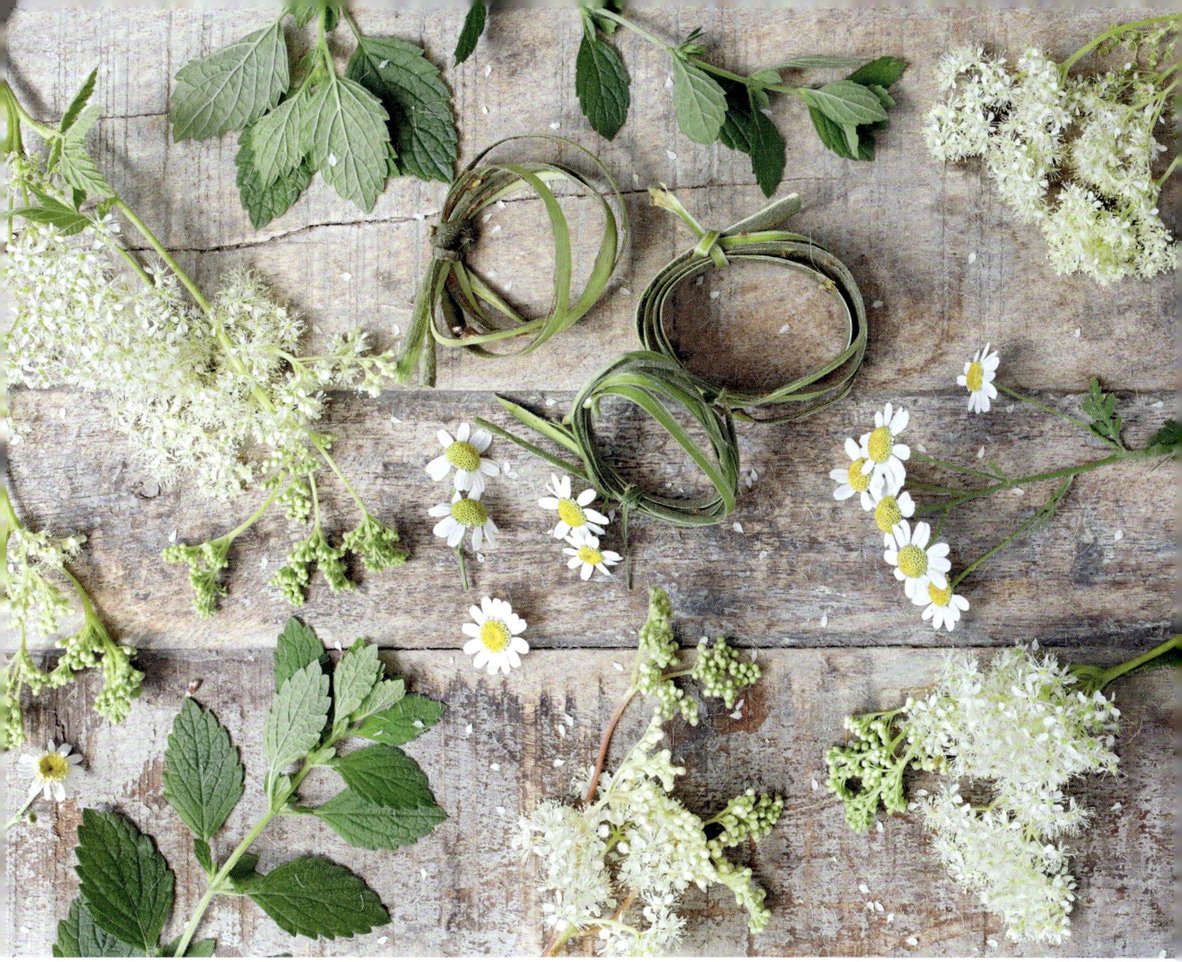

Kopfweh-Tee

geben, ob es spezielle Auslöser für die Schmerzen gibt. Wenn hier ein auslösender Faktor ausgemacht werden kann, ist das ein Segen, denn dann kann dieser bestenfalls gemieden werden.

- Ein Kissenspray aus Lavendel- oder Melissenhydrolat kann für Entspannung sorgen, wenn generell Ruhe und Entspannung bei einer Kopfschmerzattacke hilfreich ist. Jetzt ist allerdings besonders wichtig, dass Ihnen der Duft angenehm ist, da Kopfschmerzen oder Migräne ohnehin schon mit Übelkeit verbunden sein können.
- Eine sanfte Nackenmassage mit Johanniskrautöl kann für Entspannung sorgen und Kopfschmerzen vertreiben.

Wann sollte ich zum Arzt gehen?

- Lang anhaltende Kopfschmerzen und Migräne müssen medizinisch abgeklärt werden.
- Wenn starke Schmerzen und Übelkeit mit Erbrechen über einen längeren Zeitraum anhalten.
- Bei plötzlich auftretenden starken Kopfschmerzen, die mit anderen neurologischen Phänomenen wie Seh- oder Sprachstörungen einhergehen. In diesem Fall bitte umgehend medizinische Hilfe in Anspruch nehmen.

WO IST MEIN KÖRPER HIN?

GEWICHTSZUNAHME · VERÄNDERUNG DER PROPORTIONEN · VERDAUUNGSPROBLEME · ÜBERLASTETE LEBER

„Ich esse gar nicht mehr als sonst und bewege mich auch genau wie sonst. Trotzdem nehme ich ständig zu."

„So wirklich zugenommen habe ich gar nicht. Vielleicht ein bis zwei Kilo. Aber mir passen trotzdem meine Sachen nicht mehr, weil dieser komische Bauchansatz plötzlich alles eng werden lässt."

„Neuerdings habe ich immer so Blähungen und mein Stuhlgang ist nicht mehr so regelmäßig. Damit hatte ich bisher nie Probleme."

„Ohne Abführmittel komme ich gar nicht mehr klar. Das kann doch nicht die Lösung sein!"

Wie äußert sich das?

Es gibt die unterschiedlichsten Ausprägungen: Manche Frauen nehmen nur wenig, dafür aber am Bauch zu; andere wiederum legen kontinuierlich und ganzheitlich zu.

Ursachen: Was passiert im Körper?

Östrogen ist unser „Schleimhaut-Hormon". Es sorgt dafür, dass Gelenke, Haut und Schleimhäute ausreichend mit Flüssigkeit versorgt sind. In der Prämenopause lagern wir aufgrund des steigenden Östrogenspiegels Wasser ein. Also dann, wenn viele Frauen noch gar nicht daran denken, dass der hormonelle Umstieg losgeht. Wir fühlen uns aufgedunsen, haben geschwollene Beine, Brüste, Finger. Plötzlich passen die Ringe nicht mehr. Oft legen sich die Symptome wieder, sobald eine Blutung einsetzt.

Später, in der Peri- oder Postmenopause, ist kaum noch Östrogen vorhanden und es gibt andere Herausforderungen, die unseren Körper anders aussehen lassen. Wir brauchen mit zunehmendem Alter einfach weniger Kalorien. Unser Grundumsatz wird geringer.

Wir müssen uns einfach nur mal vor Augen halten, welche körperliche Anstrengung es jeden Monat ist, sich auf eine mögliche Schwangerschaft vorzubereiten. Eizelle heranreifen lassen, Eisprung, Gebärmutterschleimhaut aufbauen, dann „Aufräumaktion", indem wir bluten – und das Ganze wieder von vorne. Da benötigt unser Körper ein paar Hundert Kalorien pro Tag, um diesen Prozess zu bewältigen.

Jetzt fällt der Zyklus mit all seinen notwendigen Anstrengungen weg und schon verbraucht unser Körper einiges an Kalorien

weniger. Essen wir jetzt genauso weiter, ist es klar, dass ein Zuviel an Kalorien umgehend auf die Hüften hüpft, die Brüste wölbt, ein Bäuchlein wachsen lässt oder den Po rundet. Bei mir war es das Bäuchlein. Zu der Zeit habe ich ab und zu in einer Kita gearbeitet. Je nach eigenem mentalen Zustand war die Frage der Kinder „Bekommst Du ein Baby?“ manchmal besser oder schlechter zu ertragen.

Jetzt wäre also ein guter Zeitpunkt, sich über die eigene Ernährung Gedanken zu machen. Allerdings nicht, indem wir einfach weniger essen, sondern mehr Vitamine und Ballaststoffe zu uns nehmen.

Hinzu kommt leider erschwerend, dass durch die verringerte Östrogenproduktion unsere Muskeln und Knochen schneller abbauen. Ein mehr an Fettgewebe wäre da kontraproduktiv. Ein Teil der Östrogenproduktion in den Wechseljahren wird zwar von Fettzellen übernommen, dennoch sollten wir nicht zu viele davon aufbauen. Denn zu viel Östrogen lagert wiederum Wasser ein. Wenn sich das Fett als viszerales Bauchfett um die Organe legt, birgt das wiederum neue Gefahren, wie versteckte Entzündungen, die den Körper ebenfalls auf verschiedenen Wegen schwächen können.

Eine zu hoch dosierte Hormonersatztherapie kann ebenfalls zu Wassereinlagerungen und Gewichtszunahme führen. Auch andere Medikamente, wie zum Beispiel Antidepressiva müssen bei der Gewichtszunahme bedacht werden. Was selbstverständlich nicht heißen soll, dass diese Medikamente nicht genommen werden sollen!

Wir können unseren Körper gut unterstützen, wenn wir uns vorwiegend pflanzlich ernähren. Verzichten Sie möglichst auf Wurst und Fleischwaren aus Massentierhaltung. Dort werden oft Wachstumshormone an die Tiere verabreicht, wodurch wir unerwünschte Hormongaben erhalten.

Zusätzliche Achtsamkeit ist geboten, wenn es um die Menge und Zusammensetzung unserer Nahrung geht. Mit zunehmendem Alter können die Nährstoffe aus der Nahrung schlechter aufgenommen werden.

Die Bitterstoffe des Löwenzahns fördern die Verdauung und entlasten auf diese Weise den Körper.

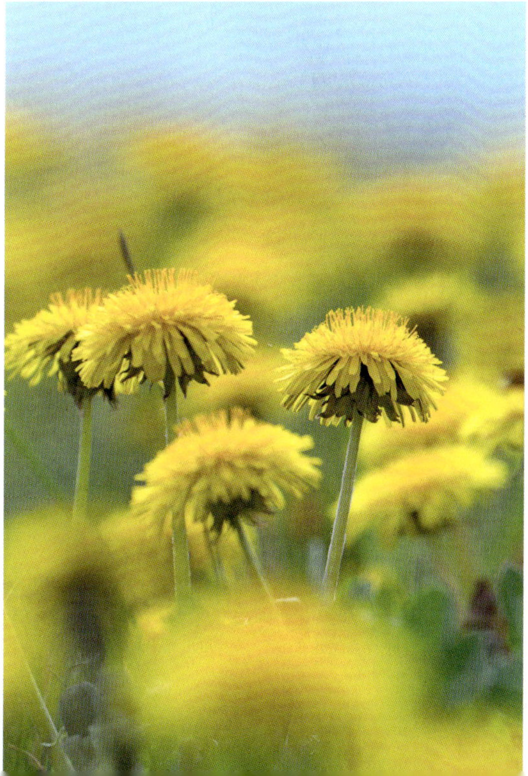

Also ist es umso wichtiger, hochwertige Lebensmittel zu uns zu nehmen. Frische Produkte, viel Obst und Gemüse aus möglichst regionalem Anbau und wenig bis keine Fertigmahlzeiten. Dann ist schon viel gewonnen.

Unsere Leber, als wichtigstes Entgiftungsorgan, muss alle vorgenannten Giftstoffe, Medikamente und Hormone aus dem Blut filtern. Durch die Schwankungen im Hormonkreislauf vollbringt dieses Organ in den Wechseljahren Höchstleistungen. Bitterstoffe können bei der Fettverdauung helfen – ein Weg, die Leber zu entlasten.

Ein weiterer Fallstrick bei zunehmendem Gewicht ist die Gefahr, eine Insulinresistenz zu entwickeln. In diesem Fall kann die dringend benötigte Glukose, die wir als „Treibstoff“ für alle Zellen benötigen, nicht mehr gut in die Zellen eingeschleust werden. Für diesen Vorgang brauchen wir das Hormon Insulin aus der Bauchspeicheldrüse. Wir neigen dazu, dieses Organ ständig zu überlasten. Wir snacken zu oft, essen zu viel, zu süß, zu fettig. Daraus können sich diverse Zivilisationskrankheiten wie zum Beispiel Diabetes entwickeln. Eine gesunde, pflanzenbasierte, ballaststoffreiche Ernährung wird spätestens jetzt, in den Wechseljahren, wichtig.

Welche Pflanzen können mich jetzt unterstützen?

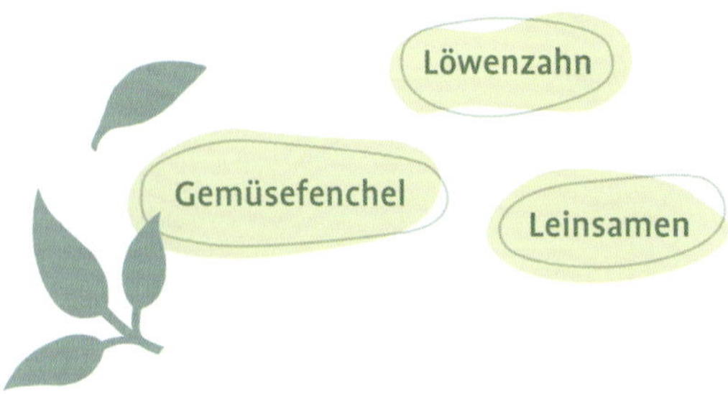

REZEPTE & ANWENDUNGEN

GRÜNER SMOOTHIE „LEBERSCHMEICHLER“

½ Gurke
1 Banane
1 Apfel
1 Handvoll Löwenzahnblätter, Brennnesseln und Giersch
2 EL Leinöl

- Geben Sie alle Zutaten in einen Mixbecher und gießen etwas Wasser dazu. Nun mit einem Pürierstab gut vermixen.
- Nach Bedarf und Geschmack können Sie noch etwas Wasser oder auch Pflanzenmilch zugeben.

Der Smoothie kann gerne morgens genossen werden und über einen Zeitraum von 4 Wochen. Gewöhnen Sie Ihren Körper langsam an die Nährstofffülle und bedenken Sie, welche Menge an Obst oder Kräutern Sie essen würden, wenn diese nicht in flüssiger Form zur Verfügung stehen.

Auch hier gilt: weniger ist manchmal mehr. Vertrauen Sie gerne auf Ihren Körper und trinken Sie auch solche Smoothies nur, wenn sie Ihnen schmecken und Ihr Körper sich damit gut fühlt. Ist es für Sie kein Genuss, bitte nicht gegen den Körper arbeiten.

! Wichtig ist, dass Sie bei so einer „Frühjahrskur“, die Sie natürlich nicht nur im Frühling machen können, auch ausreichend Wasser trinken. Die Wildkräuter, besonders Löwenzahn und Brennnessel, regen den Körper zum Entgiften und Ausleiten an.

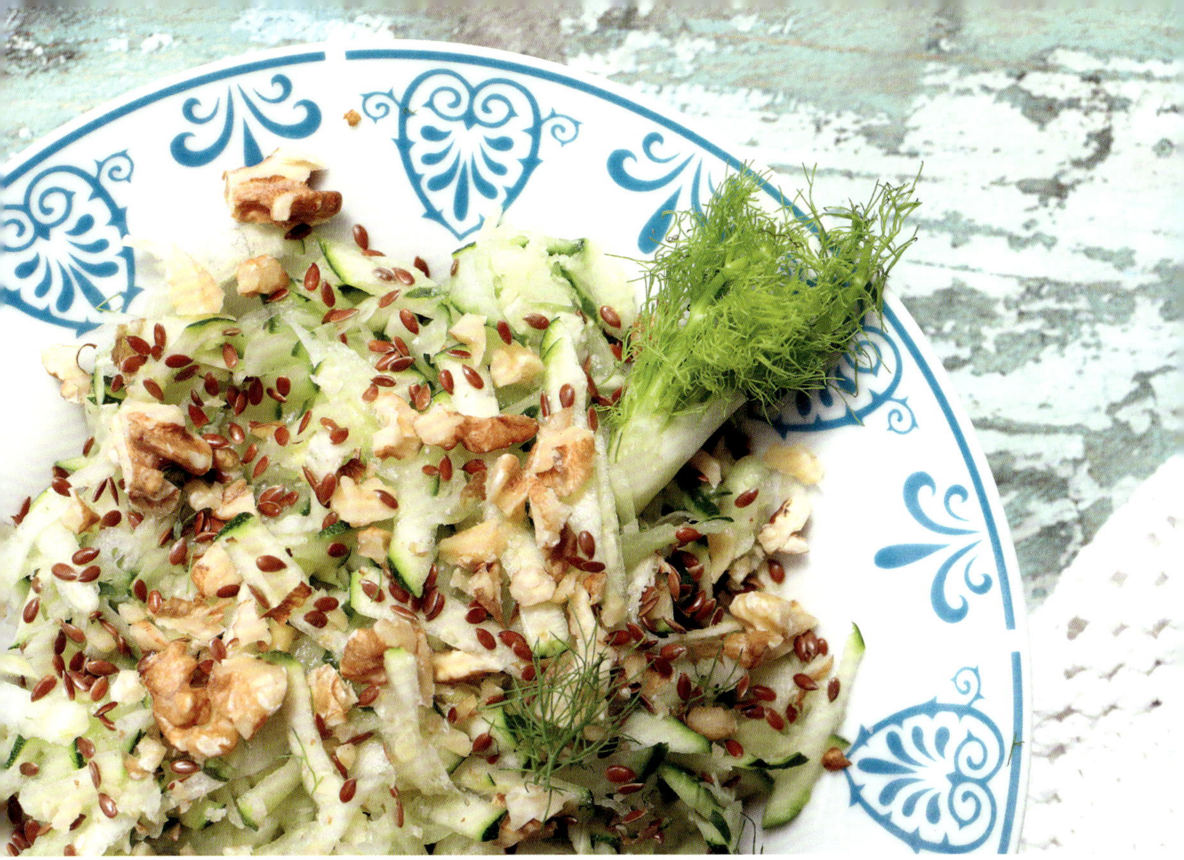

Sommer-Salat

SOMMER-SALAT

Die hier gewählten Gemüsesorten sind kalorienarm und enthalten viel Wasser. Fenchel ist reich an Vitaminen, Mineralien und Ballaststoffen, was die Verdauung fördert und über den Darm das Immunsystem stärkt.

Für den Salat
1 Gemüsefenchel
1 Gurke
1 kleine Zucchini
1 kleine Handvoll Walnusskerne
1 EL Leinsamen
Für das Dressing
Saft einer Zitrone
1 EL Bio-Reissirup
1 EL Walnussöl
Salz und Pfeffer

- Fenchel, Gurke und Zucchini in feine Streifen hobeln, in einer Schüssel vermischen.
- Für das Dressing Zitronensaft, Reissirup und Walnussöl mischen, mit Salz und Pfeffer abschmecken und über das Gemüse gießen.
- Alles vermischen und kurz ziehen lassen.
- Zum Schluss die Walnusskerne fein hacken und zusammen mit den Leinsamen über den Salat geben.

WARUM REISSIRUP?

Reissirup ist ein Süßungsmittel ohne Fruktose, er entlastet dadurch die Leber und unterstützt eine zuckerreduzierte Ernährung. Alternativ kann natürlich Honig, Agavendicksaft oder Ähnliches verwendet werden. Probieren Sie gerne aus, was Ihnen schmeckt.

„LEBER FIT“-ROLL-ON

3 Tropfen ätherisches Lavendelöl
1 Tropfen ätherisches Grapefruitöl
1 Tropfen ätherisches Rosmarinöl (ich bevorzuge Rosmarin Cineol)
1 Tropfen ätherisches Rosengeranienöl
10 ml Mandel- oder Jojobaöl
kleiner Trichter
Roll-on Fläschchen (10 ml)

- Füllen Sie die ätherischen Öle mithilfe eines kleinen Trichters in den Roll-on und gießen mit dem Trägeröl auf. Nun den Roll-on-Verschluss auf die Flasche setzen und fest drücken, bis er einrastet.
- Flasche kurz schütteln und schon ist Ihr Leber-fit-Öl fertig.
- Tragen Sie das Ölgemisch abends mit dem Roller großzügig im Bereich unter dem rechten Rippenbogen, da wo sich die Leber befindet, auf und massieren es sanft ein. Die Mischung hilft der Leber über Nacht, gut zu arbeiten.

Mit einem angewärmten Kirschkernkissen, welches Sie auf die Lebergegend legen, können Sie die Wirkung der Mischung noch verstärken.

Kaufen statt Selbermachen

- Ein Bitter-Oxymel gibt es von der Firma Kruut. Es gibt inzwischen unzählige Präparate am Markt, die sicher auch sehr gut sind. Ich persönlich würde allerdings von alkoholischen Tropfen oder Tinkturen absehen, um die Leber möglichst nicht zusätzlich zu belasten.
- Bei Leberwickeln können Sie auf fertige Produkte von Wachswerk zurückgreifen. Hier gibt es Leberwickel mit dem ätherischen Öl der Schafgarbe.

Was kann ich sonst noch tun?

- Möglichst Vollkornprodukte essen, um viele Ballaststoffe aufzunehmen.
- Pflanzliche Nahrungsmittel bevorzugen und abwechslungsreich essen. So sorgen Sie für ein gutes Darmmikrobiom.
- Hülsenfrüchte und Soja liefern gut verträgliches Eiweiß. Somit ist vegetarische Kost auch sättigender. Meist fehlt das Eiweiß, wenn wir einfach nur Fleisch in der Ernährung weglassen und uns so das Sättigungsgefühl fehlt.
- Viel trinken! Vor allem stilles Wasser oder Kräutertees. Das ist sehr wichtig, um den Darm zu unterstützen, denn sonst können ballaststoffreiche Kost und Leinsamen zu Verstopfungen führen.
- Tasten Sie sich an bittere Salate oder Gemüse heran. Zum Beispiel Chicorée, Radicchio oder frische Wildkräuter wie Löwenzahn, Schafgarbe oder Giersch in kleinen Mengen in die alltägliche Nahrung einbauen.
- Kaffee, Schwarztee und Alkohol meiden oder zumindest reduzieren, um die Leber zu entlasten.

- Stress reduzieren, auch das entlastet die Leber.
- Moderater Ausdauersport und Krafttraining. So unterstützen wir unsere Knochen und Muskeln, die wir unbedingt gesund halten wollen, damit es uns gut geht, wenn wir älter werden.

LIEBER KEINE DIÄT

Wichtig ist, dass in den Wechseljahren auf strenge Diäten verzichtet wird. Eine gewisse Gewichtszunahme ist normal und durchaus hilfreich, die Wechseljahre leichter zu durchleben. Fettzellen produzieren in geringen Mengen Hormone und gleichen so zu einem gewissen Teil die abnehmende Hormonausschüttung des Körpers aus.

Wann sollte ich zum Arzt gehen?

- Wenn zum Beispiel die Gewichtszunahme (oder Gewichtsabnahme) sehr schnell vonstattengeht. Dann sind immer ernsthafte Erkrankungen im Hintergrund auszuschließen.
- Regelmäßige Vorsorgeangebote, wie zum Beispiel Darmspiegelungen, nutzen. So können ernsthafte Erkrankungen frühzeitig erkannt und behandelt werden.

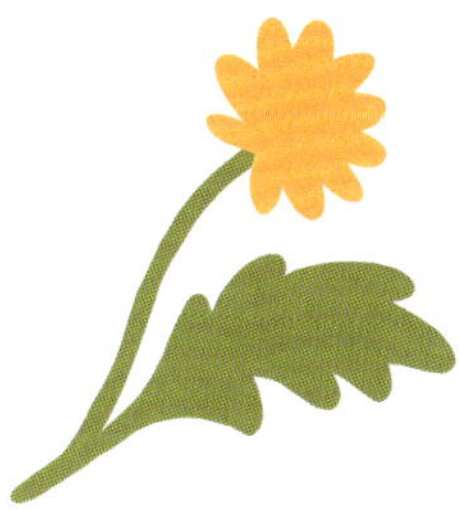

GELENKBESCHWERDEN · SCHWERE GLIEDMASSEN · EMPFINDUNGSSTÖRUNGEN

„Ich bin morgens ganz steif und brauche einige Zeit, bis ich in die Gänge komme."

„Es knackt und knirscht ganz ordentlich, wenn ich mich bewege."

„Mit Anfang 40 hatte ich meine erste Frozen Shoulder. Niemand hat da an Wechseljahre gedacht."

„Manchmal fühlen sich meine Zehen ganz taub an."

„Seit ein paar Wochen kann ich kaum noch auf der Seite schlafen, weil meine Schulter so schmerzt. Ich habe das Gefühl, dass ich sie immer schlechter bewegen kann."

„Neuerdings schlafen mir öfter die Hände ein."

Wie äußert sich das?

Gelenkbeschwerden, in allen möglichen Formen und Ausprägungen, wurden und werden mit Alter und Verfall in Verbindung gebracht. Es können durchaus, je nach Berufs- und Lebensweg, schon Abnutzungserscheinungen vorhanden sein. Körperliche Arbeit hinterlässt unweigerlich Spuren. Doch treten Gelenkprobleme jetzt schneller zutage, wenn uns aufgrund des abnehmenden Östrogens Gelenkschmiere fehlt.

Ursachen: Was passiert im Körper?

Auch wenn es uns nicht gefällt: Die leider unangenehme Wahrheit ist, dass wir nicht mehr ganz taufrisch daherkommen. Unsere Knochen und Gelenke wurden schon ein paar Jahrzehnte benutzt und je nachdem, wie unser Leben verlaufen ist, auch schon etwas angegriffen. Wir weisen unweigerlich „Gebrauchsspuren" auf.

Hinzu kommt nun noch der sinkende Östrogenspiegel. Östrogen, als aufbauendes Hormon, das unsere Knochenzellen unterstützt und in den Wasserhaushalt des Körpers eingreift, sorgt dafür, dass die Gelenke ausreichend versorgt sind. Sind die Gelenke nicht mit genug Flüssigkeit versorgt, fehlt also die Gelenkschmiere, ist es wie mit jedem mechanischen Gelenk, es wird unbeweglicher. Wird das Östrogen nun weniger, müssen wir den Knochen und Gelenken helfen. Das können wir durch gesunde Ernährung und moderates Krafttraining tun. Das Schlechteste wäre jetzt, sich auf die Couch zu setzen und nicht mehr zu bewegen. Damit signalisieren wir unserem Körper nur, dass wir tatsächlich die „alten Knochen" nicht mehr benötigen. Der Körper fühlt sich so im Abbauprozess bestätigt.

Der Ackerschachtelhalm ist sozusagen der Dinosaurier unter den Heilpflanzen. Bis heute können wir seine vielen Mineralien für unsere Gesundheit nutzen.

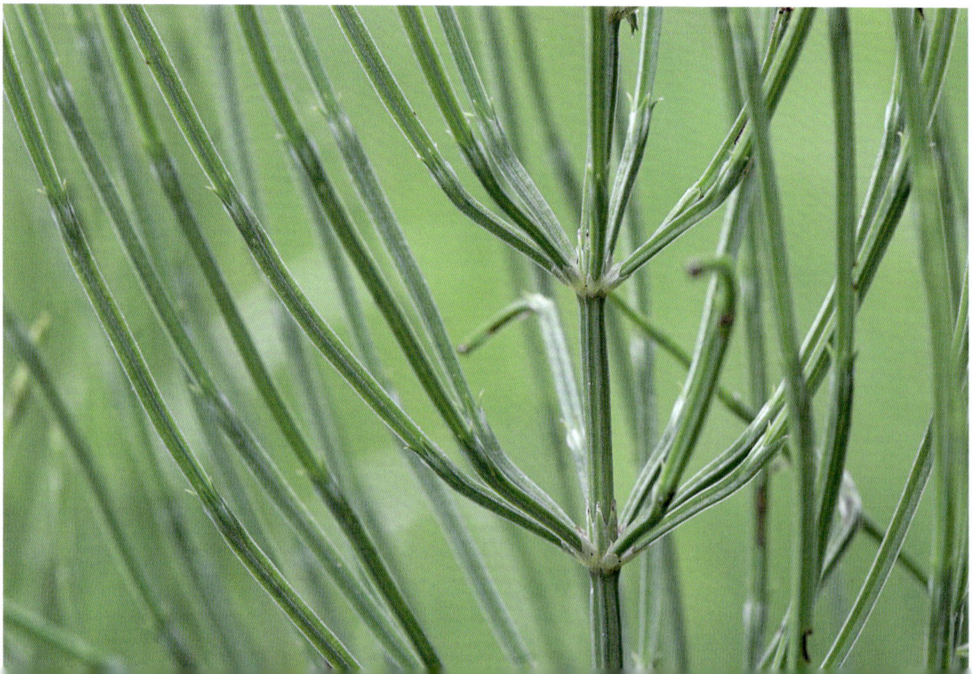

Ein weiteres wichtiges Hormon für den Aufbau von Knochen und Muskulatur ist das Testosteron. Ja, auch wir Frauen benötigen dieses Hormon. Wir haben und benötigen davon weniger als die Männer, aber auch uns hilft es bei der Gesunderhaltung des Bewegungsapparats.

Sanfte Bewegungen, wie zum Beispiel im Qi Gong oder Thai Chi, können uns bis ins hohe Alter geschmeidig und beweglich halten. Eine gut trainierte und starke Muskulatur wirkt aufbauend auf die Knochen und hilft uns, im Alltag stabil zu bleiben. Beweglichkeit und moderates Training ist für den Gleichgewichtssinn und die Sturzprophylaxe von unschätzbarem Wert. Der alte Spruch „Wer rastet, der rostet" ist sehr wahr. Nur durch regelmäßige Bewegung bleiben wir geschmeidig. Und dabei ist es ganz egal, was wir tun. Beim Sport oder bei der körperlichen Arbeit, zum Beispiel im Garten, wird Testosteron freigesetzt. Finden Sie heraus, was Ihnen Spaß macht und guttut. Jegliche körperliche Aktivität hilft uns, unsere Knochen und Muskeln fit zu halten. Dabei bitte nicht gleich übertreiben. Kleine Ziele setzen. Wenn Sie erst jetzt anfangen, sich sportlich zu betätigen, ist das wunderbar. Dann aber wirklich langsam anfangen und mit Lust und Spaß ganz allmählich die Trainingseinheiten steigern.

Welche Pflanzen können mich jetzt unterstützen?

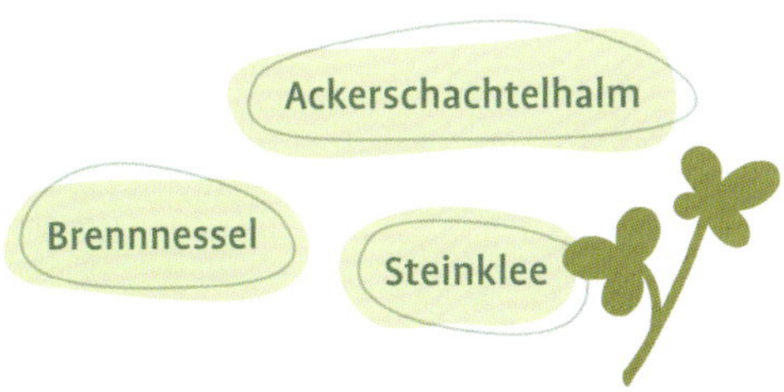

REZEPTE & ANWENDUNGEN

GRÜNER SMOOTHIE

Brennnesseln sind reich an Eisen, Vitamin C und Mineralstoffen und können mit ihren entzündungshemmenden Wirkweisen Gelenkschmerzen entgegenwirken. Obendrein sind sie ein basisches Wildkraut. Eine basische Ernährung kann bei Gelenkproblemen unterstützend sein. Für den Smoothie verwenden Sie bitte frische und möglichst junge Pflanzenteile.

2 Handvoll frische Brennnesselblätter
1 Handvoll frische Löwenzahnblätter, Schafgarbenblätter oder Ackerschachtelhalmkraut
½ Apfel
1 Banane
Saft einer halben Zitrone oder Limette
1 TL gutes Leinöl
evtl. 1 Dattel, wenn Sie es süßer mögen

- Alle Zutaten mit etwa 200 ml Wasser in einem Mixer fein pürieren und genießen.

Für grüne Smoothies gilt im Allgemeinen, dass zusätzlich im Laufe des Tages immer genug Wasser getrunken werden sollte, um gelöste Giftstoffe auch auszuschwemmen. Den Smoothie lieber morgens genießen. Am Abend getrunken, könnte durch den harntreibenden Effekt der Wildkräuter die Nachtruhe gestört sein. Gewöhnen Sie den Körper langsam an die Wildkräuter in der Ernährung.

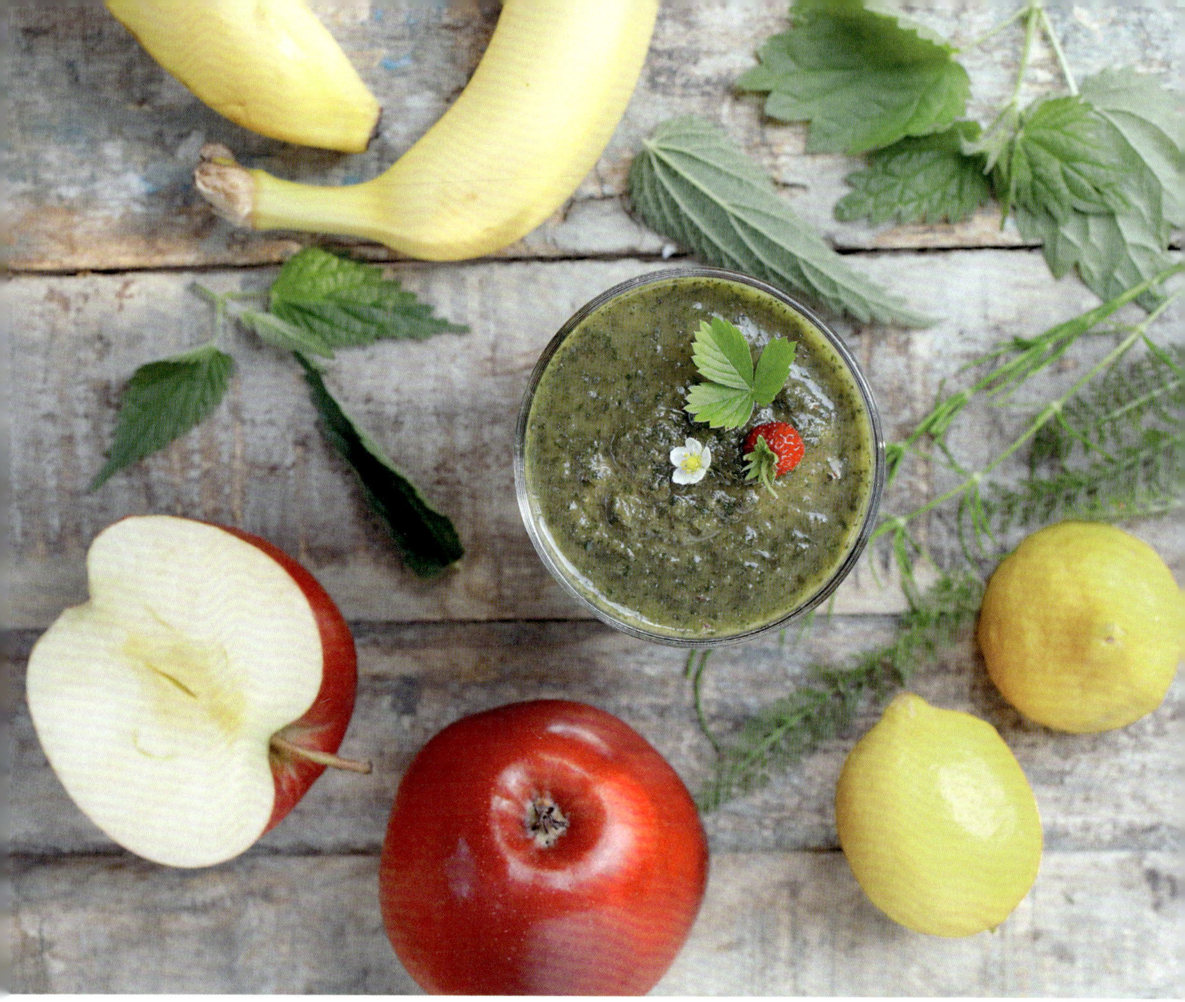

Grüner Smoothie

TEEKUR MIT ACKERSCHACHTELHALM

Ackerschachtelhalm stärkt unsere Knochen, Sehnen und Bänder, da er einen hohen Anteil an Kieselsäure enthält. Diese Kieselsäure gibt er aber nicht so einfach her. Die Zubereitung benötigt daher etwas Vorlauf.

Für eine Kur
300 g Ackerschachtelhalmkraut

- Weichen Sie 5 EL getrocknetes Schachtelhalmkraut über Nacht in 1 l kaltem Wasser ein. Am nächsten Morgen für etwa 30 Minuten aufkochen und dann abseihen.

In eine Thermoskanne abgefüllt, hat man den ganzen Tag ausreichend Tee zur Verfügung. Entweder tassenweise trinken oder als Basis für Suppen und Soßen nehmen. Oder Sie kochen Ihre Kartoffeln darin. Das basische Kartoffelwasser trinke ich sowieso immer und nun ist es zusätzlich mit den guten Inhaltsstoffen des Ackerschachtelhalms angereichert.

Für solche Tipps aus der Küchenapotheke bin ich der Heilpflanzenexpertin Ursel Bühring sehr dankbar. Ich finde, so fühlen sich die Anwendungen gleich gar nicht nach Medizin an.

Die hergestellte Menge an Tee wird durch die vielseitigen Einsatzmöglichkeiten immer aufgebraucht und Sie können sich am Abend wieder eine neue Menge ansetzen.

Genau wie der Ackerschachtelhalm seine Inhaltsstoffe nicht so leicht preisgibt, so nimmt auch unser Körper die Kieselsäure nur immer in ganz winzigen Mengen auf, sodass es länger dauert, bis wir eine Wirkung verspüren. Eine Kur mit Ackerschachtelhalm darf daher gerne über 2–3 Monate durchgeführt werden.

MASSAGEÖL GEGEN GELENKSCHMERZEN

Die hier verwendeten ätherischen Öle sind in Summe recht hochpreisig. Tasten Sie sich gerne langsam heran, beginnen Sie mit einer Auswahl von zwei bis drei ätherischen Ölen und schnuppern Sie, was Ihnen guttut. Aber achten Sie beim Kauf bitte auf gute Qualität, die dann auch ihr Geld wert ist.

1 Tropfen ätherisches Wacholderöl
1 Tropfen ätherisches Zirbenkieferöl
1 Tropfen ätherisches Wintergrünöl
2 Tropfen ätherisches Lavendelöl
2 Tropfen ätherisches Rosenöl 3 %
30 ml Johanniskrautöl
Braunglasfläschchen (30 ml)

- Die ätherischen Öle in das Fläschchen füllen und mit Johanniskrautöl aufgießen.
- Nun verschließen Sie das Fläschchen und schütteln einmal gut auf.
- Massieren Sie die Ölmischung sanft auf die schmerzenden Gelenke.

LYMPH-FLUID

Wenn am Abend die Füße, die Hände oder gar die Beine geschwollen sind, kann dieses Fluid schnell für Linderung sorgen.

15 ml Steinkleeöl (Seite 80)
6 Tropfen ätherisches Orangenöl
3 Tropfen ätherisches Lavendelöl
15 ml Immortellenhydrolat
kleiner Trichter
Braunglasfläschchen (30 ml)

- Mit einem kleinen Trichter gieße ich immer zuerst das Steinkleeöl in die Flasche, danach die ätherischen Öle, gefolgt vom Hydrolat. Diese Vorgehensweise hat sich für die Bindung der ätherischen Öle gut bewährt und das Hydrolat „spült" den Trichter etwas aus, sodass möglichst wenig gute Inhaltsstoffe verloren gehen.
- Vor jeder Anwendung schüttelt man das Fluid gut durch. Öl und Wasser trennen sich immer, da wir keinen Emulgator verwenden. Durch das Schütteln verbinden sich Öl und Wasser kurzzeitig zu einer angenehmen Emulsion, die sich gut auf die betroffenen Körperstellen auftragen lässt und schnell einzieht.

STEINKLEEÖL SELBST HERSTELLEN

Die Herstellung von Steinkleeöl ist ganz einfach. Erwärmen Sie 10–15 g getrocknetes Steinkleekraut für 15–20 Minuten in 100 ml gutem Sonnenblumenöl. Nicht kochen! Wir wollen das Kraut nicht frittieren. Danach abkühlen lassen und durch ein feines Sieb oder Tuch abseihen. Nun können Sie das gewonnene Öl für das Lymph-Fluid oder auch pur verwenden. Zum Lagern bitte in eine braune Flasche abfüllen und kühl stellen. Dann hält sich das Steinkleeöl mehrere Monate und Sie können immer frisches Fluid herstellen.

Kaufen statt Selbermachen

Gute Massageöle mit ähnlichen Inhaltsstoffen gibt es von Sunday Natural oder Primavera. Auch mit dem Aconit Schmerzöl von Wala kommen einige Klientinnen gut zurecht.

Was kann ich sonst noch tun?

- Moderate Bewegung in den Alltag einbauen.
- Viel Wasser trinken.
- Wärme hilft, zum Beispiel ein wärmendes Wannen- oder Fußbad.
- Lassen Sie Ihren Mikronährstoffspiegel testen. Der Körper benötigt eine gute Vitamin- und Mineralstoffversorgung. Je älter wir werden, desto schlechter nehmen wir diese Stoffe über die Nahrung auf. Diäten können den Mangel noch verstärken.
- In Zusammenarbeit mit Ihrer behandelnden Person kann ein Plan zur sinnvollen Substitution zum Beispiel von Vitamin D oder Kalzium entwickelt werden. Manche Ärzte sind davon vielleicht nicht sehr begeistert; mit den Laborwerten können Sie sich auch bei einer entsprechend geschulten Ernährungs- oder Wechseljahreberaterin Unterstützung holen.

KÄLTEREIZE LINDERN

Neue Studien zeigen, dass auch Kältereize gerade in den Wechseljahren für Linderung sorgen können. Kältereize werden schon sehr lange in der Rheumatherapie eingesetzt, um Schmerzen zu lindern. Nun wurde herausgefunden, dass Schwimmen in kaltem Wasser sowohl Gelenkbeschwerden als auch allgemeine Wechseljahresbeschwerden lindern kann. Aber bitte vorab mit Ihrer Ärztin abklären, bevor Sie sich im Winter in den erstbesten See begeben (mehr zum Eisbaden auf Seite 40).

Wann sollte ich zum Arzt gehen?

- Bei Entzündungen und lang anhaltenden schmerzhaften Zuständen.
- Bei plötzlich auftretenden starken Schmerzen, für die es keine Erklärung gibt.
- Bei dauerhaften Empfindungsstörungen in den Extremitäten.

WENN DER ZYKLUS NICHT MEHR ZYKLISCH IST

VERSTÄRKTES PMS · ZWISCHENBLUTUNGEN · VERSTÄRKTE BLUTUNGEN · MYOME

> „Ich kann in den ersten Tagen der Periode kaum das Haus verlassen, weil ich so derart stark blute, dass ich mindestens jede Stunde auf die Toilette muss. Oft bin ich dann trotzdem schon vollgeblutet und es läuft manchmal regelrecht aus mir heraus."

> „Als Endometriose-Patientin dachte ich, es könne nicht mehr schlimmer werden. Lange wurde die Krankheit nicht erkannt und ich habe mich immer mit Schmerzen zur Arbeit geschleppt. Aber inzwischen kann ich teilweise selbst mit starken Schmerzmitteln nicht mehr arbeiten und muss mich krankschreiben lassen."

> „Meine Frauenärztin hat bei der letzten Routineuntersuchung festgestellt, dass das kleine Myom, das ich schon so lange habe, sehr angewachsen ist. Sie rät zu einer OP. Ich habe Angst, dass mir meine Gebärmutter entfernt werden muss. Aber die starken Blutungen jeden Monat schränken mich schon sehr im Alltag ein. Da bin ich jetzt ganz verunsichert."

> „Seit einiger Zeit bin ich in den Tagen vor den Tagen noch weniger leistungsfähig, als ich es sonst war. Ich bin müde und will nur meine Ruhe."

Wie äußert sich das?

PMS, das prämenstruelle Syndrom, tritt in der Regel in der zweiten Zyklushälfte auf, also einige Tage vor der Regelblutung. Wenn diese Blutung nun aufgrund des erlahmenden Eierstocks (Seite 82) und des Östrogenüberschusses auf sich warten lässt, kann das verstärkte Stimmungsschwankungen, Kopfschmerzen oder gar Migräne und ein verstärktes Ruhebedürfnis zur Folge haben. Und da der Zyklus sich nicht mehr an die gewohnten Regeln hält, können starke bis sehr starke Blutungen auftreten oder es kommt zu Zwischenblutungen.

Frauen, die unter Endometriose leiden, können in dieser Phase starke Schübe erleben. Bei der Endometriose befindet sich gebärmutterähnliches Gewebe im Bauchraum, das sich ähnlich zum Gewebe der Gebärmutter verhält und starke Schmerzen verursachen

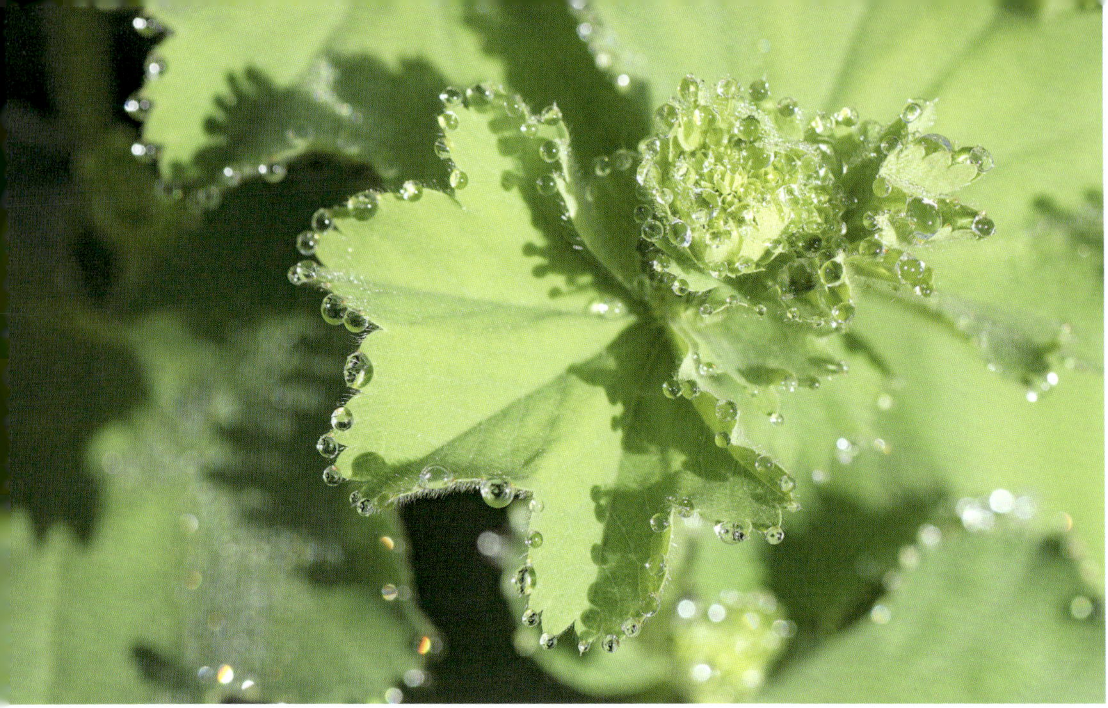

Der Frauenmantel unterstützt auf vielen Wegen und ist aus der natürlichen Hausapotheke für Frauen nicht wegzudenken.

kann. Wie und warum sich eine Endometriose entwickelt, ist bisher nicht hinreichend geklärt, da die Frauen lange nicht ernst genommen wurden und kaum Forschung stattgefunden hat. Auch Myome, gutartige Gebärmutter-Wucherungen, können in dieser Phase der Wechseljahre verstärkt auftreten oder stark wachsen.

Ursachen: Was passiert im Körper?

PMS wird oft verharmlost. Die Schmerzen und Stimmungsschwankungen werden als „gehört eben dazu" abgetan und viele Frauen nehmen Mengen an Schmerzmitteln, um in der Phase zu „funktionieren". Bereits in der fruchtbaren Phase führen in den Tagen vor den Tagen die Hormone einen wilden Tanz auf. Östrogen sehr weit oben, Serotonin fällt ab. Die genaue Ursache, warum und wie sich ein PMS entwickelt oder nicht, ist leider wissenschaftlich noch nicht vollständig geklärt.

Wenn die Zyklen sich nun verändern, nicht mehr in jedem Zyklus ein Ei reif wird und zum Sprung kommt, ist dies die Phase der relativen Östrogendominanz. Wie wir schon gelernt haben, stellt das Gehirn fest, dass im Eierstock etwas nicht stimmt. Die Trägheit da unten wird aber nicht geduldet. Die Eierstöcke sollen mit vermehrter Hormonausschüttung von FSH (Seite 15) dazu animiert werden, doch bitteschön ein reifes Ei auf die Reise zu schicken. Das höchste Ziel ist schließlich die Fortpflanzung. In diesem Heranreifungsprozess der Eizellen wird viel Östrogen produziert. Und Östrogen sorgt dafür, dass sich die Gebärmutterschleimhaut aufbaut und, im Fall einer Schwangerschaft, sich das befruchtete Ei auch gut einnisten kann. Damit diese Schleimhaut nicht zu dick wird, steuert unser Hormon Progesteron dagegen. Progesteron wird aber erst frei, wenn es zum Eisprung kommt und die Eihülle sich zum Gelbkörper umwandelt. Ohne Eisprung also kein Progesteron. Solange das Östrogen aber nicht vom Progesteron gebremst wird, baut es fleißig weiter am Nest. Ungefähr so, als würde ein Vogelmännchen ständig neues Baumaterial ins Nest schleppen und die Nisthöhle dadurch innen immer enger bauen. Im Normalfall hört das Männchen auf, Zweige anzuschleppen, wenn das Weibchen anfängt, mit Federn und Gras die Höhle warm und gemütlich zu machen. Wenn das Weibchen dann feststellt: „Ach, das gefällt mir alles so nicht, hier zieh ich doch kein Küken auf", schmeißt es den ganzen Ramsch raus. Wenn alles wieder sauber ist, fangen die beiden von vorne an. Übertragen heißt das, wir bluten und der Zyklus fängt von vorne an.

Um kurz zurück in das Bild zu kommen: Wenn das Progesteron fehlt, kommt kein Weibchen, dass dem Kerl sagt, dass jetzt die Nestwand dick genug ist, sodass er munter weiter baut. Es kann dann eine Weile dauern, bis er merkt, dass diese ganze Bauerei keinen Sinn ergibt, weil kein Weibchen kommt. Dann schmeißt auch er den ganzen Quatsch zum Nestloch wieder raus. Genauso macht es das Östrogen. Es baut munter die Schleimhaut weiter auf. Entweder stoppt am Ende doch noch ein Eisprung und das dann entstehende Progesteron den Schleimhautaufbau, oder es kommt zu einer Abbruchblutung, weil der Körper die Schleimhaut dauerhaft so nicht aufrechterhalten kann.

Nun muss das über das bisherige Maß aufgebaute Gewebe irgendwo hin. Die Folge ist, dass es zu teilweise sehr starken Blutungen kommt. Es kann auch passieren, dass das Abbluten nicht vollständig geschieht und eine Blutung sehr lange dauert oder ganz bald wieder einsetzt. Diese starken Blutungen verursachen oft einen Eisenmangel im Körper, der müde und abgeschlagen macht und zu einer erhöhten Infektanfälligkeit führen kann.

Und dann kann es in der Östrogendominanz zusätzlich auch noch zum Wachstum von Myomen, also gutartigen Wucherungen in der Gebärmutter kommen. Die können ebenfalls sehr stark bluten. Diese Myome bilden sich oft nach der Menopause zurück, wenn der Östrogenspiegel wieder sinkt. Bei sehr großen oder schnell wachsenden Myomen, die auf andere Organe drücken, ist eventuell eine OP unvermeidlich. Nicht immer muss dann auch gleich die Gebärmutter entfernt werden. Früher wurde dieser extreme Eingriff häufiger vorgenommen. „Wollen Sie noch Kinder? Nein? Ja dann brauchen Sie die Gebärmutter nicht mehr und wir nehmen sie raus. Dann ist die lästige Bluterei auch vorbei", war nicht selten die Argumentation. Heute ist das glücklicherweise nicht mehr so extrem. Auch sind viele Frauen nicht mehr bereit, unhinterfragt ihre Gebärmutter entnehmen zu lassen und holen sich Zweitmeinungen ein.

Welche Pflanzen können mich jetzt unterstützen?

Hirtentäschel

Frauenmantel

Schafgarbe

Mönchspfeffer

REZEPTE & ANWENDUNGEN

TEE GEGEN STARKE BLUTUNGEN

Für eine 100-g-Teemischung
60 g Hirtentäschelkraut
20 g Frauenmantelkraut
20 g Schafgarbenkraut

- 1 TL dieser Mischung mit 1 Tasse kochendem Wasser überbrühen und den Tee 5–7 Minuten abgedeckt ziehen lassen.
- Täglich 1–3 Tassen ab ungefähr 1 Woche vor der erwarteten Monatsblutung trinken. Sobald die Periode vorüber ist, mit dem Tee pausieren.

WILDKRÄUTERPESTO FÜR DEN EISENHAUSHALT

Bei starken Blutungen kommt es oft zu Eisenmangel im Körper. Mit einem Wildkräuterpesto können Sie auf schmackhafte Weise gegensteuern. Für dieses Rezept nehmen Sie bitte frische Kräuter!

1 Litermaß frische Brennnesselblätter
1 Handvoll frisches Vogelmierenkraut
1 Handvoll frische Löwenzahnblätter
1 Handvoll frische Gierschblätter, am besten junge Triebe
1 Bund frische Basilikumblätter
1 Handvoll Walnusskerne
gutes Olivenöl
1 Handvoll geriebener Parmesan
1 Spritzer Zitronensaft
Salz und Pfeffer

- Die Kräuter waschen und trocken schleudern. Grob schneiden und in einen Mixbehälter füllen. Geben Sie die ebenfalls grob gehackten Walnüsse dazu und mixen Sie, unter langsamer Zugabe von Olivenöl, die Kräuter zu einer homogenen Masse.
- Zum Schluss noch Parmesan unterrühren und mit Zitronensaft, Salz und Pfeffer abschmecken.

Schmeckt gut zu Pasta oder einfach auf frischem Vollkornbrot.

Kaufen statt Selbermachen

- Mönchspfeffer wird für die Heilwirkung als Präparat eingesetzt. Im besten Fall ein Arzneimittel einem Nahrungsergänzungsmittel vorziehen. Die Tagesdosis sollte bei 20 mg liegen. Diese Dosierung ist im Präparat Agnucaston 20 mg aus der Apotheke zu finden.
- Wenn Sie durch die starken Blutungen einen Eisenmangel entwickelt haben, können Sie Floradix Kräuterblut aus dem Reformhaus versuchen. Bitte aber vorher abklären lassen, ob Sie wirklich an Eisenmangel leiden.

Was kann ich sonst noch tun?

- Leinöl und Leinsamen in die Ernährung einbauen, um dem Körper wichtige Omega-3-Fettsäuren zuzuführen, die nicht körpereigen hergestellt werden können.
- Milchprodukte reduzieren, da gerade konventionell produzierte Milch oft hormonbelastet ist.

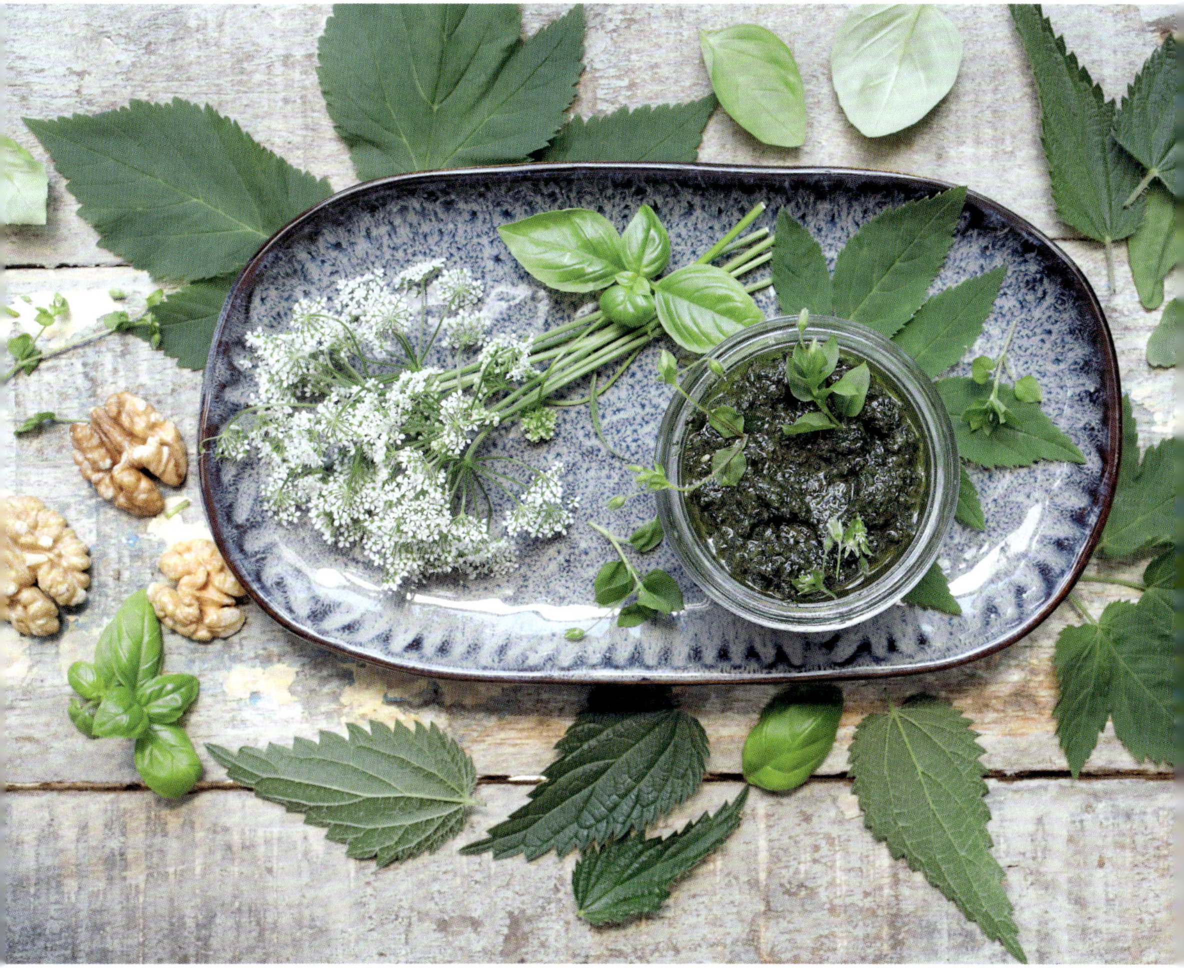

Wildkräuterpesto

- Eat the rainbow – also möglichst viele verschiedene und bunte, vorrangig pflanzliche Lebensmittel in den Speiseplan einbauen. Besonders die Pflanzenfarbstoffe mit ihren antioxidativen Wirkweisen unterstützen viele Prozesse im Körper.
- Kaffee, Schwarztee und Alkohol reduzieren beziehungsweise meiden.

Wann sollte ich zum Arzt gehen?

- Bei oft vorkommenden starken Blutungen sollte auf jeden Fall eine gynäkologische Abklärung erfolgen. Myome können starke Blutungen hervorrufen. Ebenso sollte der Eisenwert im Blut kontrolliert werden.
- Die Behandlung von Myomen oder einer Endometriose gehört in die Hand von medizinischem Fachpersonal, das Sie hoffentlich gut begleitet und Ihre Symptome ernst nimmt.

DAUERGAST AUF DER TOILETTE

INKONTINENZ

„Neuerdings verliere ich immer ein bisschen Urin, wenn ich husten oder niesen muss."

„Allein der Gedanke daran, dass ich längere Zeit nicht zur Toilette gehen kann, macht mich ganz unruhig und ich muss sofort gehen."

„Ich traue mich kaum noch aus dem Haus, weil ich ja weiß, dass ich nicht mehr ganz ‚dicht' bin. Ich habe immer solche Sorge, es könnte jemand was riechen."

Wie äußert sich das?

Frauen sprechen aus Sorge, abgestempelt zu werden, sehr ungern über das Thema und büßen so einiges an Lebensqualität ein. Das ist besonders schade, denn es gibt viel, was wir selber für einen gesunden Beckenboden tun können.

Inkontinenz ist ein großes und unglaublich schambehaftetes Thema in dieser ohnehin tabuisierten Zeit. Dabei unterscheidet man zwischen der Dranginkontinenz, bei der es plötzlich zu starkem Harndrang kommt und der Blasenschließmuskel dem Druck nicht mehr standhalten kann, obwohl er grundsätzlich intakt ist. Auch das Aufwachen in der Nacht mit starkem Harndrang fällt in diese Kategorie. Demgegenüber steht die sogenannte Stressinkontinenz. Davon ist die Rede, wenn der Blasenschließmuskel nicht zuverlässig schließt und beim Husten, Niesen oder bei körperlicher Anstrengung unwillkürlich Harn verloren wird.

Ursachen: Was passiert im Körper?

Das Thema ist weit gefächert und oft finden wir die Ursache im Beckenboden. Bereits nach der Geburt eines Kindes weisen uns die Hebammen darauf hin, unseren Beckenboden zu trainieren. Das machen wir auch brav eine Zeit lang und dann wird es irgendwann oft einfach vergessen. Mit zunehmendem Alter lässt aber die Spannkraft der Muskeln, Bänder und Sehnen im Beckenboden zusätzlich nach. Auch der sinkende Östrogenspiegel trägt seinen Teil dazu bei, dass unser Halteapparat an Spannkraft verliert. Wir müssen uns vorstellen, wie viel Gewicht dieser Beckenbodenmuskel tragen muss. Auf dem Beckenboden liegen praktisch alle inneren Organe. Da kommen schnell einige Kilo zusammen – von der Schwangerschaft ganz abgesehen, in der so ein Halteapparat unglaublich viel leisten muss. Um nicht in eine Inkontinenz zu kommen, ist es ratsam, den Beckenboden zu stärken. Es lohnt sich daher immer – auch oder gerade jetzt – mit Beckenbodenübungen zu beginnen und die Muskulatur zu trainieren.

Dabei ist es gar nicht immer nötig, dafür in ein Fitnessstudio zu gehen. Anleitungen für kleine Übungen, die wir sogar am Schreibtisch oder beim Autofahren machen können, gibt es zuhauf im Internet. Wichtig ist nur die Regelmäßigkeit. Ein paar Minuten jeden Tag, zum Beispiel während des Zähneputzens, sind schon viel mehr als nichts. An der Stelle gilt auch das Argument nicht, keine Zeit zu haben. Es ist für unseren eigenen Körper! Der sollte uns sowieso jede Minute wert sein, die wir in ihn investieren.

SPEZIELLE BEHANDLUNGSMETHODEN BEI INKONTINENZ

Inkontinenz ist ein vielschichtiges medizinisches Thema, das in die Hände von Fachpersonal gehört. Es gibt Physiotherapeutinnen, die eine Zusatzausbildung zur Pelvic-Therapeutin absolviert haben. Diese Anwendung kann von der Gynäkologin verschrieben und über die Krankenkasse abgerechnet werden.
Darüber hinaus gibt es auch spezialisierte Urologinnen, die mit Lasertherapie arbeiten und so unterstützend eingreifen können, wenn andere Maßnahmen nicht greifen. Allerdings ist diese Lasertherapie eine reine Privatleistung und wird nicht von der gesetzlichen Krankenkasse übernommen.

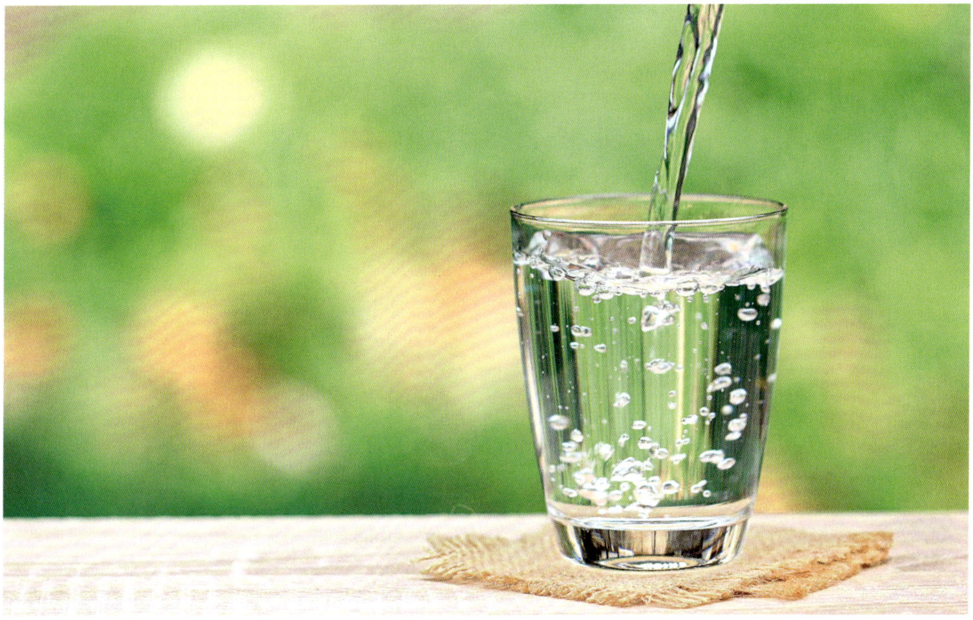

Trotzdem immer viel Wasser trinken!

HARNWEGSINFEKTE · REIZBLASE

„Ich mag schon gar nichts mehr trinken, weil ich ständig auf die Toilette muss."

„Nicht nur, dass der Sex eh schon nicht mehr so entspannt klappt. Hinterher kann ich schon fast damit rechnen, dass ich eine Blasenentzündung bekomme. Das macht echt gar keinen Spaß mehr."

„Ich bin verzweifelt. Erst kommt die Blasenentzündung. Meistens ist die Entzündung so schlimm, dass ich Blut im Urin habe und dann Antibiotika verschrieben bekomme, und danach gibt es die Pilzinfektion. Ich komme echt nicht mehr zur Ruhe ‚da unten'."

„Ich hatte immer schon ab und an mal eine Blasenentzündung, aber seit den Wechseljahren passiert das ständig."

Wie äußert sich das?

Was meine Klientinnen beschreiben, ist vermutlich nur die Spitze des Eisbergs, weil das alles so peinlich ist „da unten". Zudem wird Urin als noch unreiner angesehen als Blut. Somit wird darüber schnell der Mantel des Schweigens geworfen. Dabei ist auch hier schon viel gewonnen, wenn Frauen sich trauen, darüber zu reden. Denn generell gilt, dass wir keine Beschwerden oder Schmerzen aushalten müssen.

Ursachen: Was passiert im Körper?

Wie von der letztgenannten Dame beschrieben, kann aus einer Blasenentzündung schnell ein nahezu nicht enden wollender Kreis von Infektionen entstehen. In den Wechseljahren kann es sein, dass unser Immunsystem ohnehin schwächelt und wir zu mehr Infekten neigen. Sonst harmlose Darmbakterien, wie E.-coli-Bakterien, können leichter den Weg in Richtung Blase finden und dort eine Blasenentzündung hervorrufen. Auch die Hormonveränderung in Richtung „weniger Östrogen" ist als Verursacher dingfest zu machen. Wie die Vaginalschleimhaut sind auch die Schleimhäute der Harnleiter und der Blase von dem Weniger an Östrogen betroffen. Eine frühzeitige Pflege der Schleimhäute – ähnlich wie bei der Pflege der Vaginalschleimhaut – ist hier angezeigt. Wenn das saure Milieu der Vagina aufrechterhalten wird, haben es Keime schwerer, sich in den Harnleiter zu verirren.

Der Teufelskreis aus Basenentzündung und Vaginalpilz ist manchmal nur schwer zu durchbrechen. Da ist genaue Ursachenforschung zu betreiben, die manchmal an Detektivarbeit erinnern mag. Wir müssen klären, wann die Blasenentzündungen am häufigsten auftreten. Nach dem Geschlechtsverkehr? Dann kann es hilfreich sein, sofort

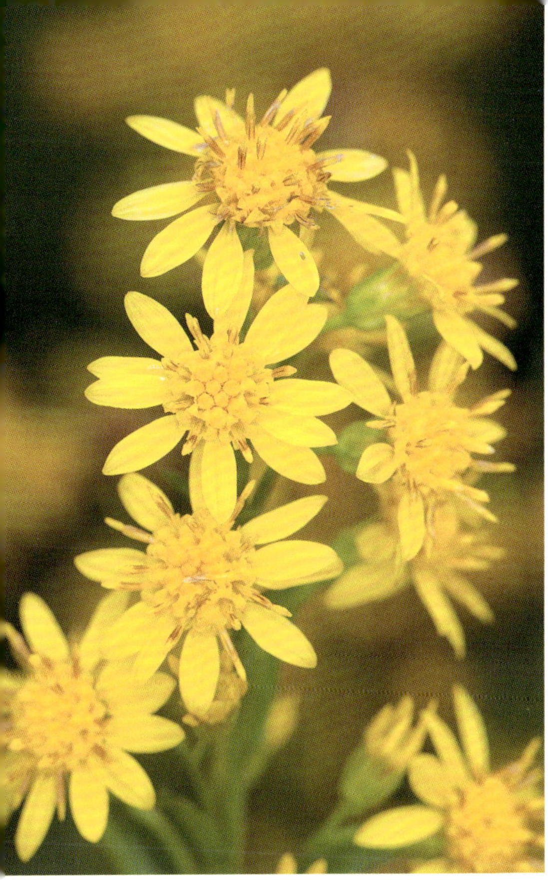

Die Echte Goldrute ist in der Natur recht selten, daher bitte nur dort ernten, wo sie wirklich zahlreich vorkommt.

danach die Blase zu entleeren und eventuelle Keime, die sich auf dem Weg in die Harnröhre machen wollen, auszuspülen.

Wie schon bei den Schleimhautveränderungen der Vagina beschrieben, verändert sich die Vaginalflora und das saure Milieu kippt in einen basischen Wert. Milchsäurezäpfchen können einen Versuch wert sein.

Weil das Wasserlassen bei einer Blasenentzündung schmerzhaft ist, vermeiden manche Frauen gerade jetzt, viel zu trinken. Das ist leider nicht zu empfehlen. Wir müssen unbedingt ausreichend trinken, damit alle Funktionen im Körper ordnungsgemäß ablaufen. Obendrein reizt ein stark konzentrierter Urin die Blase noch mehr. Bitte etablieren Sie eine Trinkroutine! Mir selbst fällt es auch manchmal schwer, ausreichend zu trinken, denn mit zunehmendem Alter – und nachlassenden Hormonen – nimmt oft auch das Durstgefühl ab. Dann muss man erfinderisch sein, damit man das Trinken nicht vergisst (Seite 93).

Ein weiterer Aspekt ist die Hygiene. Die eigene, aber auch die des Partners oder der Partnerin. Selten, aber doch gelegentlich kommt es vor, dass es daran mangelt. Es gibt zudem Frauen, die sich nach dem Stuhlgang „falsch herum" abwischen und somit die Darmkeime direkt in den Bereich von Vagina und Harnleiter wischen. Eine gesunde Flora in dem Bereich kann sicher lange einiges kompensieren. Leider steht uns diese aber jetzt nicht mehr unbedingt zur Verfügung, sodass wir hier immer besser auf uns achtgeben sollten. Dann ist schon ein großes Gefahrenpotenzial ausgeräumt.

Ein zu viel an Reinlichkeit ist allerdings genauso wenig zu empfehlen. Im Normalfall reicht es aus, den Intimbereich ausschließlich mit klarem Wasser zu waschen. Scharfe Seifen, Intimwaschlotionen oder Spülungen mit den unterschiedlichsten Mitteln zerstören das natürliche Klima im Urogenitaltrakt. Obendrein belasten sie damit völlig unnütz Umwelt und Geldbeutel.

Als weitere Ursache bleibt dann noch die genetische Veranlagung. Es gibt leider Frauen, die ihr Leben lang schon immer mit Blasenentzündungen zu kämpfen haben und die in den Wechseljahren zusätzlich belastet sind.

Frauen, denen die Gebärmutter entfernt wurde, können künftig mit Problemen konfrontiert sein. Da der Platz der Gebärmutter im Bauchraum nun „unausgefüllt“ ist, kann es vorkommen, dass die Blase nicht mehr ganz in ihrer Position bleibt und leicht kippt. Wir sprechen hier von einer Senkblase. Dabei kommt es nicht selten vor, dass die betroffenen Frauen ihre Blase nicht vollständig entleeren können und immer ein kleiner Rest an Urin zurückbleibt. Ein perfekter Hort für Keime. Auch in diesem Fall ist viel trinken ein absolutes Muss! Wenn Resturin in der Blase verbleibt, der dann auch noch hochkonzentriert ist, kommt es zu zusätzlichen Reizungen.

Welche Pflanzen können mich jetzt unterstützen?

Goldrute

Brennnessel

Kapuzinerkresse

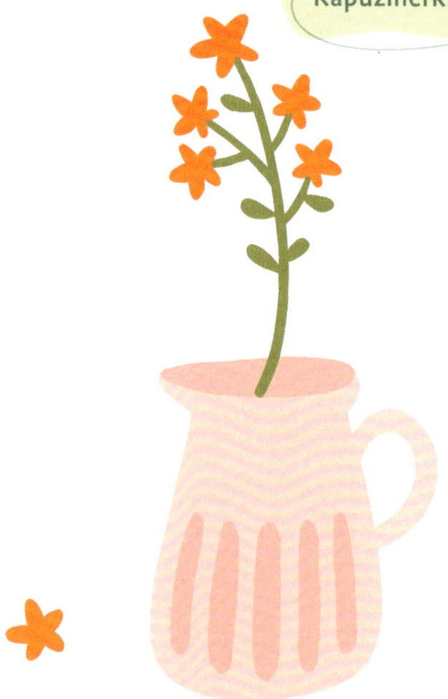

REZEPTE & ANWENDUNGEN

HARNWEG-PFLEGE-TEE

Ein toller Tee zur Vorbeugung. Im akuten Fall bitte zum Arzt gehen!

Für eine 100-g-Teemischung
20 g Goldrutenkraut
20 g Brennnesselblätter
20 g Schafgarbenkraut
20 g Frauenmantelkraut
20 g Fenchelfrüchte

- Pro Tasse benötigen Sie 1 gehäuften TL der Kräutermischung. Die Mischung leicht anmörsern, damit die Fenchelfrüchte aufgebrochen werden.
- Nun mit 1 Tasse heißem Wasser überbrühen und den Tee 10 Minuten abgedeckt ziehen lassen.

1–3 Tassen täglich trinken. Den Tee nicht zu spät am Abend verwenden, da sonst die Nachtruhe gestört werden kann.

! Bei solchen durchspülenden Tees bitte immer darauf achten, dass Sie auch sonst genug trinken. Mindestens 2 l Wasser, leichte Kräutertees oder verdünnte Säfte sollten es schon sein. Je verdünnter der Urin und je mehr wir davon ausscheiden, umso weniger Keime können den Harnwegstrakt angreifen.

Dieser Tee kann auch kurmäßig, zum Beispiel als Frühjahrskur, über 4 Wochen angewendet werden. Danach 2–3 Monate pausieren.

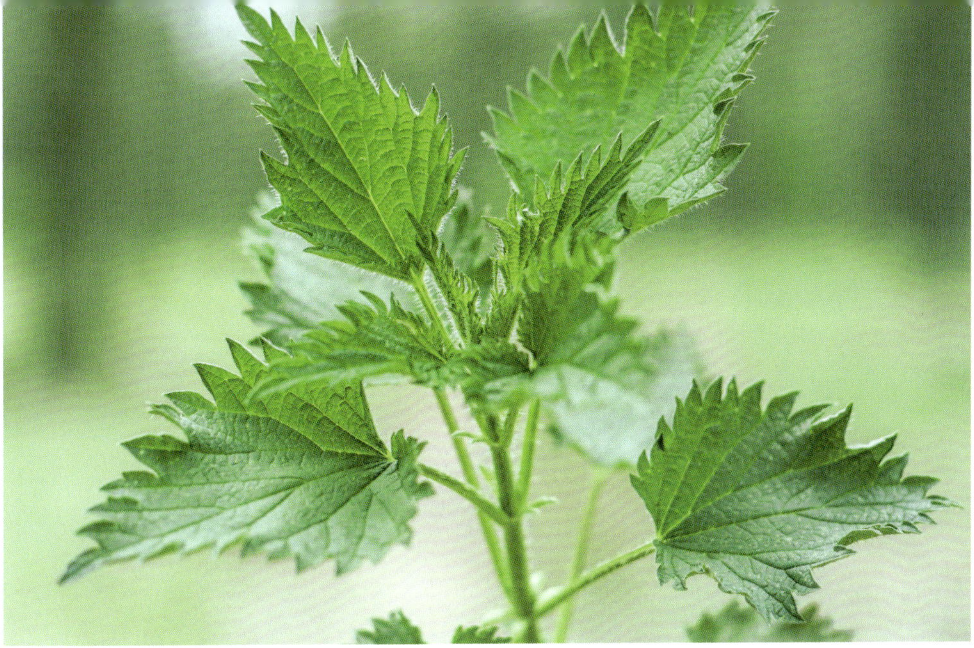

Die große Brennnessel: gesund und wohlschmeckend für Küche und Hausapotheke.

WILDKRÄUTERSPINAT AUS FRISCHEN KRÄUTERN

Gesundheit darf ruhig schmecken. Diese Erkenntnis habe ich von meinen beiden liebsten Lehrern, dem leider viel zu früh verstorbenen Dr. Dirk Holterman und der bekannten Heilpflanzenexpertin Ursel Bühring, mit auf den Weg bekommen. Im Frühling, wenn das erste Grün sprießt, gibt es daher bei mir oft einen Wildkräuterspinat. Es ist glücklicherweise gar nicht nötig, erst krank zu sein, um die Wildkräuter als Genusskur anzuwenden.

1 Schüssel frische Brennnesselspitzen
1 Schüssel frischer Giersch oder frische Löwenzahnblätter (Wenn Sie es etwas milder mögen oder noch nicht so gut an die Wildkräuterküche gewöhnt sind, geben Sie gerne die gleiche Menge gekauften Spinat dazu.)
1 Zwiebel
1 Knoblauchzehe
gutes Olivenöl
Pfeffer und Salz
Muskatnuss
evtl. etwas Sahne oder vegane Alternative

- Die Kräuter waschen, trocken schleudern und grob hacken.
- Die Zwiebel würfeln, den Knoblauch fein würfeln und beides in einer großen Pfanne mit reichlich Olivenöl anschwitzen.
- Nach und nach die Wildkräuter dazugeben und andünsten. Wie Sie es sicher auch vom Spinat kennen, fallen die Wildkräuter sehr zusammen, sodass von der ursprünglich großen Menge nicht mehr so viel bleibt.
- Wenn alles gut angedünstet ist, schmecken Sie mit Pfeffer, Salz und je nach Vorliebe mit etwas Muskatnuss ab. Ganz nach Gusto können Sie den Geschmack noch mit etwas Sahne abrunden.
- Diesen Wildkräuterspinat können Sie nun zum Beispiel über Pasta geben und mit etwas Parmesan bestreuen. Er schmeckt ebenfalls herrlich zu frischen Kartoffeln, die obendrein die basische Ernährung unterstützen.

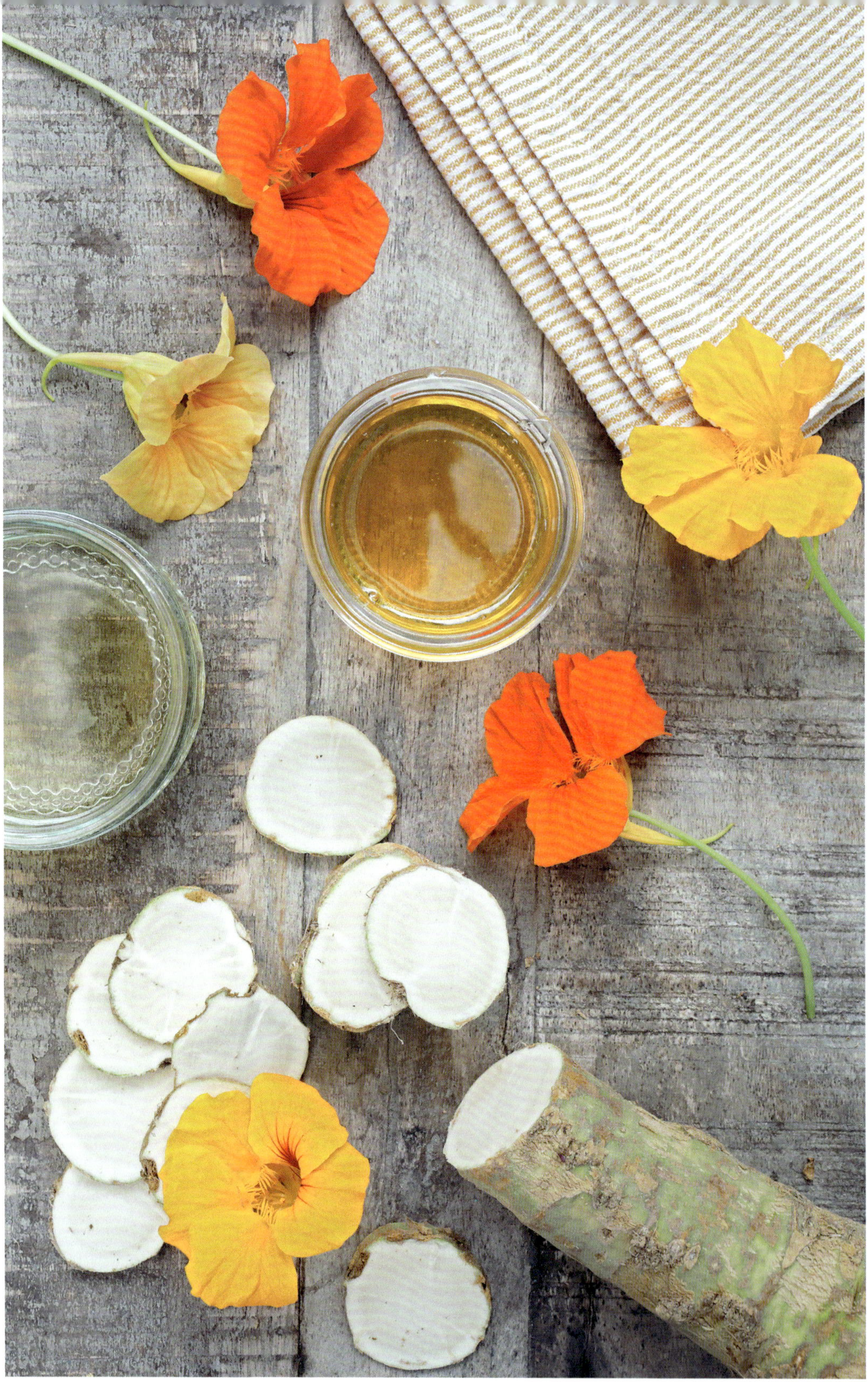

Immun-Oxymel

IMMUN-OXYMEL

Kapuzinerkresse und Meerrettich wirken keimwidrig und stärken die Abwehrkräfte, wie eine Art natürliche Antibiotika. Sie werden daher Phytobiotika genannt. Bei schweren Krankheitsverläufen können sie ein echtes Antibiotikum dennoch nicht ersetzen. Das Wundervolle allerdings ist, dass diese Pflanzenmedizin keine Resistenzen verursacht und ein solches Oxymel auch in der Küche verwendet werden kann.

10–15 frische Kapuzinerkresseblüten (Sie können auch die Blätter verwenden, wenn es gerade nicht genug Blüten gibt.)
1 Stück Meerrettichwurzel, ca. 1–2 cm
200 g Honig
200 g Apfelessig, bio und naturtrüb

- Die Kapuzinerkresse klein schneiden und in ein großes Schraubglas geben.
- Den Meerrettich in dünne Scheiben schneiden und zur Kapuzinerkresse geben.
- Vermischen Sie Honig und Essig zu einer homogenen Masse und gießen diese über die Kräuter.
- Alles gut miteinander verrühren und in den Kühlschrank stellen. Nach 3–5 Tagen abseihen.
- Im akuten Fall dreimal täglich 1 TL des Oxymel mit ½ Glas Wasser mischen und schluckweise trinken.
- Das Besondere und, wie ich finde, auch Wundervolle an einem Oxymel ist ja, dass Sie gar nicht warten müssen, bis Sie krank werden, um es zu genießen. Jederzeit kann solch ein Immunkick in der Küche verwendet werden: im Salatdressing, ein Gedicht! Schon Hippokrates hat gesagt: „Lass die Nahrung deine Medizin sein und Medizin deine Nahrung“.

Was kann ich sonst noch tun?

- Ausreichend trinken. Wenn der Wasserkrug auf dem Schreibtisch als Erinnerung nicht ausreicht, hilft vielleicht ein Timer, den man auf zwei Stunden einstellt. Wenn er klingelt, wird ein Glas Wasser oder eine Tasse Tee getrunken. So kann es nicht vergessen werden.
- Beckenbodengymnastik: Lassen Sie sich bei Inkontinenz beraten, um gerade am Anfang gezielt aufbauend trainieren zu können.
- Kürbiskerne oder Kürbiskernöl in die Ernährung einbauen. Haben Sie schon mal ein Vanilleeis mit karamellisierten Kürbiskernen und gutem Kürbiskernöl gegessen? Natürlich nichts für jeden Tag, aber das beweist, dass Gesundheit gerne auch gut schmecken darf.
- Sich Zeit nehmen beim Toilettengang. Vergessen Sie pressen und drücken, weil es schnell gehen muss! Den Urin fließen lassen und abwarten, bis die Blase völlig entleert ist. Durch Leinsamen, ballaststoffreiche Kost und ausreichend Flüssigkeitszufuhr dafür sorgen, dass der Stuhlgang weich bleibt. Dann muss dabei auch nicht zu stark gepresst werden, denn auch das ist schlecht für den Beckenboden.

Wann sollte ich zum Arzt gehen?

- Bei Schmerzen beim Wasserlassen und Fieber bitte sofort zum Arzt. Auch bei dunkel verfärbtem Urin, da eventuell Blut beigemengt sein könnte.
- Wenn die eigenen Maßnahmen bei leichter Blasenschwäche nicht helfen und bevor ein Leidensdruck entsteht.

HAUT UND HAARE IM WÜSTENMODUS

TROCKENE HAUT · TROCKENE SCHLEIMHÄUTE · TROCKENE AUGEN, NASE UND MUND · TROCKENE HAARE

„Bisher brauchte ich mich nie irgendwie einzucremen, aber seit einiger Zeit ist meine Haut so unglaublich trocken."

„Egal wie viel ich trinke, mein Mund fühlt sich immerzu trocken an. Ich hab schon gedacht, ich hätte Diabetes, weil ich immer so viel trinken muss."

„Ich hatte immer dicke, glänzende Haare. Die grauen Haare, die jetzt nachwachsen, sind störrisch, trocken und ohne Glanz. Außerdem habe ich das Gefühl, dass mir mehr Haare ausfallen als nachwachsen."

„Ich kann plötzlich keine Kontaktlinsen mehr vertragen, weil meine Augen sich dann anfühlen, als wäre da Sandpapier drin."

„Neuerdings schmeckt alles irgendwie bitter oder metallisch."

„Meine Nase fühlt sich ganz wund an und ich bin auch viel häufiger erkältet. Wenn ich mich dann schnäuze, habe ich öfter sogar ein bisschen Blut im Taschentuch."

Wie äußert sich das?

Wenn die bisherige Pflegelinie nicht mehr ausreicht, die Haut trotzdem spannt oder vielleicht sogar gereizt reagiert, muss das nicht an einer veränderten Rezeptur der Creme liegen, sondern kann mit unseren körperlichen Veränderungen zusammenhängen.

Die Palette der Symptome ist vielfältig. Wenn eine Frau mit Ende 30 oder Anfang 40 feststellt, dass sie keine Kontaktlinsen mehr verträgt, kommt in den seltensten Fällen jemand auf die Idee, dass trockene Augen ein Symptom der beginnenden Wechseljahre sein können.

Ursachen: Was passiert im Körper?

Wenn wir älter werden, verlangsamt sich unser Stoffwechsel und wir können weniger Nährstoffe aus der Nahrung aufnehmen als in jungen Jahren. Wir brauchen weniger Kalorien, weil unser Körper allein durch den Wegfall der Menstruation einige Hundert

Kalorien am Tag weniger benötigt. Darum sollten wir zwar weniger essen, aber dafür auf gute Qualität und eine hohe Nährstoffdichte in unserer Nahrung achten. Nur so können wir sicherstellen, dass genügend Nährstoffe im Körper ankommen. Auch unsere Schleimhaut im Verdauungstrakt verändert sich und nimmt Nährstoffe nicht mehr so gut auf. Und leider ist auch hier unter anderem wieder die Ursache in den sinkenden Hormonspiegeln zu suchen.

Der sinkende Östrogenspiegel bringt dann auch noch das Haarwachstum ins Ungleichgewicht. Die Haarfollikel werden weniger zum Wachstum stimuliert. Aggressive Pflegeprodukte oder Farben können das Haar und die Kopfhaut jetzt zusätzlichem Stress aussetzen und die Haarwurzeln eventuell schädigen.

Wir müssen uns immer vor Augen führen, dass alles, was wir auf die Haut auftragen, auch im Körper ankommt. Jetzt ist die Zeit, die Pflegeprodukte auf den Prüfstand zu stellen und vielleicht auf natürlichere Produkte oder Selbstgemachtes umzusteigen.

Welche Pflanzen können mich jetzt unterstützen?

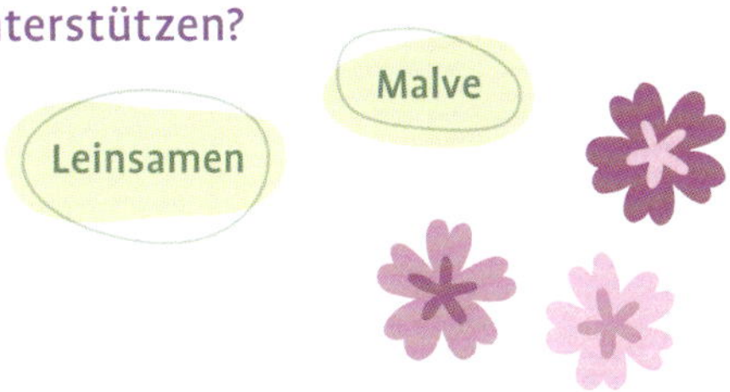

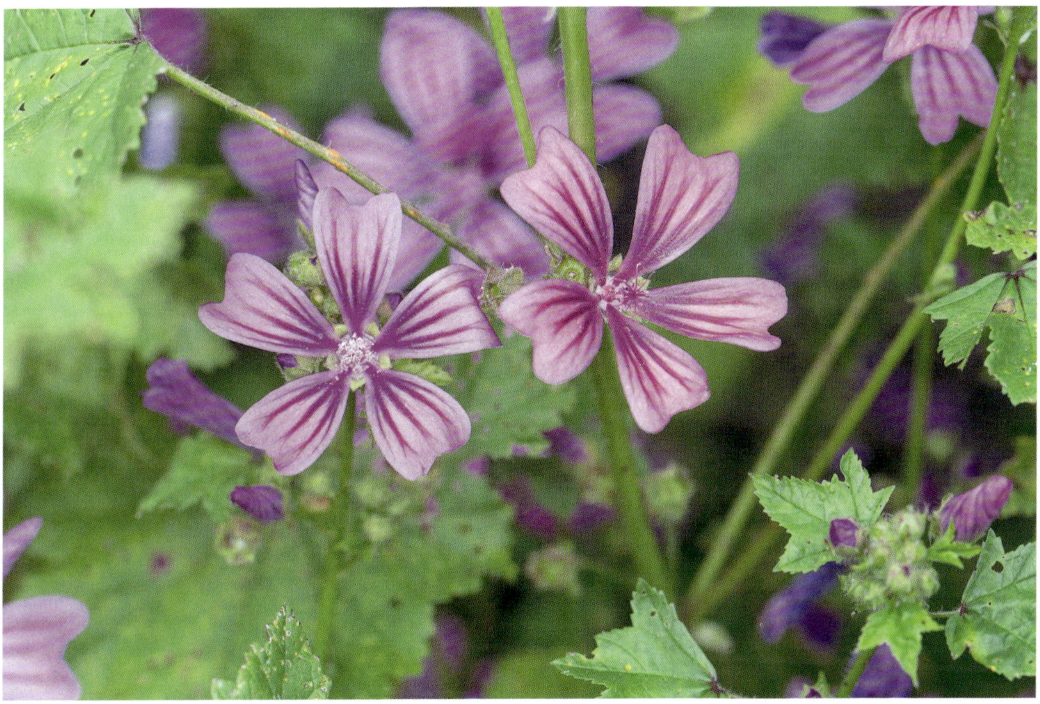

Die Blüten der Malve sind eine vergängliche, nur einen Tag anhaltende Pracht. Ernten Sie üppig, denn das regt die Pflanze an, viele neue Blüten zu produzieren.

REZEPTE & ANWENDUNGEN

SCHÖNE-HAUT-TEE

Diesen Tee mag ich sehr gerne und trinke ihn als „Haustee“, bis die Mischung aufgebraucht ist. Danach lege ich eine Pause von 2–3 Monaten ein.

Für eine 100-g-Teemischung
20 g Ackerstiefmütterchenkraut
20 g Gänseblümchenkraut
20 g Pfefferminzblätter
20 g Lindenblüten
10 g Salbeiblätter
10 g Holunderblüten

- Einen Teelöffel der Mischung mit 200 ml heißem Wasser aufbrühen und 7 Minuten abgedeckt ziehen lassen.
- Es können 1–3 Tassen pro Tag getrunken werden.

Im Sommer lasse ich den Tee gerne etwas abkühlen und genieße ihn lauwarm.

LILA SAMTWASSER FÜR INNEN UND AUSSEN

Wir neigen dazu, uns zu viel und mit zu intensiven Waschsubstanzen zu waschen. Dabei würde schon klares Wasser reichen und unsere Haut könnte ihren natürlichen Säureschutzmantel behalten. Durch Seife oder manche Waschlotionen wird dieser Schutzmantel zerstört, sodass der Haut die verlorene Feuchtigkeit und Elastizität über Cremes und Lotionen wieder zurückgegeben werden muss. Als Alternative zu Waschsubstanzen könnten Sie Lila Samtwasser versuchen.

1–2 gehäufte EL Malvenblüten
1-Liter-Messbecher

- Geben Sie die Malvenblüten in einen Messbecher und füllen Sie mit Leitungswasser auf. Sie werden staunen, wie schnell das Wasser eine wundervolle und intensive Farbe annimmt. Keine Sorge, die färbt nicht ab.
- Lassen sie den Kaltauszug etwa 15 Minuten stehen und seihen dann in eine Waschschüssel oder in Ihr Waschbecken ab. Wenn Sie sich nicht kalt waschen wollen, gießen Sie etwas warmes Wasser dazu.

Wenn Sie nun Ihre Hände in das blaue Wasser tauchen, werden Sie die zarte Samtigkeit spüren. Nun können Sie sich waschen und sparen vielleicht sogar das Eincremen. Bitte keine Seife oder Waschlotion zusätzlich verwenden, diese würden die Schleimstoffe zerstören. Wenn Sie das einige Tage, zum Beispiel am Abend, durchhalten, fühlt sich Ihre Haut hoffentlich weniger trocken und entspannter an.

Der Malventee kann selbstverständlich auch getrunken werden. Für den Genuss stellen Sie sich eine separate Menge her. Ansonsten ist die Zubereitung identisch zur Zubereitung für die Waschung.

Die Eigenschaften dieses Tees können Sie sich zum Beispiel auch im Mund und Rachen zunutze machen. Nehmen Sie einen Schluck in den Mund und lassen die Flüssigkeit einen Moment kreisen und anwärmen, bevor Sie schlucken. Sie werden ein samtiges Gefühl im Mund und Hals verspüren. Das ist auch hilfreich, wenn Sie viel reden müssen und Mund und Hals sich dabei rau anfühlen.

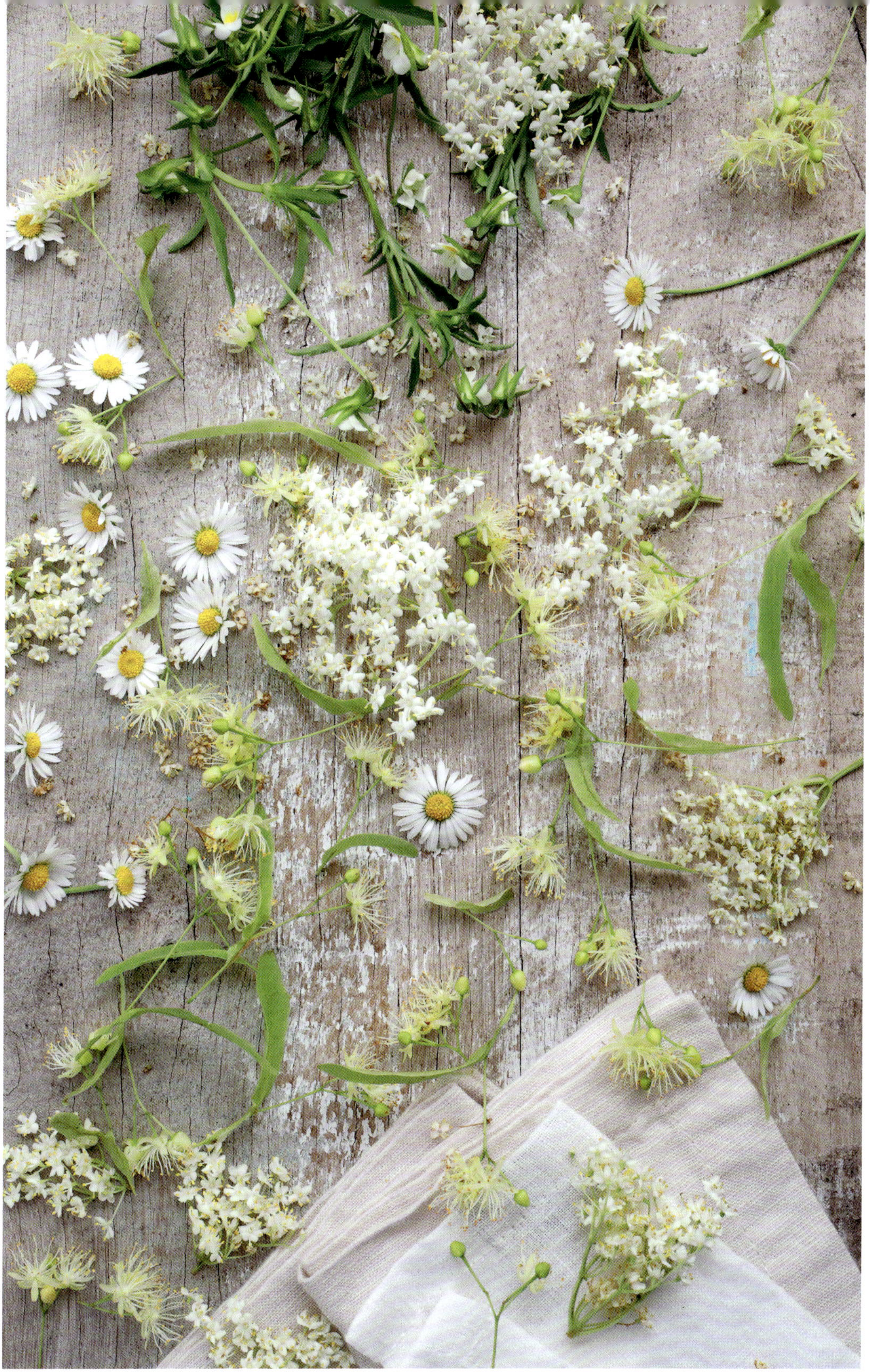

Schöne-Haut-Tee

ALTERNATIVEN

Alternativ zur Malve können Sie auch Königskerzenblüten oder Spitzwegerichkraut verwenden. All diese Pflanzen haben einen Schleimstoffanteil, machen aber das Wasser nicht so schön bunt – und Farben sind doch auch gut für die Seele!

LEINSAMENSÄCKCHEN GEGEN TROCKENE AUGEN

Die Arbeit am Bildschirm lässt unsere Augen am Abend schmerzen. Gönnen Sie sich darum ab und zu ein bisschen „Wellness für die Augen".

1 EL Leinsamen
2 TL Fenchelfrüchte
2 Papiertaschentücher

- Mörsern Sie die Samen und Früchte kurz an und geben Sie sie mit wenig Wasser in einen kleinen Topf.
- Nun bringen Sie die Mischung kurz zum Kochen. Wenn sich eine gelartige Masse bildet, den Topf vom Herd nehmen.
- Den Brei auf zwei Papiertücher verteilen. Ich lege die Tücher dazu in ein Sieb, damit eventuell überschüssige Flüssigkeit noch abfließen kann.
- Lassen Sie die Masse ein bisschen abkühlen und falten die Tücher locker zu kleinen Päckchen.
- Prüfen Sie die Temperatur: Dazu eignen sich die Handgelenkpulse sehr gut; hier ist die Haut ebenfalls sehr dünn und empfindlich, sodass Sie gut feststellen können, ob die Temperatur für Sie angenehm ist.

- Suchen Sie sich einen bequemen Platz, zum Beispiel auf dem Sofa, und legen die warmen Päckchen auf die geschlossenen Augen. Nun mindestens 10 Minuten entspannen, vielleicht sogar meditieren.

Wenn Ihnen kühlende Pads angenehmer sind, können Sie auch warten, bis die Masse kalt ist oder diese kurz im Kühlschrank abkühlen.

Probieren Sie für sich aus, was Ihnen angenehm ist, denn genau das sollte das Maß aller Dinge sein: Ihr Wohlbefinden!

Wenn Ihnen das zu aufwendig ist, können Sie auch auf die altbewährte Variante des Teebeutels zurückgreifen. Fencheltee aufbrühen und die abgekühlten Beutelchen auf die Augen legen.

VORSICHT!

Im Internet wird manchmal dazu geraten, sich eisgekühlte Löffel auf die Augenlider zu legen. Davon rate ich ganz dringend ab. Die Haut um die Augen herum ist dünn und empfindlich. Es kann zu regelrechten Erfrierungen kommen. Das gilt generell für Kühlpacks oder Kühlakkus. Diese bitte nie direkt auf die nackte Haut auflegen, sondern immer in ein Tuch einschlagen, bevor die Packs aufgelegt werden. Immer!

BITTER-OXYMEL

Bitterstoffe regen den Speichelfluss an. Das hilft gegen ein trockenes Gefühl im Mund und ist zudem gut für die Verdauung. Um möglichst wenige Mittel mit Alkohol zu verwenden, habe ich mich hier für die Anwendung eines Oxymels entschieden.

200 g Honig
200 g Apfelessig
5 g Fenchelfrüchte
5 g Engelwurzwurzel
5 g Löwenzahnwurzel
5 g Wegwartenwurzel
10 g Pfefferminzblätter
Braunglasflasche (500 ml)

- Vermischen Sie Honig und Essig zu einer homogenen Masse.
- Die Früchte und Wurzeln leicht mörsern, so geben sie ihre Inhaltsstoffe besser frei, bevor sie mit den Pfefferminzblättern in ein großes Glas gegeben werden.
- Das Honig-Essig-Gemisch darübergießen und alles gut vermischen. 2–3 Wochen an einem kühlen und dunklen Ort ausziehen lassen. Dabei täglich sanft schütteln oder das Glas wiegen, damit alle Pflanzenteile immer mit Flüssigkeit bedeckt sind und nichts schimmeln kann.
- Nach der Ziehzeit die Kräuter durch ein feines Sieb abfiltern und das Oxymel in einer Braunglasflasche aufbewahren.
- 1 TL Oxymel mit 1 kleinen Glas Wasser mischen und vor den Mahlzeiten trinken.

! Damit kein Gewöhnungseffekt eintritt, sollte die Kur spätestens nach 6 Wochen für mindestens 2 Wochen unterbrochen werden.

Das Oxymel kann auch in der Küche, zum Beispiel im Salatdressing, verwendet werden.

Multitalent Löwenzahn: Wurzeln und Blätter sind wohltuend bitter.

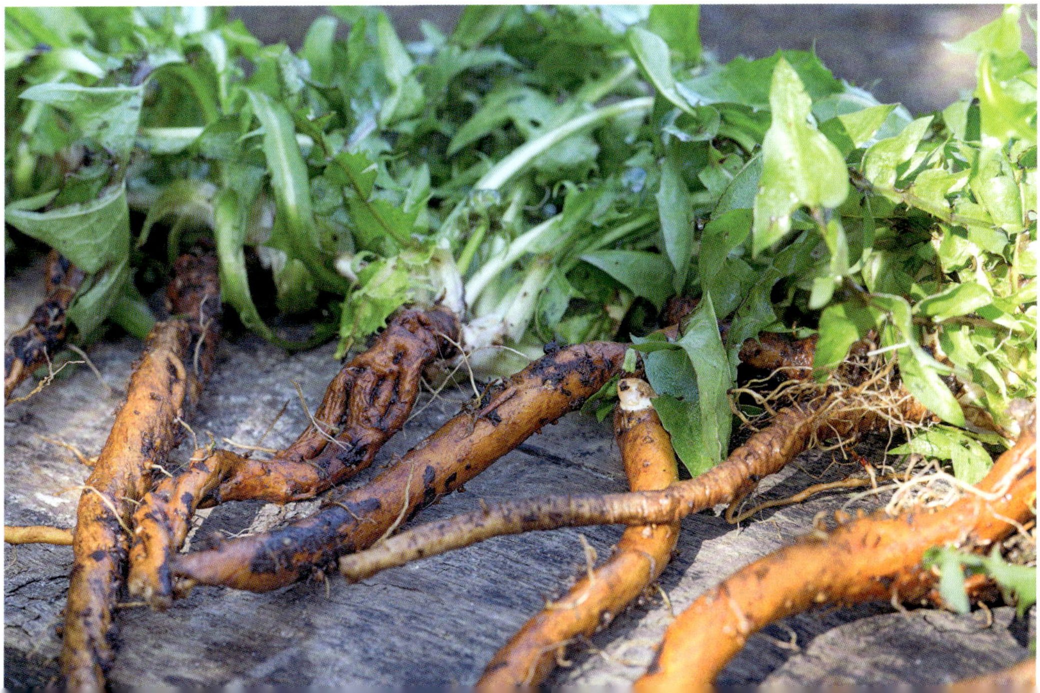

LIPPEN- UND NASENPFLEGE-BALSAM

Weil nicht nur unsere Lippen, sondern auch unsere Nasenschleimhaut mehr Pflege braucht, verrate ich hier mein Lieblingsbalsam für beides.

10 g Kokosöl
15 g Sheabutter
4 g Bienenwachs (Als vegane Alternative kann auch 6 g Kakaobutter verwendet werden.)
10–15 Tropfen Granatapfelkernöl
Cremetiegel (20 ml), alternativ 2 Tiegel (10 ml)

- Kokosöl, Sheabutter und Bienenwachs werden sanft im Wasserbad geschmolzen.
- Nun das Ölgemisch aus dem Wasserbad nehmen und etwas abkühlen lassen, bevor das Granatapfelkernöl zugefügt und verrührt wird.
- Das noch flüssige Ölgemisch in kleine Tiegel abfüllen und abkühlen lassen, dann mit einem Deckel verschließen.

So ein kleines Tiegelchen passt in jede Handtasche, so können Lippen und Nase sogar unterwegs gepflegt werden. Besonders wertvoll ist die Nasenpflege im Winter, wenn kalte Luft draußen oder trockene Heizungsluft in den Räumen die Haut doppelt strapazieren. Eine gepflegte und geschmeidige Nasenschleimhaut kann viel besser vor Viren und Bakterien schützen.

KÖRPERPFLEGE-FLUID

Für eine schnelle und leichte Körperpflege nach dem Duschen.

25 ml Mandel- oder Jojobaöl
5 ml Granatapfelkernöl
20 ml Hydrolat wie zum Beispiel Rose, Lavendel oder Pfefferminze
Braunglasflasche (50 ml)

- Alle Zutaten in das Glasfläschchen füllen.
- Da das Fluid keinen Emulgator besitzt, trennen sich Öl und Wasser recht schnell wieder. Darum vor Gebrauch immer gut schütteln. Das Fluid zieht schnell ein, pflegt die Haut und duftet gut.
- Wenn Sie mögen, können Sie dem Fluid auch noch 1–2 Tropfen ätherisches Öl beigeben: für den Frischekick am Morgen zum Beispiel Orange, für den Abend eher Lavendel. Probieren Sie aus, was Ihrer und der Nase Ihrer Lieblingsmenschen gefällt.

Kaufen statt Selbermachen

- Bitter-Oxymel gibt es auch von der Firma Kruut zu kaufen.
- Primavera vertreibt wunderbare Lippenbalms.
- Wala vertreibt Chelidonium comp. Augentropfen, die müde und gereizte Augen beruhigen, und einen Nasenbalsam.

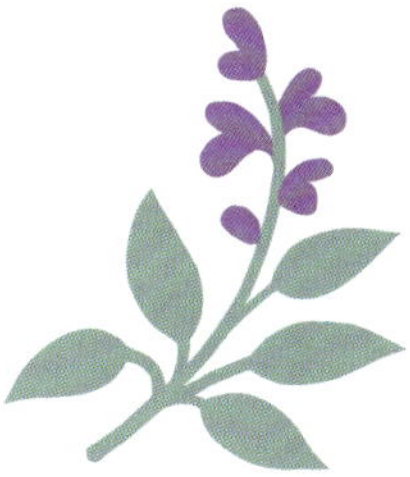

Was kann ich sonst noch tun?

- Ausreichend trinken.
- Kaffee, Schwarztee, Nikotin und Alkohol meiden, da diese Stoffe die Mundschleimhaut austrocknen können.
- Scharfe Gewürze reizen die Mundschleimhaut und können dezenter eingesetzt werden.
- Zuckerfreie Kaugummis oder Bonbons regen den Speichelfluss an.
- Die Haut mit guten Ölen, Fluids oder einfach Sheabutter pflegen.
- Seifen und Waschlotionen bewusster einsetzen. Meist reicht beim Duschen klares Wasser aus.
- Stellen Sie Ihre Pflegeprodukte auf den Prüfstand. Es gibt Apps, mit denen die Inhaltsstoffe zum Beispiel auf Hormonbelastungen oder Mikroplastik geprüft werden können.
- Sorgen Sie für eine vitaminreiche Kost.
- Lassen Sie die Mikronährstoffe in Ihrem Blut prüfen. Eventuell ist es nötig, zum Beispiel Vitamin D oder Omega 3 über eine Ernährungsumstellung oder Nahrungsergänzungsmittel zuzuführen.
- Ein „Geheimtipp" unter Friseurinnen ist es, ätherisches Basilikum- oder Rosmarinöl dem Shampoo beizumischen. Dazu wird empfohlen, 1–3 Tropfen in die Shampooflasche zu tropfen. Beide Öle regen die Kopfhaut und die Haarwurzeln an. Wenn Sie den Duft mögen, ist es auf jeden Fall einen Versuch wert.

ZUSATZTIPP ÖLZIEHEN

Auch die Mundschleimhaut ist von der Hormonumstellung betroffen. Hier wird oft die Methode des Ölziehens empfohlen. Mir persönlich gefällt das nicht und ich schaffe nie die empfohlene Zeit und Ölmenge. Auch die im Handel angebotenen Ölmischungen sind mir zu scharf oder schmecken mir nicht. Daher habe für mich eine abgemilderte Methode gefunden. Ich nehme ½ TL gutes Oliven- oder Sesamöl in den Mund und bewege das Öl eine Zeit im Mund. Wie beim Ölziehen kann man auch kauen und durch die Zähne ziehen. Da jetzt der Speichelfluss angeregt wird, wird die Flüssigkeitsmenge im Mund recht schnell größer. Sobald mir die Menge zu viel wird oder es irgendwie unbehaglich im Mund wird, spucke ich das Gemisch in ein Papiertuch und entsorge es über den Hausmüll. Meine Mundschleimhaut freut sich sehr über die Extrapflege und ich habe so gut wie kein Zahnfleischbluten mehr.

Wann sollte ich zum Arzt gehen?

- Zur Abklärung organischer Ursachen, wie zum Beispiel Pilzbefall, Herpes, Vitaminmangel oder einen vielleicht schlecht sitzenden Zahnersatz.
- Wenn die Beschwerden die Lebensqualität einschränken.
- Bei Entzündungen.
- Bei auffälligen Hautveränderungen.
- Wenn der Haarausfall massiver wird oder ganze Flächen betroffen sind.

WOHIN VERSCHWAND MEINE LUST?

VULVO-VAGINALE ATROPHIE · SCHEIDENTROCKENHEIT

„Früher hatte ich wirklich Spaß beim Sex, aber seit einiger Zeit habe ich immer Schmerzen hinterher. Ich werde auch nicht richtig feucht. Da habe ich schon gar keine Lust mehr. Das belastet meine Beziehung sehr."

„Das ist mir so unglaublich peinlich! Ich hab das Gefühl, dass ich da unten regelrecht vertrockne. Wenn wir Sex haben wollen, fühlt sich das wie Sandpapier an. Nee, da verzichte ich lieber."

„Ich hab jetzt öfter eine Blasenentzündung und an Sex mag ich gar nicht mehr denken, weil das richtig wehtut. Das macht weder mir noch meinem Mann Spaß."

Rosen sind das Symbol für die Liebe. Sie erfreuen durch ihren Duft, öffnen das Herz und unterstützen bei der Haut- und Schleimhautpflege.

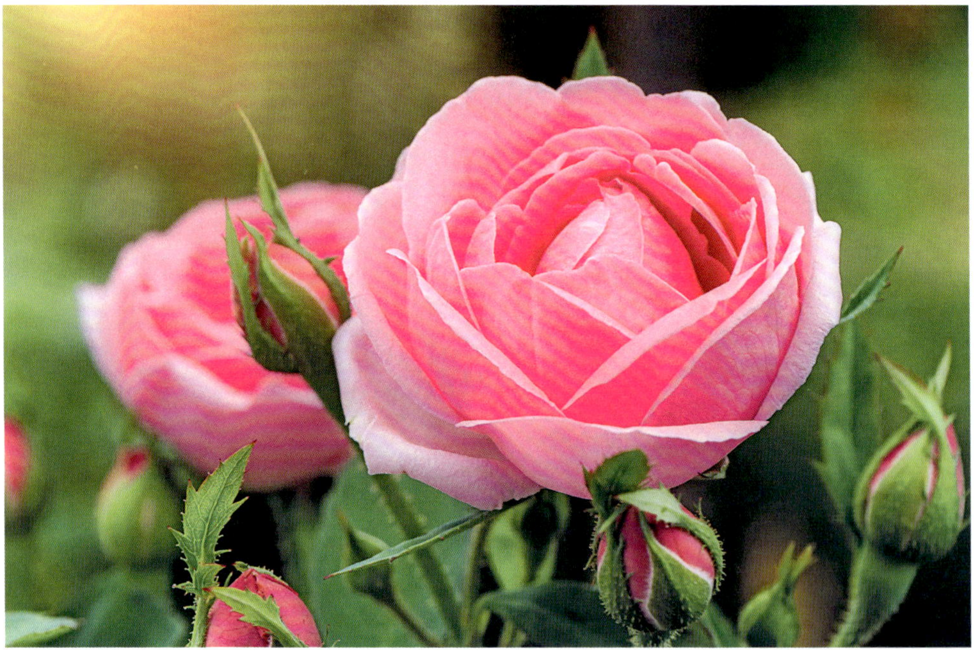

Wie äußert sich das?

Wo früher noch „schneller Sex“ möglich war, ist jetzt bei einigen Frauen gefühlte Wüstenlandschaft. Diese Situation kann sehr belastend sein, wenn die Partner nicht darüber reden (können), und das führt dann schnell zu Frust in der Beziehung.

Die Zitate sind nur einige der Probleme, von denen mir die Frauen erzählen. Eine trockene Vagina ist wirklich keine Freude. Wobei der Begriff „Scheidentrockenheit“ meiner Meinung nach nur bedingt zutreffend ist. Vielmehr verändert sich die Hautstruktur, was sich dann trocken anfühlt. Der sinkende Hormonspiegel ist auch dafür verantwortlich, dass die Lubrikation, also die Produktion des Vaginalsekretes in Form von schleimiger Gleitflüssigkeit, nachlässt. Die Vagina benötigt nun in der Erregung länger, um feucht und geschmeidig zu werden.

Einige Frauen stellen als erstes Anzeichen fest, dass selbst während einer starken Periodenblutung der Tampon nicht mehr so leicht anzuwenden ist, bis hin zu Schmerzen beim Einführen. Mir wurden Fälle berichtet, bei denen das Einführen des Tampons gänzlich unmöglich wurde. Als ich selbst an dem Punkt angelangt war, bin ich auf alternative Monatshygiene umgestiegen, was bei mir zu Beschwerdefreiheit geführt hat und den zusätzlichen Nebeneffekt hatte, weniger Müll zu produzieren.

ALTERNATIVE MONATSHYGIENE

Es gibt inzwischen sehr viele Anbieter alternativer Monatshygieneprodukte. Von Periodenhöschen über Menstruationsdisc oder Menstruationstasse bis hin zu Naturschwämmen. Es gibt da einiges zu entdecken!
Einen Vorteil haben diese Methoden alle gemeinsam. Sie sind nachhaltig, weil wiederverwendbar, und wir produzieren somit viel weniger Abfall. Frau kann ausprobieren, was für sie und ihren Alltag passt und mit welchem Produkt sie sich wohlfühlt.
Bei der Verwendung von Menstruationstassen sollten Frauen, die mit einer Spirale verhüten, vorsichtig sein beziehungsweise lieber darauf verzichten. Bei der Menstruationstasse kann es beim Herausnehmen zu einem Unterdruck kommen und den sicheren Sitz der Spirale möglicherweise gefährden. Viele Frauen berichten vor allem bei der Verwendung von waschbaren Binden oder Periodenhöschen, dass sie weniger Krämpfe während der Menstruation hatten, da nichts mehr in die Vagina eingeführt und dort eventuell als Fremdkörper wahrgenommen wird.

Die Schleimhaut im Bereich Vulva und Vagina, also im Bereich der Schamlippen und des inneren Geschlechtsbereichs, wird durch den fallenden Östrogenspiegel tatsächlich dünner und weniger elastisch. Daher wird vonseiten der Gynäkologinnen gerne ein lokales Präparat mit der Östrogenform Östriol eingesetzt. Hierbei handelt es sich um ein sehr niedrig dosiertes

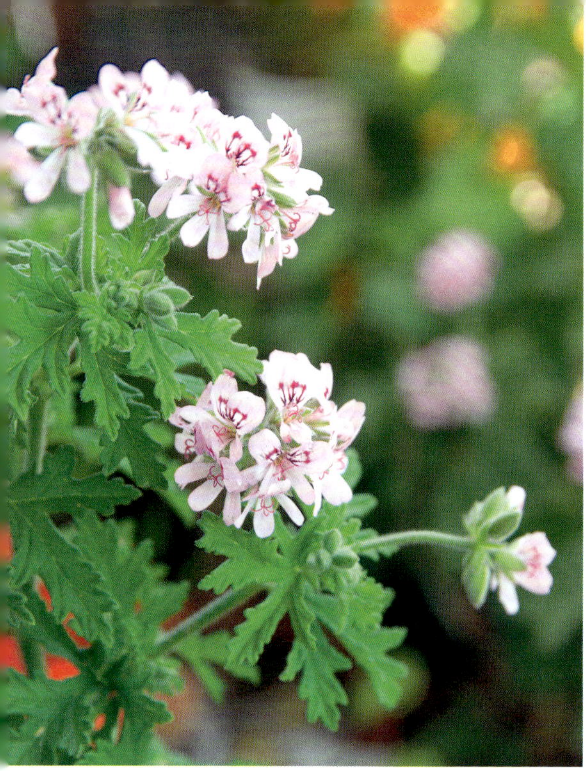

Das ätherische Öl der Rosengeranie wirkt kühlend, hormonausgleichend und juckreizlindernd.

Östrogenpräparat, sodass manche Gynäkologinnen solches auch Risikopatientinnen verschreiben. Dennoch lehnen manche Frauen diese Behandlungsform ab. Es ist auf jeden Fall einen Versuch wert, bei den ersten Anzeichen mit Rosenzäpfchen oder der Verwendung von Vaginalölen anzufangen, sodass die Schleimhäute gut versorgt bleiben und die medikamentöse Behandlung vielleicht gar nicht nötig wird. Ein Umstieg hin zu Hormonzäpfchen oder Cremes ist immer noch jederzeit möglich und sollte auch nicht gänzlich ausgeschlossen werden – immer vorausgesetzt, es gibt keine triftigen medizinischen Gründe, die dagegensprechen.

Eine etwas weniger gute Nachricht ist: Die vulvo-vaginale Atrophie, so wird der Vorgang des Schleimhautabbaus medizinisch benannt, betrifft sehr viele Frauen. Bei einigen Frauen ist die Lubrikation nur minimal eingeschränkt, in ausgeprägten Fällen kann aber ein enormer Leidensdruck entstehen. Die Atrophie der Vaginalschleimhaut kann so extrem sein, dass sie im Alltag Schmerzen beim Laufen oder Sitzen verursacht. Die Untersuchungen bei der Gynäkologin können schmerzhaft sein und an Sex ist gar nicht mehr zu denken. Leider gehen diese Symptome in der Postmenopause oder auch später nicht mehr weg. Die Pflege oder die Behandlung mit östrogenhaltigen Präparaten muss sehr konsequent und immer fortgesetzt werden.

Die gute Nachricht: Mit der richtigen Haut- und Schleimhautpflege lassen sich Schmerzen im Alltag und beim Geschlechtsverkehr vermeiden. Daher ist ein frühzeitiges Gegensteuern angeraten.

Die Sorge, so spät noch schwanger zu werden, hemmt bei vielen Frauen die Lust. Die Information, dass ein bis zwei Jahre nach der letzten Regelblutung eine Schwangerschaft ausgeschlossen ist, kann beruhigend sein (Seite 23). Befreit von der Last der Verhütung und mit dem Wissen, dass die Veränderungen im Körper ganz normal und behandelbar sind, kann das Liebesleben sogar neuen Schwung bekommen.

Ursachen: Was passiert im Körper?

Durch den abfallenden Östrogenspiegel verändert sich das Hautbild. Die Zellen erneuern sich langsamer. Die Haut und Schleimhäute werden dünner und weniger gut durchblutet. Die empfindsamere, dünnere Haut ist anfälliger für Entzündungen, Reizungen und kleine Risse.

Ein weiterer Aspekt ist die Veränderung des pH-Werts in der Vagina, die ebenfalls im abnehmenden Östrogenspiegel begründet ist. In beziehungsweise auf der Vaginalschleimhaut sind Milchsäurebakterien vorhanden, die sogenannten Döderlein-Stäbchen. In der Schleimhaut wird ein Zucker, das Glykogen, angelagert und im Zusammenspiel mit Östrogen zersetzen die Bakterien den Zucker zu Milchsäure. Dadurch entsteht der sehr saure pH-Wert in der Scheide. Im Normalfall liegt der pH-Wert der Vagina bei 4. Durch dieses sehr saure Milieu haben wir einen recht guten Schutz gegen Viren und Bakterien. In den Wechseljahren, bedingt durch den niedrigeren Östrogenspiegel, können sich die Bakterien nicht mehr so gut ernähren, weil weniger Glykogen eingelagert werden kann. Somit wird weniger Milchsäure produziert und der pH-Wert steigt an. Der Schutzschild kann nicht mehr so wirksam aufrechterhalten werden. Daher ist es nicht selten, dass in den Wechseljahren die Häufigkeit von Blasenentzündungen oder vaginalen Infektionen zunimmt.

Welche Pflanzen können mich jetzt unterstützen?

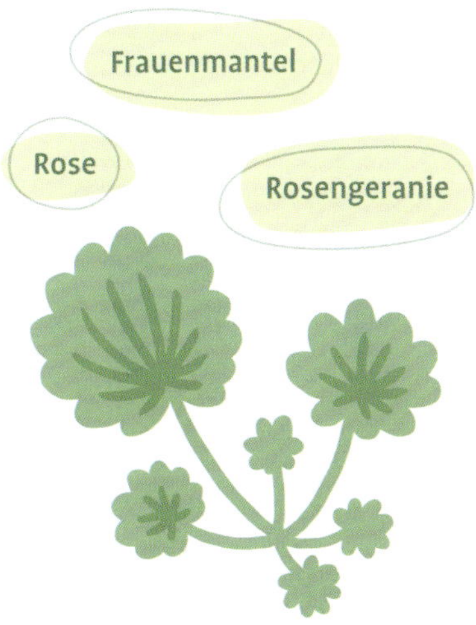

ROSE UND ROSENGERANIE

Bei Rose und Rosengeranie steht das ätherische Öl im Vordergrund. Beide wirken antimykotisch (gegen Pilze) und hormonausgleichend. Das ätherische Rosenöl zudem antibakteriell, antiviral und desodorierend, ätherisches Rosengeranienöl schmerz- und juckreizlindernd.

REZEPTE & ANWENDUNGEN

ROSENZÄPFCHEN

25 g Kakaobutter
5 g Sheabutter
2 Tropfen ätherisches Rosengeranienöl
2 Tropfen ätherisches Rosenöl 10 %
2 Tropfen ätherisches Fenchelöl süß bio
2 ml Granatapfelkernöl
6 Tropfen Ceres Alchemilla (Frauenmantel) Urtinktur
evtl. 1 ml Sanddornfruchtfleischöl
Zäpfchenfomen für 2 ml (aus der Apotheke) oder Silikonförmchen für die Herstellung von kleinen Pralinen
evtl. Thermometer
evtl. Glasstäbchen

- Die Kakaobutter in einem sauberen Behälter im Wasserbad sanft schmelzen. Sie sollte dabei nicht klar werden, sondern noch leicht milchig bleiben. Wenn ein Thermometer zur Hand ist, ist es leichter, die empfohlene Temperatur von 35 °C möglichst nicht zu überschreiten. Mit ein bisschen Übung und Vorsicht ist ein Thermometer jedoch nicht zwingend erforderlich.

- In die geschmolzene Kakaobutter die Sheabutter geben und ebenfalls sanft schmelzen.
- In das Shea-Kakaobutter-Gemisch werden nach und nach die ätherischen Öle, das Granatapfelkernöl, die Tinktur und eventuell das Sanddornfruchtfleischöl getropft und mit einem Glasstäbchen oder einem sauberen Löffelstiel verrührt.
- Nun die Masse zügig in die bereitgestellten Zäpfchenformen gießen, und zwar ein bisschen mehr als eigentlich in die Form passt. Es soll ein winziger „Hügel“ entstehen. Die Formen werden nun in den Kühlschrank gestellt, wo die Zäpfchen aushärten. Dabei zieht sich die Masse etwas zusammen und das „Hügelchen“ verschwindet fast ganz. Nach dem Aushärten wird das eventuell noch überstehende Material mit einem Messerrücken abgenommen und die Formen mit einem Klebestreifen verschlossen. So sind die Zäpfchen mehrere Wochen im Kühlschrank haltbar.
- Alternativ kann die Masse auch in kleine Silikonförmchen gegossen werden. Bestenfalls sollten diese „Pralinen“ ungefähr 2 g wiegen. Denn hier ist „viel hilft viel“ nicht angeraten. Kleinere Portionen, öfter angewendet, sind effektiver. Die Schleimhaut nimmt nicht so viel auf und das gute Gemisch läuft sonst nur ungenutzt heraus.

Das Pflegezäpfchen kann entweder abends vor dem Schlafengehen eingeführt werden oder, einige Zeit vor dem Geschlechtsverkehr angewendet, als Gleitmittel dienen. Bitte beachten Sie, dass die Pflegezäpfchen eventuell das Material von Kondomen angreifen können.

! Bei der Verwendung von Sanddornfruchtfleischöl ist zu beachten, dass dieses Öl färbt. Daher wird es hier nur in ganz geringer Dosierung eingesetzt. Dennoch sollten Sie diese Eigenschaft bei der Anwendung der Zäpfchen beachten, um sich nicht im ungünstigsten Fall die neueste und teuerste Unterwäsche zu verfärben.

PLASTIKFREI

Wenn Sie kein Plastik verwenden wollen, können Sie die Masse auch auf einem Backpapier ausgießen und Kügelchen oder Plättchen formen. Die Kakaobutter hat einen niedrigen Schmelzpunkt und wird bei Körpertemperatur sehr schnell wieder flüssig beziehungsweise cremig. Sie müssen also keine Angst vor „nicht ganz runden Sachen“ haben. Eine Verletzung der Schleimhaut ist damit nicht möglich. Einziger Nachteil ist, dass diese Arbeitsweise und die Aufbewahrung etwas aufwendiger sind und noch sauberer gearbeitet werden muss. Das Zäpfchen ist nicht durch Folie vor Verschmutzung (Staub) oder Formverlust (Zerfließen bei warmen Temperaturen) geschützt.

MILCHSÄUREKUR FÜR DIE VAGINALFLORA

Stärken Sie Ihre Vaginalflora, indem Sie ab und an eine Kur von 5–7 Tagen mit Milchsäurezäpfchen einlegen, welches Sie abends, bestenfalls im Liegen, in die Vagina einführen.

Eine Alternative, die aber kontrovers diskutiert wird, ist eine Kur mit hochwertigem Joghurt, auch wenn das etwas umständlicher ist. Dazu ziehen Sie Naturjoghurt in eine 2-ml-Einwegspritze auf (ohne Nadel selbstverständlich) und führen sie abends im Liegen in die Vagina ein. Dann den Joghurt langsam hineinspritzen. So können Joghurt oder Zäpfchen über Nacht ihre Wirkung entfalten und die Vaginalflora wieder ins Gleichgewicht bringen. Diese Kur kann mehrfach im Jahr angewendet werden.

JOGHURT ALS VAGINALPFLEGE: PRO UND KONTRA

Eine Joghurtkur wird kontrovers diskutiert. Der Nutzen wird oft hochgelobt. Es gibt aber andere Expertinnen, die den Nutzen nur gering einschätzen, da die Stämme an Laktobazillen im Joghurt gänzlich andere sind als die in der Vaginalschleimhaut natürlich vorkommenden. Daher siedeln sich diese dort nicht dauerhaft an. Ich selbst verwende lieber fertige Milchsäurezäpfchen aus der Apotheke. Im Notfall, wenn kein solches Präparat vorhanden ist, finde ich Joghurt die bessere Alternative als keine Anwendung.

In manchen Artikeln wird die Anwendung eines Tampons, der vorher in Joghurt getaucht wurde, beschrieben. Von dieser Anwendung möchte ich abraten, da ein Tampon nach meiner Erfahrung die Schleimhäute zusätzlich reizt und austrocknet.

PFLEGENDES VAGINALÖL

2 Tropfen ätherisches Rosengeranienöl
2 Tropfen ätherisches Palmarosaöl
2 Tropfen ätherisches Muskatellersalbeiöl
20 ml Mandelöl
10 ml Granatapfelkernöl
Braunglasfläschchen (30 ml)

- Geben Sie die ätherischen Öle in das Glasfläschchen und gießen danach mit den Trägerölen auf.
- Nun den Deckel oder die Spendervorrichtung aufschrauben und gut schütteln.

Diese Ölmischung kann zur äußeren und inneren Hautpflege im Genitalbereich verwendet werden.

! Die gewählte Ölmischung muss für Sie oder Ihren Partner / Ihre Partnerin angenehm duften. Alles andere wäre kontraproduktiv. Es geht schließlich auch darum, das eigene Wohlbefinden oder die gemeinsame Lust zu steigern.

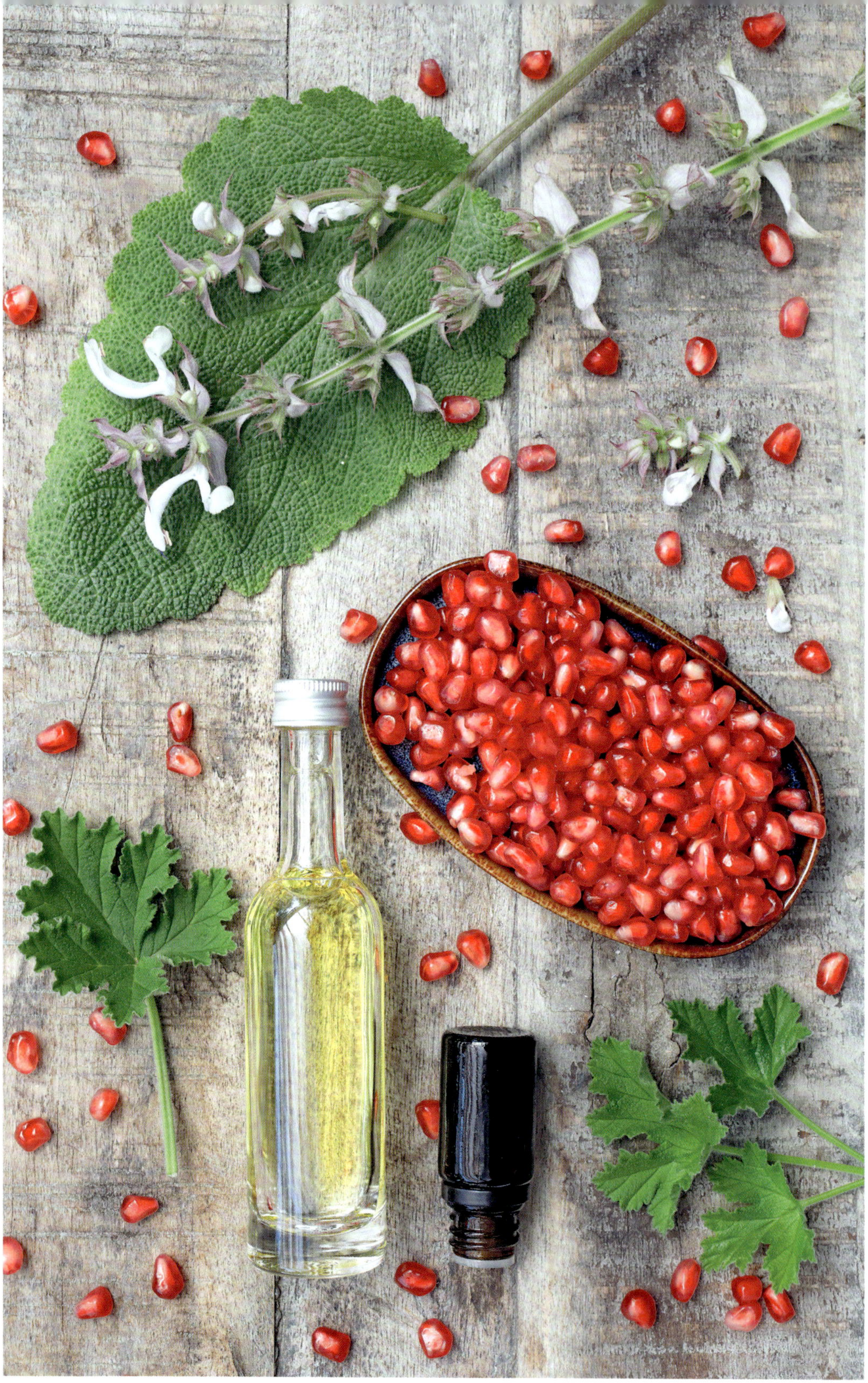

Pflegendes Vaginalöl

VORSICHT!

Babyöl, Massageöl, Vaseline, Kokosöl und Butter greifen das Latex von Kondomen an. Auch Kakaobutter kann Kondome schädigen. Es gibt Quellen, die darauf verweisen, dass latexfreie Kondome aus Polyurethan dafür geeignet seien. Bitte achten Sie auf sich und Ihren Partner! Im Zweifel auf die gemeinsame Verwendung von selbst hergestellten Pflegeprodukten oder Ölen zusammen mit Kondomen verzichten und auf konventionelle Produkte auf Wasser- oder Silikonbasis zurückgreifen.

Kaufen statt Selbermachen

- Rosenzäpfchen können Sie auch in der Zieten Apotheke beziehen.
- Milchsäurezäpfchen gibt es von verschiedenen Anbietern in jeder Apotheke.
- Vaginalpflegeöle („Intimöle") finden Sie bei Primavera oder Farfalla.

Was kann ich sonst noch tun?

- Lockere Kleidung möglichst aus Naturfasern tragen.
- Vermeiden Sie „scharfe" Waschlotionen und Scheidenspülungen, die die Vaginalflora zerstören.
- Es gibt das Yoni-Steaming als neuen Trend. Eigentlich ist das eine schon sehr alte Methode. Dabei wird der Intimbereich mit einer Kräutermischung bedampft. Dazu gibt es inzwischen sehr schicke, aber nicht ganz preiswerte Vorrichtungen zu kaufen. Eine einfache Schüssel, die in die Toilette gesetzt wird, tut aber auch ihren Dienst. Für das Dampfbad kann ein Tee aus Kamille oder Frauenmantel verwendet werden. Probieren Sie auch gerne fertige Mischungen aus und schauen Sie, was Ihnen guttut. Mir wird über diese Anwendung von „Wellness für den Süden" und von sehr entspannenden Erlebnissen berichtet.
- Reden kann helfen! Ein offener Umgang und das Reden können in der Partnerschaft sehr viele Missverständnisse ausräumen. Es kann beispielsweise sein, dass durch die dünnere, empfindlichere Schleimhaut eine andere oder sanftere Stimulation angenehmer ist als bisher. Nur wenn darüber geredet wird, kann der Partner oder die Partnerin verstehen, warum die Lust am Sex nachgelassen hat. Nichts ist schlimmer, als wenn das Gegenüber die Schuld bei sich selbst sucht oder durch Schweigen unnötige Mauern entstehen. Zudem lässt auch bei manchem Mann mit zunehmendem Alter die Libido vielleicht nach. Dazu aber später mehr, wenn wir uns um die Wechseljahre des Mannes kümmern.

Wann sollte ich zum Arzt gehen?

- Wenn Sie starke und anhaltende Schmerzen nach oder während des Geschlechtsverkehrs haben, die sich durch die vorgenannten Anwendungen nicht bessern.
- Wenn Sie trotz guter Pflege beim oder nach dem Sex Blutungen feststellen.
- Bei wiederkehrenden Blasen- und Vaginalinfekten. Wenn sich die Neigung dazu, trotz intensiver Pflege, nicht bessert.
- Bei Schmerzen und Brennen beim Wasserlassen.

- Bei vermuteten Pilzinfektionen und starkem, unangenehm riechendem Ausfluss.
- Wenn die Atrophie schon fortgeschritten ist und Sitzen, Radfahren oder auch schon das Gehen unangenehm oder schmerzhaft ist. An der Stelle kann es nötig sein, vielleicht auch nur vorübergehend, zu östrogenhaltigen Produkten zu wechseln. Ein klärendes Gespräch mit Ihrem Arzt oder Ihrer Ärztin ist da angeraten. Keine Frau muss hier unnötig leiden!

LIBIDOVERLUST · UNBEFRIEDIGTE BEDÜRFNISSE · „SPRACHLOSIGKEIT“ IN DER PARTNERSCHAFT

„Ich hab so gar keine Lust mehr auf Sex. Tut weh und es dauert ewig, bis ich ‚in Wallung‘ komme. Dann ist ‚es‘ aber meist schon vorbei.“

„Mein Mann fühlt sich vernachlässigt, aber ich mag meinen aufgedunsenen, schwitzenden Körper gerade nicht präsentieren.“

„Ich wäre froh, wenn mein Mann sich ’ne Liebschaft anschaffen würde und ich meine Ruhe hätte. Dann könnte sie sich auch das Geschnarche anhören.“

„Ich schlafe schon immer noch mit meinem Mann. Er hat ja schließlich auch Bedürfnisse. Es ist auch ganz okay, aber so schön wie früher ist es nicht mehr und hinterher tut es ziemlich weh. Ich werde halt nicht mehr so schnell feucht wie früher, und Hormonzäpfchen verschreibt mir mein Arzt nicht, weil meine Schwester Brustkrebs hatte.“

„Ich hätte schon noch Lust, aber irgendwie geht es einfach nicht mehr so leicht wie früher. Mein Mann ist dann immer frustriert, weil ich nicht gleich ‚anspringe‘.“

Wie äußert sich das?

Der Libidoverlust ist ein sehr großes Thema, welches leider durch Sprachlosigkeit in der Beziehung nicht besser wird. Die Wechseljahre sind für uns Frauen ein Zeitpunkt, vielleicht auch die Beziehung und den Sex zu hinterfragen.

Es gibt sexuell sehr aktive Frauen, die regelrecht Angst davor haben, dass diese spannende Zeit vorbei sein könnte. Die gute Nachricht ist: Das muss sie nicht sein! Wenn die Lust da ist, kann Sex bis ins hohe Alter erfüllend und schön sein. Vielleicht braucht es eine andere Herangehensweise. Auf jeden Fall braucht unser Körper mehr Pflege, dann sollte dem Vergnügen nichts im Wege stehen. Tipps, wie Sie zum Beispiel einer weniger befeuchteten Vagina entgegenwirken, finden Sie auf Seite 105.

Doch es gibt auch die Frauen, die wirklich keine Lust mehr auf körperlichen Kontakt haben. Oder denen die Kuschelzeiten mit dem Partner / der Partnerin ausreichen. Die lieber allein schlafen und in der Nacht in Ruhe vor sich hin schwitzen wollen. Es gibt Studien, die belegen, dass Frauen besser und tiefer schlafen, somit entspannter aufwachen, wenn sie allein nächtigen. So kann es für Paare durchaus ein gangbarer Weg sein, getrennt zu schlafen, ohne damit die Beziehung zu gefährden.

Wieder andere Frauen stellen jetzt fest, dass sie den Partner gar nicht mehr riechen können. Die Hormonumstellung verändert auch unsere Geruchsempfindung. Was nun? Ist das vorübergehend? Habe nur ich mich verändert oder konnte ich ihn vielleicht schon lange nicht mehr riechen und habe es ignoriert? Was macht unsere Beziehung aus, nachdem die Kinder aus dem Haus sind? Haben wir uns noch etwas zu sagen?

Jetzt, wo die Verhütung schon oder zumindest bald keine Rolle mehr spielt, könnte der Sex doch ganz neue Dimensionen erreichen. Endlich keine Sorge mehr vor einer ungewollten späten Schwangerschaft. Da gibt es die Frauen, die jetzt sexuell noch mal durchstarten wollen, aber es klappt beim Mann nicht mehr so gut. Oder es tauchen längst vergessene Fantasien auf. Wie kommuniziere ich meinem Gegenüber, was ich jetzt lieber will oder nicht mehr will?

Brennnesseln – oft unterschätzt und als Unkraut verteufelt. Dabei sind sie ein heimisches Superfood in der Heilkunde und in der Kulinarik.

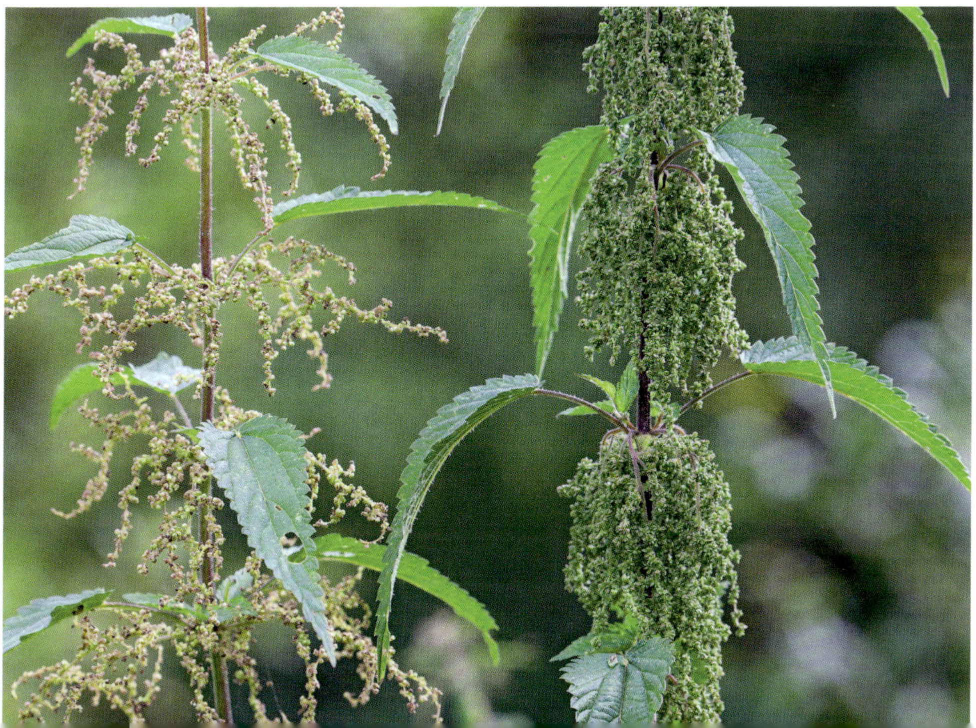

Es gibt Frauen, die jetzt feststellen, dass sie lieber mit einer Frau zusammen sein wollen. Andere trauen sich erst jetzt so richtig, ihren eigenen Körper (neu) zu erkunden. Ich habe von Frauen gehört, die in den Wechseljahren zum ersten Mal einen wirklichen Orgasmus erlebten, indem sie sich selbst befriedigt haben.

Die Varianten, wie sich die Sexualität in den Wechseljahren verändert, ist vielfältig und für keine Frau gleich. Aber wie gehen wir jetzt damit um, dass alles neu ist? Ausprobieren und reden!

Ich weiß, das klingt leicht gesagt, ist aber oft schwer. Je nachdem, wie wir unsere Beziehung bisher geführt haben, fällt das Reden über so intime und vielleicht auch unangenehme Themen nicht leicht. Die eigenen Bedürfnisse zu äußern, ist oft nicht eingeübt. Der eigene Körper hat sich verändert. Und ehrlicherweise ist auch der Körper des Partners / der Partnerin nicht mehr der gleiche wie vor 20 Jahren.

Gerade in langjährigen Beziehungen hat sich oft im Sex ein „Das haben wir immer so gemacht“ eingestellt. Wenn das darüber Reden und die Wechseljahre mit ihren körperlichen Veränderungen als Chance begriffen werden können, den eigenen und auch den eigentlich vertrauten Körper des Partners / der Partnerin neu kennenzulernen, kann das eine wundervolle Erfahrung sein.

Vielleicht ist es nicht mehr der schnelle Sex „auf dem Küchentisch“, der uns großes Vergnügen bereitet. Vielleicht ist es nötig, ein passendes Setting zu schaffen. Und manchmal kommt jetzt in puncto Sexualität „der Appetit beim Essen“. Sicherlich nicht, wenn wir vom Tag völlig erschöpft sind, die Familie gefüttert, der Haushalt erledigt ist und wir nach fünf Minuten vor dem Fernseher schon eingeschlafen sind. Aber was spricht gegen eine Verabredung mit dem Partner? Sozusagen ein Date. Früher haben Sie sich doch sicher auch vorbereitet, sich schön gemacht, gecremt und die Zeit für die Vorbereitung auf den neuen Menschen eingeplant. Vielleicht ist es dann dazu gekommen, dass erfüllter Sex stattgefunden hat. Vielleicht war es am Ende auch „nur“ ein schöner Abend. Es spricht jedenfalls nichts dagegen, ab und zu für so ein schönes Setting zu sorgen und zu schauen, was geschieht.

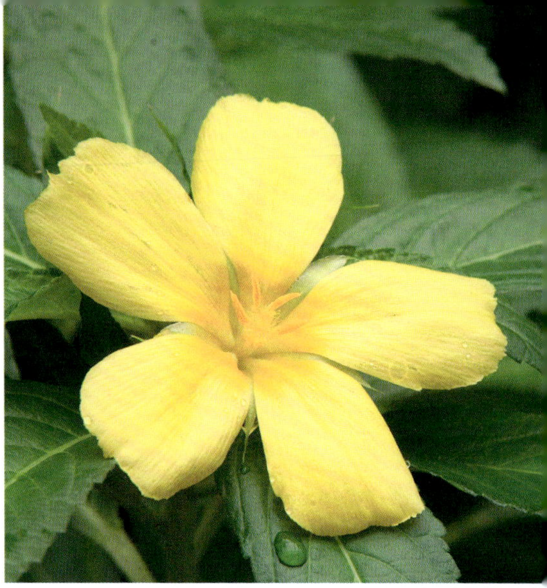

Damiana wirkt anregend, sowohl für Männer als auch für Frauen.

Nur, wenn Bedürfnisse geäußert und eventuelle Ängste geteilt werden, kann das Gegenüber auch davon erfahren. Wenn sich dabei herausstellt, dass beide mit den alltäglichen kleinen Zärtlichkeiten zufrieden sind und eigentlich beide überhaupt keine Lust haben, sich den „Stress“ anzutun – wunderbar! Und wenn doch, dann ist es an beiden Seiten, nun alles klar zu benennen, Wünsche oder

Erwartungen offenzulegen und sich auf das Abenteuer einzulassen, dass die Wechseljahre auch sein können.Denn eines ist auch sicher: Die Frau in und nach den Wechseljahren wird nicht die Gleiche sein wie vorher, aber bestenfalls selbstbewusster und stärker.

Ursachen: Was passiert im Körper?

Während der fruchtbaren Zeit im Leben bestimmt der Zyklus unsere Lust. Etwa in der Mitte des Zyklus, kurz vor dem Eisprung, ist der Östrogenspiegel hoch. Die Natur hat es auch hier wieder superschlau eingerichtet, dass um den Eisprung herum die meiste Lust empfunden wird. Die Art soll erhalten werden, so unromantisch das auch klingen mag. Also sorgen hohe Östrogenspiegel und auch eine gute Portion Testosteron, das bei Frauen ebenfalls in den Eierstöcken gebildet wird, dafür, dass wir uns selbst sexy fühlen und offener für Flirts und auch für Sex sind.

Sie ahnen es schon. In den Wechseljahren fehlen uns diese Hormone mehr und mehr oder spielen verrückt. Der Körper und die Psyche sind nicht im Gleichgewicht und somit verschwindet auch mal die Lust. In Phasen der Östrogendominanz kann das wiederum ganz anders sein, was das betroffene Umfeld noch mehr verunsichern kann.

Haut- und Schleimhautveränderungen tun ihr Übriges, dass die Lust an der Lust vergehen kann. Die Schleimhäute fühlen sich trocken an und der Rest des Körpers wird faltig oder dick oder beides. Frauen sind gerade zu Beginn der Wechseljahre nicht so richtig in ihrem neuen Körper angekommen. Da ist es nicht verwunderlich, dass sie diesen Körper noch nicht so gerne den Lieblingsmenschen präsentieren wollen. Besonders wenn unkontrollierte Hitzewallungen und Schweißausbrüche zusätzlichen Stress machen.

Welche Pflanzen können mich jetzt unterstützen?

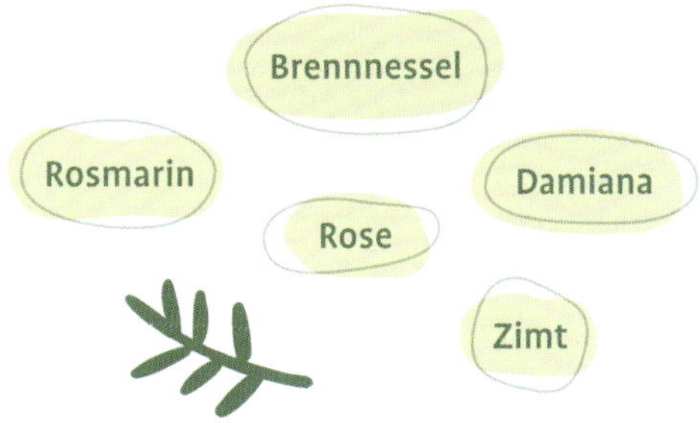

REZEPTE & ANWENDUNGEN

Eines vorweg gesagt: Ich kann Ihnen kein Rezept geben, womit das Feuer einer frischen Verliebtheit wie in den Zwanzigern zurückkommt. Sexualität kann, wenn wir es wollen, auch in und nach den Wechseljahren sehr erfüllend sein. Sie bekommt nur vielleicht eine andere Qualität. Es gibt Frauen, die mir berichten, dass sie erst jetzt wirklich gelernt haben, wie ihr Körper sich anfühlt, und sie würden das Liebesspiel heute ganz anders und viel bewusster genießen können. Eine wichtige Zutat ist daher Zeit und Geduld mit sich und dem Partner / der Partnerin.

Die folgenden Rezepte sind keine geheimen Liebestränke. Aber sie können vielleicht das Ambiente unterstützen und die Lust beflügeln. Ich wünsche ausdrücklich viel Vergnügen, denn das sollte an erster Stelle stehen, gemeinsam mit Wohlbefinden.

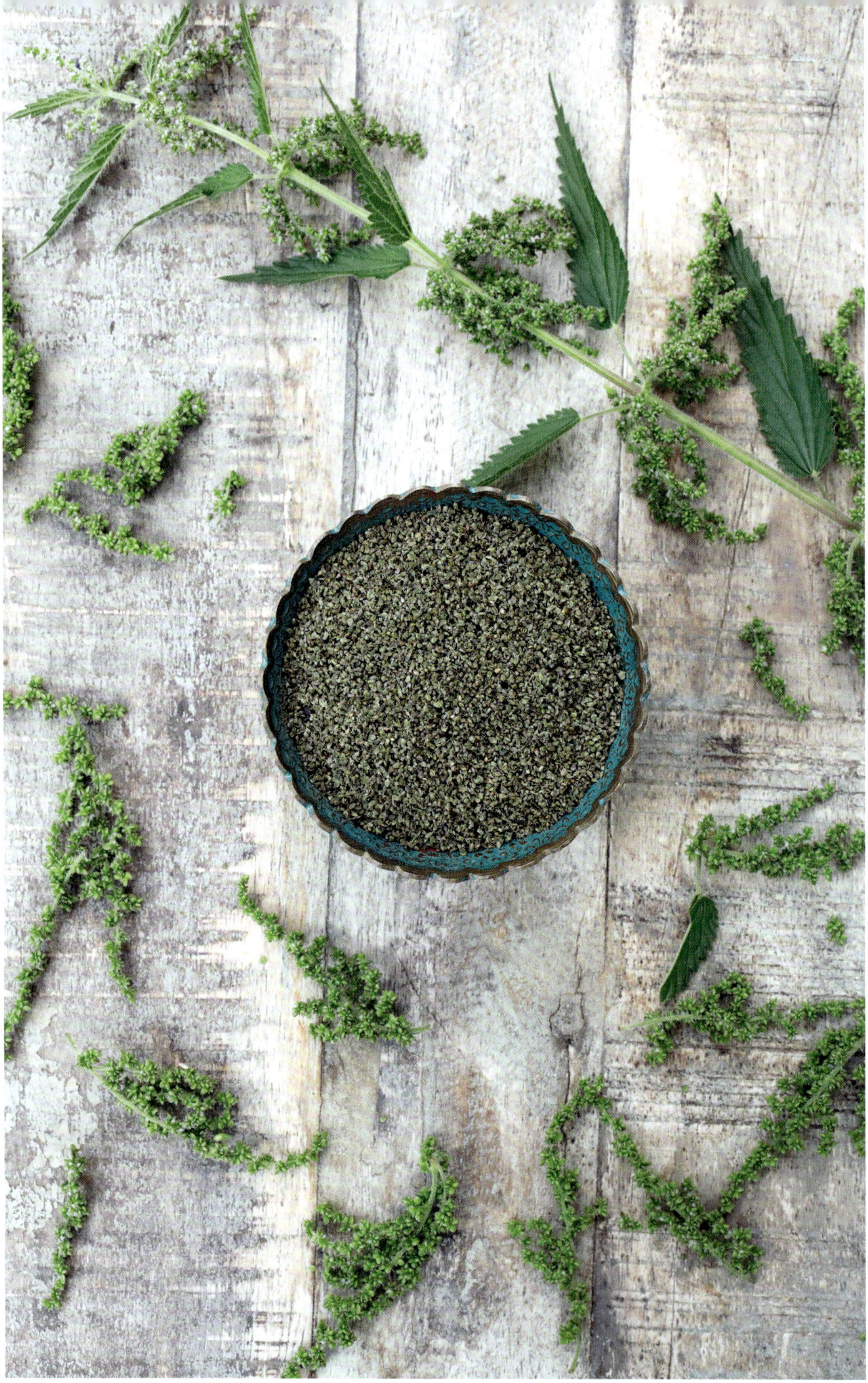

Brennnesselsamen-Oxymel

BRENNNESSELSAMEN-OXYMEL

100 g Honig
100 g naturtrüber Apfelessig
3 gehäufte EL Brennnesselamen

- Honig und Essig gut vermischen.
- Die Brennnesselsamen einrühren und die Mischung 2–3 Wochen ziehen lassen.
- Sie können die Samen übrigens im Oxymel belassen und einfach mitessen. Oder Sie seihen das Oxymel ab.

Das Oxymel kann in der Küche verwendet werden, zum Beispiel zum Salatdressing. Aber Ihrer Fantasie ist zur weiteren Verwendung keine Grenze gesetzt: pur über den Nachtisch oder mit Sprudelwasser oder Sekt aufgegossen als prickelnde Erfrischung. Probieren Sie aus, was Ihnen schmeckt und was Lust bereitet. Der Genuss darf auch schon „vorher" anfangen. Doch Vorsicht: Das Gläschen Sekt kann anregend wirken, aber zu viel Alkohol macht müde und kehrt vielleicht die gewünschte Wirkung um.

APHRODITES BAD

Gönnen Sie sich ein entspannendes, pflegendes und wohlduftendes Bad.

100 ml Sahne
3–5 Tropfen ätherisches Öl nach Wunsch

Hier kann ich hier nur ein paar Vorschläge für die Verwendung ätherischer Öle unterbreiten: Sandelholz, Jasmin, Ylang-Ylang, Patchouli oder Rose. Aber vielleicht empfinden Sie auch Zitrusdüfte als anregend. Nehmen Sie unbedingt auf Ihre Nase oder die Nase Ihres Gegenübers Rücksicht, denn es ist wichtig, den Menschen, der uns nah sein soll, auch gut riechen zu können. Nur so können Nähe, Berührung und Zärtlichkeit zugelassen werden. Genuss passiert auch in der Nase beziehungsweise im Gehirn.

- Mischen Sie Sahne und ätherische Öle, geben die Mischung ins Badewasser und genießen die Pflege und den Duft.

APHRODITES TEE

Dieses Teerezept haben wir dem umfangreichen Wissensschatz von Ursel Bühring zu verdanken.

Für eine 100-g-Teemischung
20 g Brennnesselsamen
20 g Basilikumkraut
20 g Bohnenkraut
20 g Damianakraut
20 g Rosmarinkraut

- 2 EL der Mischung werden gemörsert und mit 2 Tassen (etwa 400 ml) Wasser überbrüht.
- Bedeckt 10 Minuten ziehen lassen.
- Der Tee kann noch mit Gewürzen wie Nelke, Zimt oder Vanille gewürzt und mit Honig gesüßt werden – ganz nach Geschmack und Vorlieben.
- Genießen Sie den Tee mit seinen verführerischen Düften gemeinsam mit dem Lieblingsmenschen vor dem Liebesspiel.

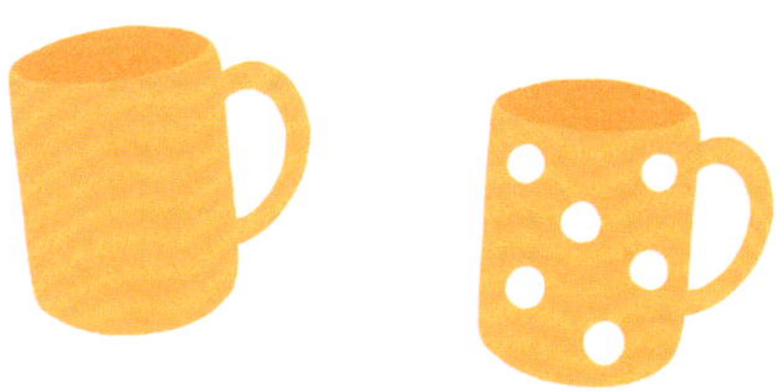

Was kann ich sonst noch tun?

- Angenehme Düfte beziehungsweise ätherische Öle, wie zum Beispiel Rose oder Vanille, mit denen Sie eine schöne und entspannte Raumatmosphäre zaubern, Kerzenschein und eine Raumtemperatur zum Wohlfühlen: Das kann schon eine lustvolle Stimmung verbreiten. Nehmen Sie sich Zeit und sorgen Sie für ein stimmungsvolles Ambiente. Fragen Sie sich vor allem, was Ihnen selbst Lust machen würde.
- Bauen Sie in Ihr Liebesspiel eine Massage mit leicht angewärmtem Mandel- oder Jojobaöl ein. Im Handel gibt es Produkte, zum Beispiel bei Primavera die Alles-Liebe-Serie, die Sie ausprobieren können.
- Ein anregendes Essen zubereiten und gemeinsam genießen. Wärmende Gewürze einsetzen wie Zimt, Kardamom, Kakao, Vanille, um nur ein paar Beispiele zu nennen.
- Geben Sie sich und Ihrem Partner / Ihrer Partnerin die Chance auf eine intime Zeit. Sie selbst lernen Ihren Körper jetzt auch neu kennen, finden neue Vorlieben heraus, verwerfen alt eingefahrene „Praktiken". So kann es für Sie beide doch spannend sein, einander neu zu entdecken. Wenn die Kinder aus dem Haus sind und Verhütung keine Rolle mehr spielt, kann das Liebespiel ganz neue Wege beschreiten, wenn die Neugier aufeinander wiederentdeckt werden möchte. Warum nicht mal ein „erstes Date" veranstalten? Schick anziehen, Essen gehen oder ein Candlelight-Dinner zu Hause. Schöne Musik, angenehme Düfte. Schaffen Sie sich selbst das entsprechende Ambiente im Rahmen der Möglichkeiten.
- Entspannung ist ein wichtiger Punkt. Wenn es nicht gleich wieder so klappt, wie sie wollen, nehmen Sie es nicht zu schwer. Ich habe auch schon sehr lustige Geschichten erzählt bekommen, wenn „zwischendurch" der eine oder andere Knochen knackt oder sich zu unpassendster Zeit ein Wadenkrampf meldet. Das ist alles wirklich kein Grund für Vorwürfe und auch kein „Versagen". Sex ist doch kein Leistungssport. Er ist vielleicht die schönste Nebensache der Welt, kann Stress abbauen und unglaublich viel Spaß machen. Und das sollte das Ziel sein: Freude und Spaß an der Sache zu haben oder wiederzuentdecken.

Wann sollte ich zum Arzt gehen?

- Wenn die Beschwerden länger anhalten und zur Abklärung organischer Ursachen.
- Eine Paartherapie kann hilfreich sein, wenn beide Seiten dafür offen sind. Für Paare, die nicht geübt darin sind, heikle Themen offen auszusprechen, kann das ein Schritt wieder aufeinander zu sein.

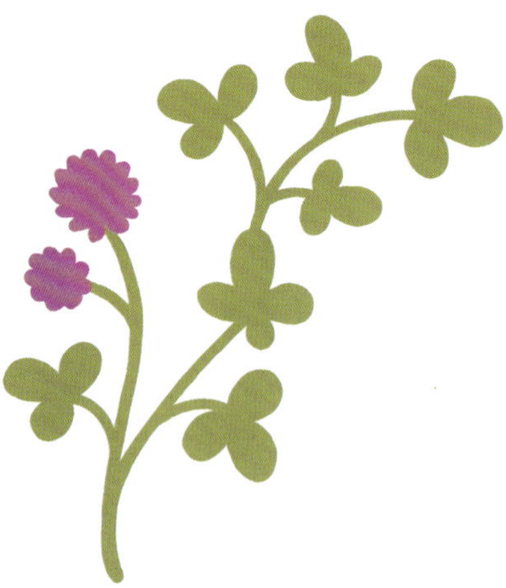

DIE WECHSELJAHRE DES MANNES

ODER HAT ER NUR DIE MIDLIFE-CRISIS?

> „Neuerdings ist er immer schlapp, hat keine Lust mehr auf nix und ist kaum von der Couch zu bekommen.“

> „Mir macht das schon ein bisschen Sorgen, dass er nachts so oft rausmuss, und die Zeit auf der Toilette wird auch immer länger. Zu Vorsorgeterminen kann ich ihn aber nicht bewegen.“

> „Der Bauch wächst, das Schnarchen wird mehr und Lust auf Sex hat er auch nicht mehr. Wenn ich ihn mal motivieren kann, ist es immer ganz schnell vorbei. Das macht mich traurig, frustriert ihn. Das macht alles nur noch schlimmer.“

> „Der Klassiker. Ich hatte ein paar Pfunde mehr und Hitzewallungen. Dadurch war auch meine Lust eingeschränkt und zack, war er mit ’ner Jüngeren auf und davon. Am Anfang war das schlimm, aber inzwischen bin ich sogar froh, dass er weg ist. So kann ich mein Leben so einrichten, wie es mir guttut. Er muss jetzt wieder Windeln wechseln und sich mit dem Baby die Nacht um die Ohren schlagen. Das Einzige, was noch immer schmerzt, ist, dass er sich um unsere Kinder nie so intensiv gekümmert hat. Aber da sind die ‚jungen Frauen‘ wohl selbstbewusster, als wir es waren.“

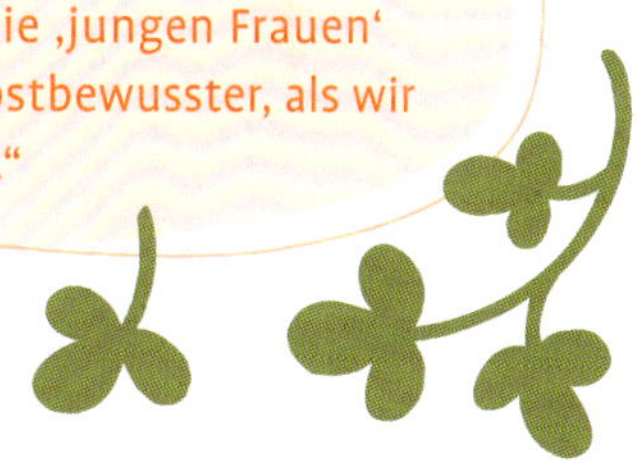

Wie äußert sich das?

Das ist doch ungerecht! Wir Frauen haben Wechseljahre und werden alt. Männer haben bestenfalls eine Midlife-Crisis, werden nur älter und mit grauen Schläfen interessant. Jetzt strahlen die Männer Lebenserfahrung aus und optisch gewinnen sogar viele von ihnen im Vergleich zu früher.

Während wir Frauen schwitzend und mit ein paar Pfunden mehr auf den Rippen mit unseren Wechseljahresproblemen kämpfen, strahlt möglicherweise der Mann an unserer Seite und sieht im Vergleich geradezu frisch und jugendlich aus. Die grauen Haare wirken da eher aufwertend und wenn das Haupthaar sich lichtet, ist das vielleicht für den einzelnen Mann nicht schön, in der Gesellschaft aber kein Problem. Im Bezug auf den Unterschied von Männern und Frauen in der öffentlichen Wahrnehmung ist noch einiges an Aufklärungsarbeit zu tun.

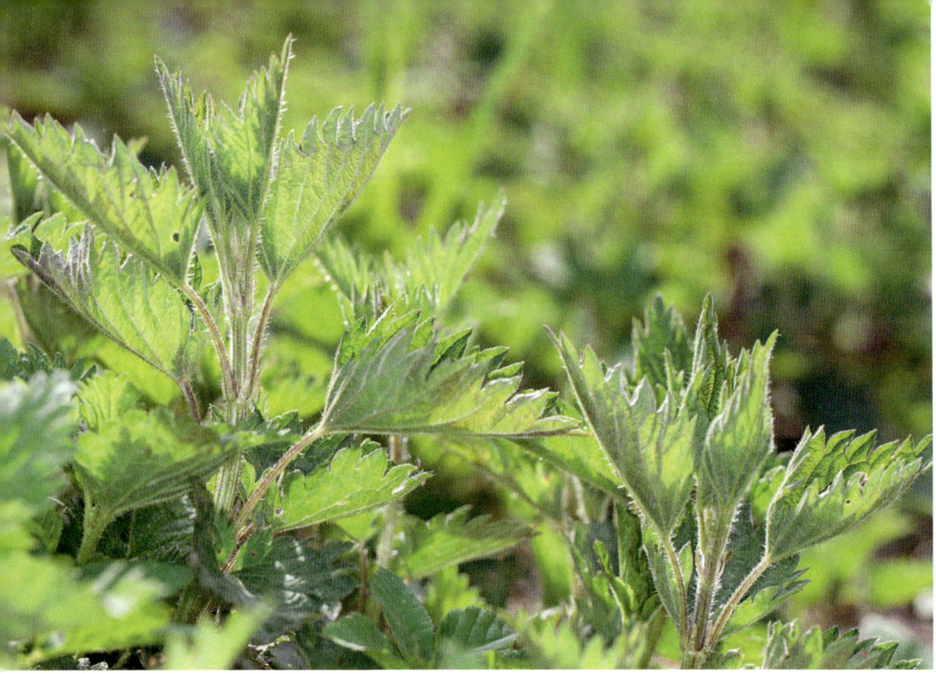

Brennnesseln tun auch dem Manne wohl.

Zudem hat die Natur es etwas ungerecht eingerichtet: Männer können sich noch bis in hohe Alter fortpflanzen. Sie müssen aber auch die schwere körperliche Arbeit nicht verrichten, die es nun einmal ist, einen Menschen in sich aufwachsen zu lassen und zur Welt zu bringen. Die Produktion der Spermien des Mannes ist immer frisch. Zwar nimmt auch bei den Herren die Fruchtbarkeit mit zunehmendem Alter ab und die Spermien sind nicht mehr so aktiv, aber die Reproduktionsfähigkeit hält wesentlich länger an als bei der Frau. Gemeinerweise findet bei Männern der Rückzug der Hormone sehr langsam und in geordneten Bahnen statt. Ein Auf und Ab, wie es bei uns Frauen stattfindet, bleibt dem Mann erspart.

Ursachen: Was passiert im Körper?

Männer sind ebenfalls einem hormonellen Wandel unterworfen. Hormone sorgen dafür, dass sie vom Jungen zum Mann werden. Bei Männern ist das vorherrschende Hormon das Testosteron. Es sorgt dafür, dass sich die männliche Körperform entwickelt, die Stimme tiefer wird, die Körperbehaarung sich verändert und die Geschlechtsreife einsetzt. Ab der Geschlechtsreife setzt auch bei Männern ein gewisser Zyklus ein. Der Testosteronspiegel verändert sich im Laufe des Tages und erreicht am Morgen seinen Höhepunkt. Dennoch sind diese Schwankungen bei Weitem nicht so ausgeprägt wie bei uns Frauen.

Die Forschung ist sich nicht ganz einig darüber, ob der Testosteronspiegel bei Männern bereits zwischen dem 30. und 40. Lebensjahr zu sinken beginnt. Es gibt auch Untersuchungen, bei denen gesunde Männer selbst im fortgeschrittenen Alter einen durchaus normalen Hormonspiegel aufweisen und selbst mit 80 Jahren noch zeugungsfähig waren.

Wenn in der Lebensmitte nun der Testosteronspiegel sinkt, kann dies auch mit anderen körperlichen Veränderungen zu tun haben. Übergewicht, zu wenig Bewegung, Genuss- oder Umweltgifte, ungesunde Ernährung, all das tut also auch Männern auf Dauer nicht gut.

Eine zunehmende Lustlosigkeit, sowohl im Sexualleben also auch generell im Alltag, kann dennoch auf einen niedrigen Testosteronspiegel hindeuten.

Auch Anzeichen eines Burn-outs können, ähnlich wie bei Frauen, ein Zeichen für fehlendes Testosteron sein. Es wäre wünschenswert, dass bei Verdacht auf Burn-out auch die Hormonspiegel getestet würden. Die Überbelastung durch Dauerstress greift durchaus in die Hormonspiegel ein, was die Erschöpfungszustände noch verstärken kann.

Ein echter Testosteronmangel kommt vor und sollte dann auch behandelt werden. Eine Hormonersatztherapie ist von erfahrenem medizinischen Personal zu begleiten. Und auch der Einsatz von Testosteron ist kein Garant für „ewige Jugend" und Fitness. Es handelt sich immer um eine Medikamentengabe, die nur in echten, diagnostizierten Fällen angewendet werden sollte, um unerwünschte Nebenwirkungen zu vermeiden. Der Körper gewöhnt sich an solche Hormongaben und stellt möglicherweise die Produktion des eigenen Testosterons ein. Ein Phänomen, dass bei unsachgemäßer, lang anhaltender und massiver Anwendung im Bereich des Bodybuildings vorkommen kann.

Welche Pflanzen können mich jetzt unterstützen?

Kürbiskerne

Ginseng

Rosenwurz

Brennnessel

REZEPTE & ANWENDUNGEN

GINSENGTEE

Wenn die Konzentration nachlässt oder der Alltag sehr herausfordernd ist, können die Kräuter auch unseren Männern hilfreich sein. Ein Ginsengtee am Morgen kann Erschöpfungszustände lindern.

Ginsengpulver (aus Reformhaus oder Apotheke)

- Überbrühen Sie 1 TL Ginsengpulver mit 1 Tasse heißem Wasser und lassen den Aufguss 15 Minuten zugedeckt ziehen.
- Abseihen und genießen.
- Kurmäßig 1 Tasse am Morgen über ungefähr 3 Monate anwenden. Danach einige Monate pausieren.

TEE FÜR BLASE UND PROSTATA

Ein Tee aus Brennnesselwurzeln kann bei einer Reizblase oder bei gutartigen Prostatavergrößerungen unterstützend wirken.

Brennnesselwurzeln

- 1–2 TL Brennnesselwurzeln mörsern und in 200 ml kaltes Wasser einrühren.
- Zum Kochen bringen, vom Herd nehmen, den Aufguss 10 Minuten abgedeckt ziehen lassen und abseihen.
- 1–3 Tassen über den Tag verteilt trinken, als Kur über 2 Monate.

URSEL BÜHRINGS POTENTER BROTAUFSTRICH

Seit ich denken kann, galt Sellerie in meiner Familie als „Hupf-Gemüse“, und mein Vater hatte immer ein leichtes Grinsen im Gesicht, wenn meine Mutter Selleriesalat machte. Diesen Salat habe ich als Kind verschmäht und tue es – sicher zu Unrecht – heute noch. Doch den „Potenten Brotaufstrich“ liebe ich und habe ihn noch etwas abgewandelt.

100 g geschälte, gewürfelte Sellerieknolle
100 g geschälte, gewürfelte Kartoffeln
50 g Sauerrahm, Creme fraîche oder vegane Alternative
2–3 Stängel gehackte Petersilie
20 g fein gehackte Walnüsse
20 g fein gehackte Kürbiskerne
Muskat
Pfeffer und Salz
Zitronensaft

- Sellerie und Kartoffeln in etwas Salzwasser weich kochen und abgießen. (Das Kochwasser nicht weggießen, sondern trinken! Es ist ein wertvolles basisches Getränk.)
- Sellerie und Kartoffeln etwas abkühlen lassen und stampfen. Nun mit dem Sauerrahm vermischen und alle anderen Zutaten hinzufügen, mit den Gewürzen und Zitronensaft abschmecken. Es sollte eine streichfähige Masse entstehen.

Schmeckt fantastisch zu frischem Brot oder auf Crackern. Eine kleine Köstlichkeit, die sich auch perfekt als Vorspeise zu einem sinnlichen Abendessen eignet und allen schmecken darf.

BRENNNESSELSAMEN

Als zusätzliches Aphrodisiakum können jetzt noch einige Brennnesselsamen als Topping darübergestreut werden.

MANNESKRAFT-SMOOTHIE

1 Handvoll zarte, frische Brennnesselblätter
1 Banane
1 Apfel
ca. 200 ml Hafermilch
evtl. Honig
evtl. Granatapfelkerne
evtl. Brennnesselsamen

- Brennnesselblätter, Obst und Hafermilch in einen Mixbecher geben und alles zu einer homogenen Masse mixen.
- Je nach Geschmack können Sie noch ein wenig Honig hinzugeben.
- Richten Sie den Smoothie gern mit ein paar Granatapfelkernen an und streuen noch einige Brennnesselsamen darüber.

Kaufen statt Selbermachen

- Es gibt pflanzliche Präparate mit Kürbiskernen, Brennnesselextrakten und / oder Extrakten der Sägepalmenfrüchte. Allerdings würde ich die Einnahme solcher Präparate mit einer medizinischen Fachperson abstimmen, denn auch gutartige Prostatavergrößerungen sollten kundig begleitet werden.
- Einen guten Männertee gibt es im Kräuterparadies Lindig in München.
- Bei Erschöpfungszuständen können Ginseng oder Rosenwurz auch als Präparate angewendet werden.

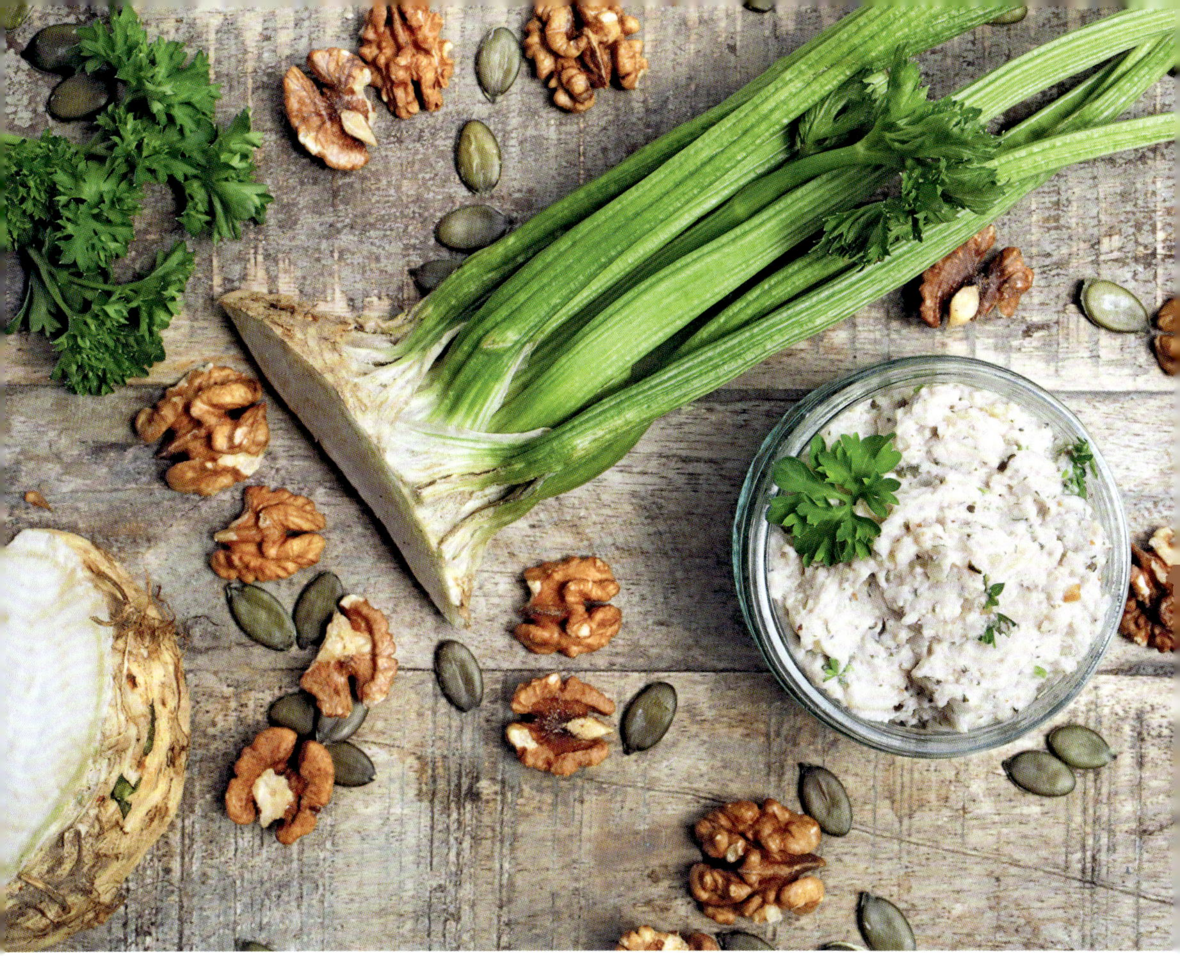

Potenter Brotaufstrich

Was kann ich sonst noch tun?

- Für ausreichend Bewegung sorgen.
- Beckenboden trainieren.
- Keine zu eng anliegenden Hosen tragen.
- Ausreichend trinken.
- Alkohol sowie sehr kalte Getränke reduzieren.
- Kürbiskerne und Brennnesselsamen in die Ernährung einbauen.

Wann sollte ich zum Arzt gehen?

- Wenn die Beschwerden wie nächtlicher Harndrang, Inkontinenz, aber auch Erschöpfungszustände anhalten, schlimmer werden und belasten.
- Bei länger anhaltenden Erektionsproblemen.
- Wenn Lustlosigkeit mehrere Lebensbereiche umfasst, um eine Depression von einem Hormonmangel zu differenzieren.
- Generell sollten auch die Männer die angebotenen Vorsorgeuntersuchungen wahrnehmen. Die Krankenkassen zahlen in der Regel eine jährliche Tastuntersuchung der Prostata. Ein PSA-Bluttest (Prostata-spezifisches Antigen) muss selbst bezahlt werden. Derzeit kostet dieser Test zwischen 25 und 35 Euro. Eine, wie ich finde, lohnende Investition in die eigene Gesundheit. Ebenso wie eine Darmspiegelung, die für Männer ab dem 50. Lebensjahr empfohlen wird und nach 10 Jahren – wenn die Erstuntersuchung ohne Befund war – wiederholt werden sollte.

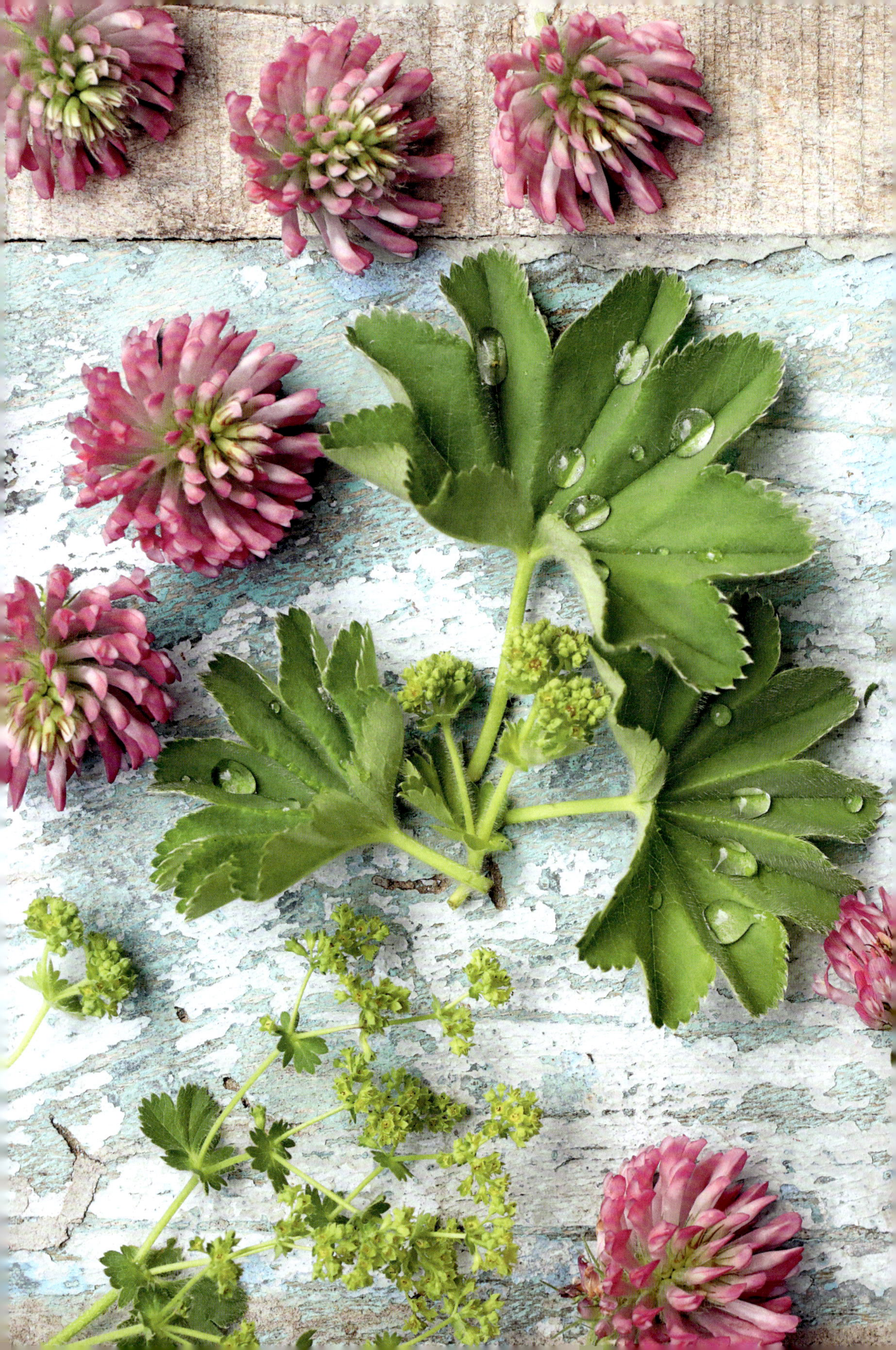

PFLANZEN, DIE HELFEN

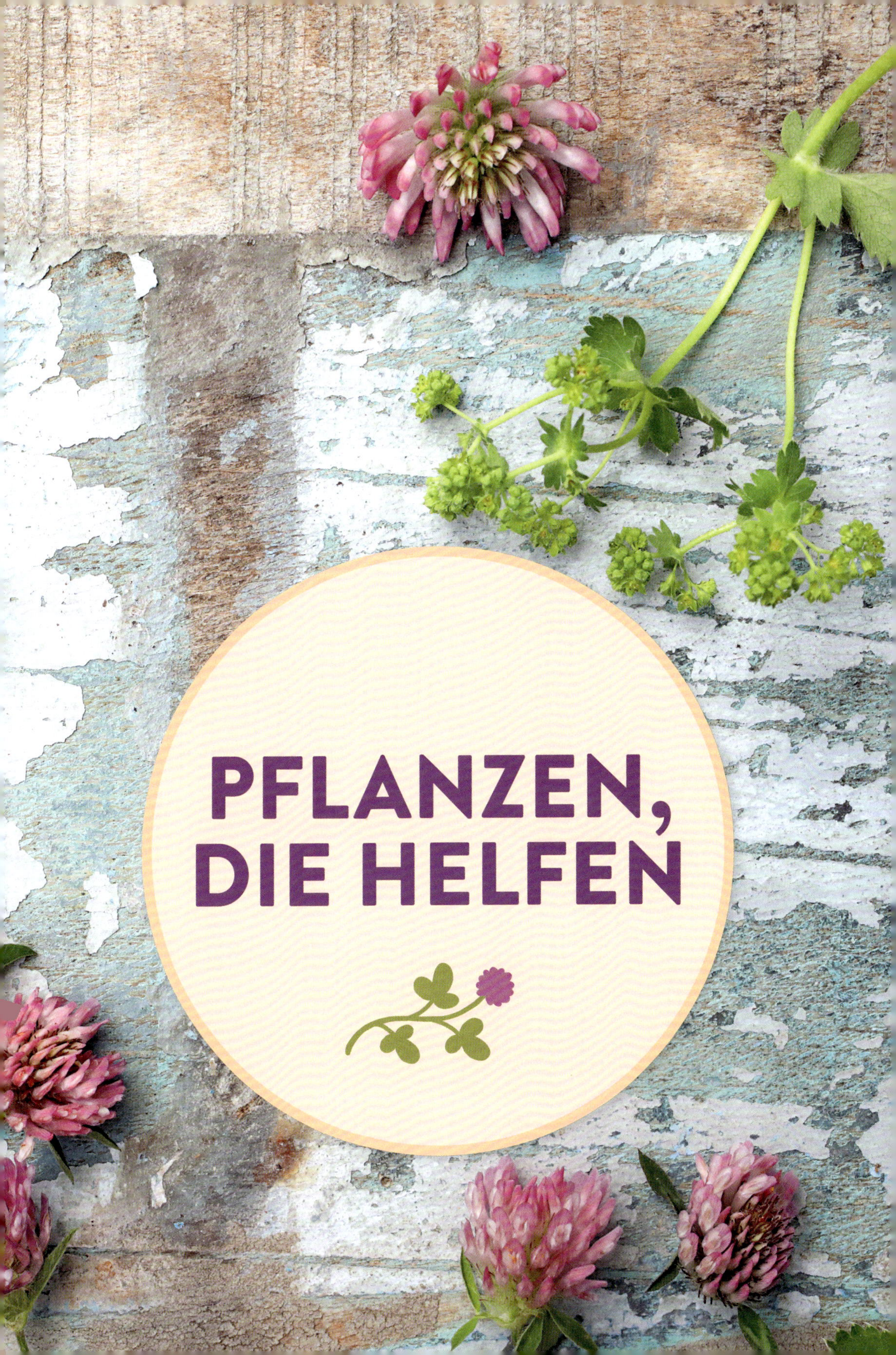

Echter Baldrian

Valeriana officinalis

Es gibt mehrere Hundert Baldrianarten. Für die Heilkunde wird aber nur der Echte Baldrian, auch Arznei-Baldrian genannt, verwendet. Die mehrjährige Staude gehört zur Familie der Geißblattgewächse und ist weit verbreitet.

Die Stängel können bis zu 2 Meter hoch werden und bilden schirmartige Blütenstände mit vielen kleinen, hell- bis kräftig rosafarbenen Blüten aus. Diese werden für die medizinische Anwendung nicht genutzt, sind aber eine wunderbare Futterquelle für Bienen, Schmetterlinge und andere Bestäuberinsekten. Die Kraft des Baldrians liegt in der Wurzel. Der Geruch, besonders der Wurzel, ist sehr intensiv und hat der Pflanze den Beinamen Stinkwurz eingebracht.

Baldrian kann problemlos im Garten angebaut werden, wo er recht pflegeleicht ist. In der Natur bevorzugt er feuchte Wiesen und Waldränder.

Baldrianwurzeln werden im Herbst des zweiten Jahres geerntet. Sie werden nach der Ernte von kleinen Wurzelausläufern befreit, klein geschnitten und gut getrocknet. Das geht gut in einem Dörrautomaten. Im Backofen ist das auch möglich. Allerdings sollte die Temperatur nicht über 40 °C steigen, um die Inhaltsstoffe nicht zu zerstören.

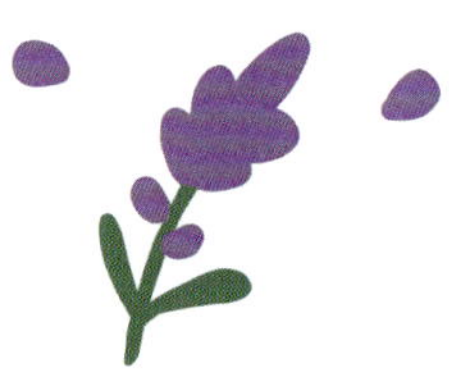

GUT ZU WISSEN

Wurzeln werden meistens im Herbst gegraben, wenn die Pflanze die Nährstoffe in die Wurzel zurückführt, um im nächsten Frühling schnell wieder austreiben zu können. Beim Baldrian müssen Sie jedoch den Herbst des zweiten Jahres abwarten.
Bewahren Sie Baldrian immer gut verschlossen auf, besonders, wenn in Ihrem Haushalt ein Kater wohnt. Da Baldrian wohl sehr nah am Duft von empfängnisbereiten Katzen ist, kann das sonst für den Kater und auch für alle Mitbewohner im Haushalt anstrengend werden.
Ich selbst mag den Duft von Baldrian nicht besonders und bewahre die Wurzeln daher in einem gut verschlossenen Schraubglas auf, damit nicht mein ganzer Teeschrank nach Baldrian riecht.

Baldrian wirkt beruhigend und schlaffördernd und hat den großen Vorteil, dass die Wirkung sehr sanft ist. Wenn nachts das Gedankenkarussell losgeht und die Sorgen des Tages immer größer zu werden scheinen, dann kann der Baldrian Linderung verschaffen. Er verfügt nämlich über eine sanft angstlösende Wirkweise und unterstützt so einen entspannten Schlaf. Zudem ist das Erwachen am nächsten Tag einfach und ausgeruht. Es ist nicht mit einem Gewöhnungseffekt oder anderen Nebenwirkungen zu rechnen. Baldrian dockt im Gehirn an einen GABA-Rezeptor an. Dadurch werden, vereinfacht gesagt, diese Nervenzellen beruhigt und der Schlaf verbessert. Ähnliches macht zum Beispiel auch Progesteron, wenn es oral eingenommen wird. Allerdings

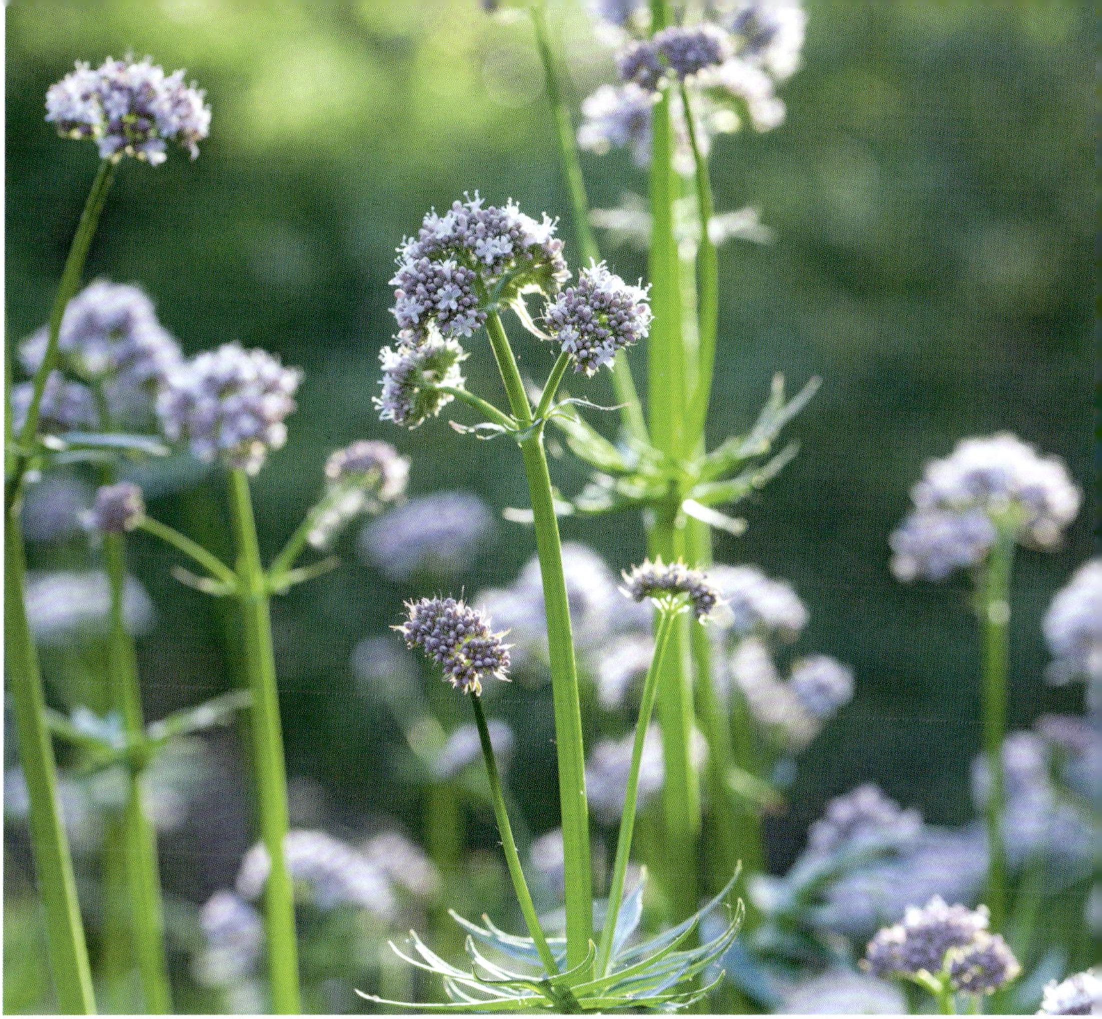

kann es bei der Progesteroneinnahme zu einem „Hang-over“ führen – manche Frauen berichten über Startschwierigkeiten am Morgen. Beim Baldrian ist diese Nebenwirkung nicht zu erwarten.

Auch bei synthetischen Schlafmitteln kann sich dieses Gefühl, am Morgen wie „zerschlagen“ zu sein, einstellen. Aber schlimmer noch ist, dass echte Schlafmittel schnell abhängig machen können. Daher lohnt sich auf jeden Fall der Weg über die Natur.

Auch am Tag lässt sich die unterstützende Wirkung des Baldrians einsetzen. Stressige und nervöse Phasen, Gereiztheit, Ängste, Konzentrationsschwierigkeiten, all dies können ebenfalls Symptome der Wechseljahre sein. Hier kommt seine ausgleichende Wirkung auf das Nervensystem zum Tragen. Am Tag eingesetzt, wirkt er beruhigend, ohne jedoch zu ermüden. So kann er helfen, die Konzentration und Merkfähigkeit zu steigern. Und am Abend hilft er wieder, besser ein- und durchzuschlafen. Ein Kraut für zwei unterschiedliche Anwendungen. Das finde ich so wunderbar an der Naturheilkunde.

Nebenwirkungen sind bei sachgemäßer Anwendung nicht zu erwarten. Bei der Einnahme anderer sedierender Wirkstoffe oder Medikamente sollte dies jedoch mit dem behandelnden Arzt oder der Ärztin besprochen werden.

Große Brennnessel

Urtica dioica

Die Große Brennnessel ist wohl eine der bekanntesten Heilpflanzen und Namensgeberin für eine ganze Pflanzenfamilie, die Brennnesselgewächse. Wer kennt sie nicht und hat bereits auf die eine oder andere Art mit ihr Bekanntschaft gemacht? Schon bei der kleinsten Berührung brechen die Brennhaare ab und injizieren einen Wirkstoffcocktail, der unter anderem Ameisensäure enthält, in die Haut.

Wir finden die Brennnessel fast überall, besonders auf stickstoffhaltigen Böden. Sie kann eine imposante Höhe erreichen. 1,50 Meter sind keine Seltenheit.

Die große Brennnessel ist eine zweihäusige Pflanze, was bedeutet, dass es männliche und weibliche Pflanzen gibt. Man muss schon ein bisschen näher herangehen, will man sich den Unterschied in den Blütenständen ansehen. Zu Beginn der Blütezeit bilden die männlichen Pflanzen an ihren Blütenrispen kleine Kügelchen, die mit Pollen gefüllt sind. Die weiblichen Pflanzen hingegen haben, schaut man sie mit einer Lupe an, hellgrüne, kleine Blüten an den Blütenrispen. Ich finde, die weiblichen Blüten sehen ein bisschen wie kleine Kronen aus. Damit habe ich mir den Unterschied in der Ausbildung gemerkt: Die Prinzessinnen sind an den Krönchen zu erkennen.

Wenn die Zeit reif ist und es an die Bestäubung geht, platzen an den männlichen Pflanzen die Pollenbällchen auf. Die Pollen treffen per Windbestäubung hoffentlich auf die weiblichen „Krönchen" und befruchten diese. Als Resultat und neue Erkennungsmerkmale hängen nun die leeren Rispen bei den männlichen Pflanzen schlapp und leer herunter, die „schwangeren" weiblichen Pflanzen bilden an ihren Rispen pralle Nüsschen aus.

Die Brennnessel ist ein unglaubliches Multitalent mit so vielen für uns wichtigen Inhaltsstoffen, und das in allen Pflanzenteilen. Die Blätter sind voller Vitamine, Mineralstoffe, Flavonoide. Für Teezubereitungen stehen im Frühling die frischen Blätter zur Verfügung. Dann ist auch eine gute Zeit, Brennnesseln in den Speiseplan einzubauen, zu Pesto oder Spinat verarbeitet: ein vitamin- und eisenhaltiger Genuss.

Wenn im Spätsommer die weiblichen Pflanzen schwer mit den Samenständen beladen sind, ist Erntezeit! Ich schneide dazu die oberen 20–30 Zentimeter der Pflanze ab. Zu Hause lege ich ein großes Leinentuch aus, streife die Blätter und Samenstände vom Stängel ab und lasse alles breit gefächert trocknen. Es gibt Kräuterleute, die keine Handschuhe dabei tragen – ich tue das. Wenn alles gut getrocknet ist, sammele ich die Blätter ab und habe gleich einen Teevorrat. Die Samen fülle ich vorsichtig in ein Glas.

GUT ZU WISSEN

Selbst die Brennnesselwurzeln können im Herbst ausgegraben werden. Sie können dann zum Beispiel als Tee gegen Reizblase oder leichte Prostatabeschwerden versucht werden. In den Wurzeln finden wir neben Gerbstoffen auch Lignane und Phytosterole.

Die Brennnesselsamen sind fantastische Kraftpakete. Sie enthalten wichtige Fettsäuren, wie zum Beispiel Linolsäure, die wir für verschiedene Abläufe im Körper brauchen. Dazu zählt auch die Hormonproduktion. Essenzielle Fettsäuren können wir im Körper nicht selbst herstellen und müssen sie über die Nahrung zuführen. Außerdem in den Samen enthalten sind Vitamin E und Phytohormone. Samen haben generell unglaublich viele Inhaltsstoffe, denn aus jedem Samenkorn kann eine neue Pflanze werden, die dort alles findet, was sie zum Anfang des Lebens braucht.

Brennnesselsamen geben Energie, wirken der Frühjahrsmüdigkeit entgegen, können aber auch bei Erschöpfungszuständen in den Wechseljahren unterstützend eingesetzt werden. Ich finde, sie sind ein wunderbares Topping im Salat oder auf dem Müsli.

Nebenwirkungen, sieht man von den Pusteln ab, die man sich vielleicht unvorsichtig eingehandelt hat, sind keine bekannt.

! Nicht anwenden sollten Sie die Brennnessel bei Ödemen, deren Ursache in einer eingeschränkten Nieren- oder Herztätigkeit begründet liegt.

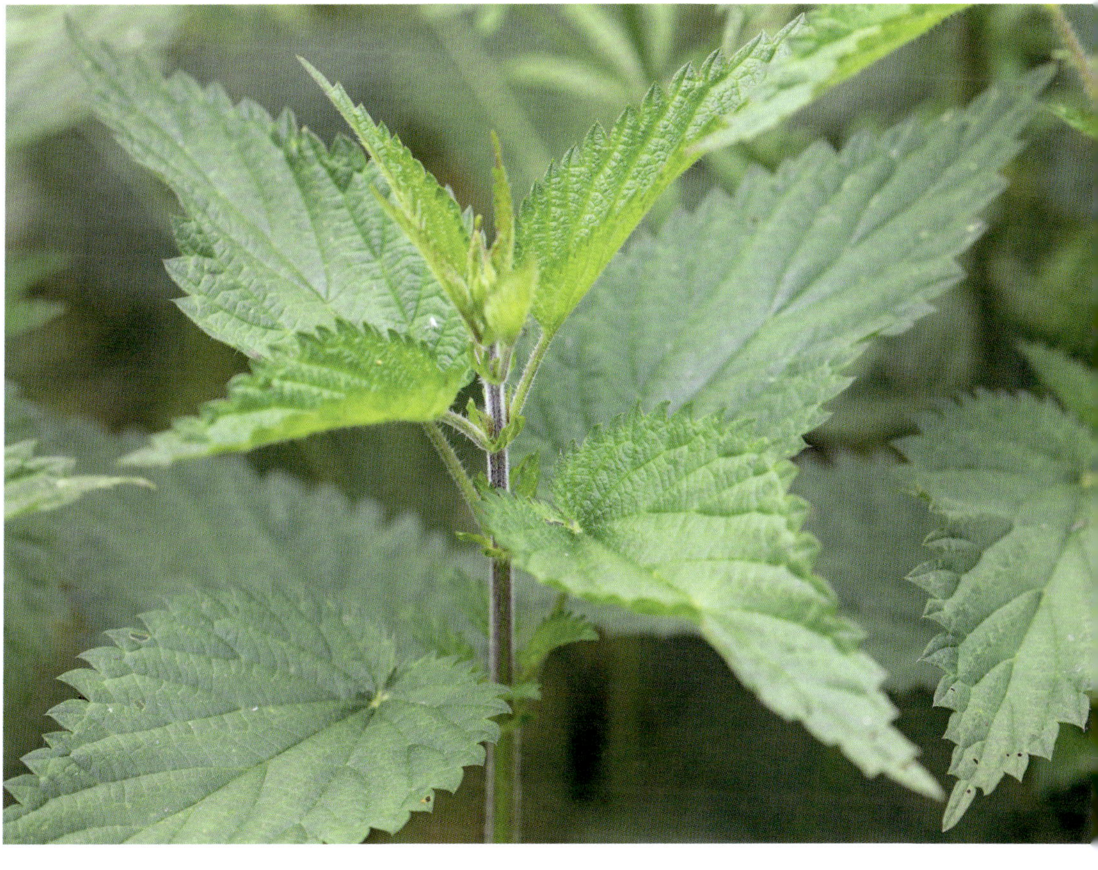

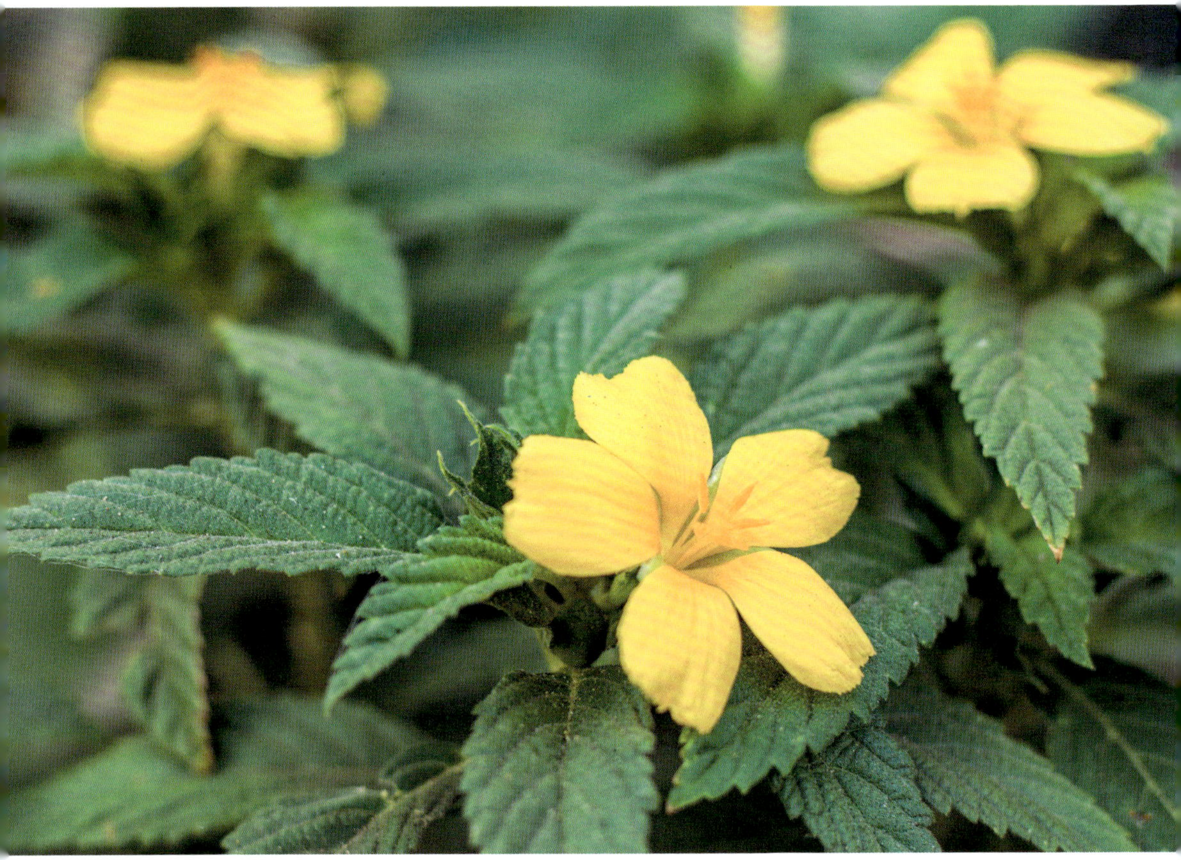

Damiana

Turnera diffusa

Diese Pflanze aus der Familie der Safranmalvengewächse ist vornehmlich in Mittelamerika beheimatet und wird dort besonders wegen der aphrodisierenden Wirkung eingesetzt. Vermutlich ist dies auf die Bitterstoffe, Gerbstoffe, Harze und Phytosterole und deren krampflösende, stimmungsaufhellende, nervenstärkende und durchblutungsfördernde Wirkung zurückzuführen. Die in Damiana enthaltenen ätherischen Öle, Cineol und Thymol, unterstützen auch bei Atemwegserkrankungen und stärken die Lunge.

Spannenderweise wirkt Damiana sowohl auf Frauen als auch auf Männer ähnlich stimulierend und fruchtbarkeitsfördernd. Damianakraut wird für Tees oder aphrodisierende Tränke verwendet. Sie finden es in guten Kräuterläden oder ausgewählten Apotheken. Für die Steigerung der Lust ist die durchblutungsfördernde Kraft sehr hilfreich.

! Während der Schwangerschaft und bei starken Monatsblutungen sollte auf die Anwendung verzichtet werden.

Frauenmantel

Alchemilla vulgaris

Kaum ein Kraut ist in der Frauenheilkunde so lange schon im Einsatz wie der Frauenmantel. Er gehört zur Familie der Rosengewächse. Erstaunlich, denn er hat auf den ersten Blick so gar nichts mit unseren Rosen im Garten oder mit vielen Obstgehölzen gemein. Die Rosengewächse sind halt eine sehr große und bunte Familie.

Die Schulmedizin setzt den Frauenmantel aufgrund der dünnen Studienlage nur sehr selten ein. Dennoch hat er in der Frauen-Naturheilkunde schon seit Jahrhunderten einen festen Platz.

Für die Heilkunde kann das blühende Kraut in der Zeit von Mai bis in den August hinein geerntet werden. Bestenfalls wird im Garten oder an geeigneter Stelle in der Natur selber geerntet. Die beste Erntezeit sind die Mittagsstunden an einem trockenen Tag, denn das Kraut sollte abgetrocknet sein. Weil ich den Frauenmantel in der Natur nur selten sehe und die Pflanzen in meinem Garten nicht üppig genug wachsen, kaufe ich meinen Vorrat immer ein.

Den Namen Frauenmantel trägt diese krautige Pflanze auch, weil die Blätter eine gewisse Ähnlichkeit mit dem Mantel der Marienfigur auf vielen christlichen Abbildungen haben. Schaut man sich das sieben- bis elflappige Blatt aus der Nähe an, so fallen mindestens zwei Dinge ins Auge. Zum einen ist es die feine Zahnung am Blattrand mit ihren winzigen Öffnungen. Und zum anderen sammelt sich, meist am Vormittag, in der Blattmitte ein Wassertropfen. Dieser Wassertropfen stammt nicht vom Tau oder einem nächtlichen Regenschauer. Der Frauenmantel scheidet über die kleinen Öffnungen am Blattrand dieses Wasser selbst aus. Manchmal sieht man auch dort noch winzige Wassertropfen (Guttationstropfen) schimmern. Diesem Pflanzenwasser wurde in früheren Zeiten eine verjüngende Wirkung nachgesagt und die Alchemisten hofften sogar, daraus Gold herstellen zu können. Daraus entstand vermutlich der Name Alchemilla.

Streicht man mit den Fingern über so ein Frauenmantelblatt, findet sich eine zarte, feine Textur. Beinahe samtig. Und so verhält er sich auch zu den Frauen, in jedem Lebensalter. Jetzt in den Wechseljahren stellt er seine Kraft besonders in den Dienst der Frauen, die sich auf ihn einlassen wollen. Zum Beispiel unterstützen Bitterstoffe die Fettverdauung und pflegen Leber und Galle. Gerbstoffe unterstützen in der Prä- und Perimenopause, wenn starke Blutungen auftreten. Ich selbst habe in der Zeit oft Frauenmanteltee getrunken. Das war noch weit vor meiner Ausbildung zur Wechseljahreberaterin. Heute weiß ich, dass ich damals intuitiv vieles richtig gemacht habe, denn auch die krampflösende Wirkung des Frauenmantels kam mir damals zugute.

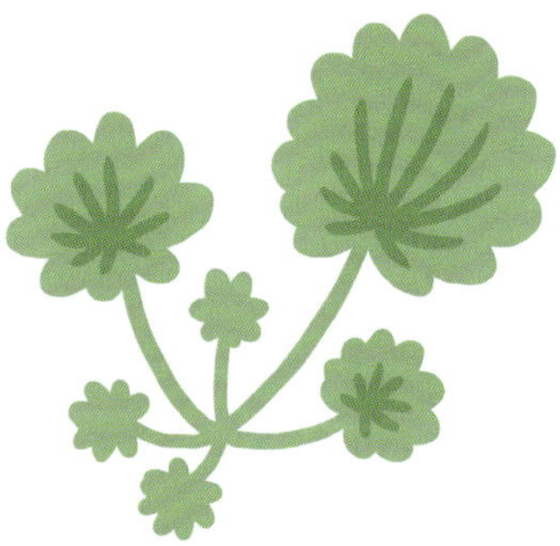

Flavonoide und Phytosterine wirken zudem hormonausgleichend, was sich auch positiv auf eventuelle Myome oder, in leichteren Fällen, sogar hilfreich bei Endometriose bemerkbar machen kann. Die Kombination aus den vielen Pflanzeninhaltsstoffen ist es, die die Pflanzen so wertvoll machen. Selten kann ein einzelner, isolierter Wirkstoff die gleiche Wirkung erzielen. So ergab eine neue Studie, dass Frauenmantel eine gute Unterstützung sein kann, wenn es nach einer Brustkrebstherapie darum geht, das Immunsystem wieder aufzubauen.

Nebenwirkungen sind beim Frauenmantel keine bekannt.

MAGISCHE WIRKUNG

In alten Kräuteraufzeichnungen finden sich auch zahlreiche Hinweise darauf, dass der Frauenmantel viele Frauenleiden verhindern oder sogar den Frauen die „jungfräuliche Figur" zurückgeben könnte. Bei letzterer Aussage wäre ich skeptisch. Doch wenn der Sage nach Elfen und Feen die Guttationstropfen am Morgen als Waschwasser nutzen, ist es für uns sicher einen Versuch wert, das Gesicht mit dem kostbaren Nass des Frauenmantels zu betupfen. Auf jeden Fall gibt es dabei eine kleine Sporteinheit am Morgen, denn bücken müssen wir uns, um heranzukommen.

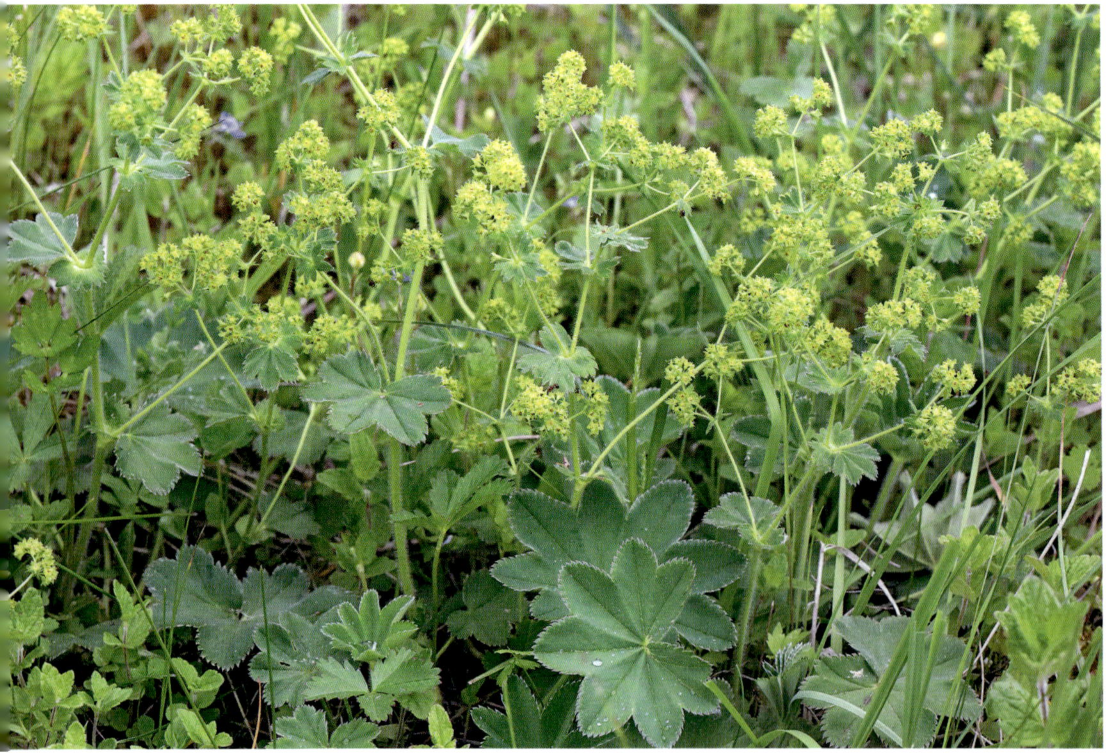

Echte Goldrute

Solidago virgaurea

Die Echte Goldrute ist eines der bekanntesten Heilmittel im Bereich der Nieren und ableitenden Harnwege. Der Korbblütler kommt bei uns nicht allzu häufig vor und sollte daher nur an geeigneten Standorten und nur dort, wo er in ausreichender Zahl vorhanden ist, gesammelt werden.

Optisch ist die Echte oder Gewöhnliche Goldrute von der Kanadischen Goldrute (*Solidago canadensis*) oder der Riesen-Goldrute (*Solidago gigantea*) sehr gut zu unterscheiden. Die Kanadische Goldrute ist weit verbreitet und fällt durch ihren imposanten Wuchs auf. Die Pflanze kann eine Wuchshöhe von gut und gerne 2 Metern erreichen. Im Spätsommer sieht man oft ganze Felder davon auf Schuttflächen oder an Bahndämmen, da die Pflanze sehr wuchs- und ausbreitungsfreudig ist. Die kleinen gelben Blüten stehen in vielen länglichen Rispen am oberen Ende des Stängels. Die Echte Goldrute wird nur bis zu 1 Meter hoch. Die Blüten sind weniger üppig, größer als bei der kanadischen Schwester und stehen enger am Stängel.

Da die Inhaltsstoffe beider Pflanzen sehr ähnlich sind, kann die Kanadische Goldrute ebenfalls in der Heilkunde verwendet werden. Allerdings enthält nur die Echte Goldrute Phenolglykoside. Dieser Stoff wird in der Leber zu Salicylsäure verstoffwechselt und verfügt somit über eine entzündungshemmende und schmerzlindernde Wirkung. Der Gehalt an Flavonoiden und Saponinen ist bei der Kanadischen Goldrute sogar höher als bei der Echten Goldrute.

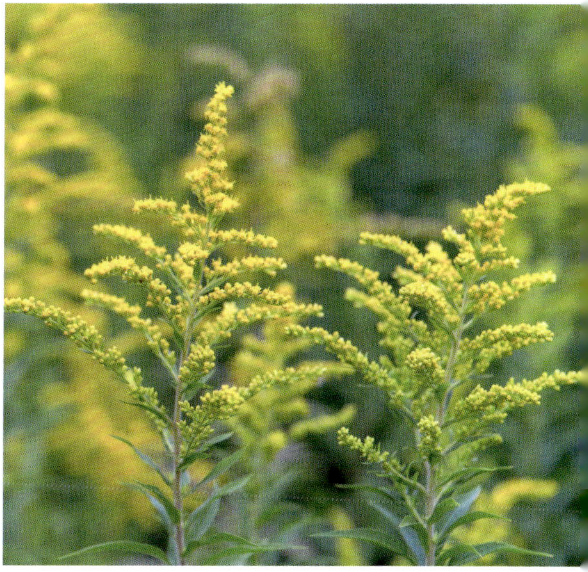

Kanadische Goldrute

Neben den schon genannten Phenolglykosiden, Flavonoiden und Saponinen sind noch folgende Inhaltsstoffe in den Goldruten zu finden: Gerbstoffe, Mineralstoffe, Kaffeesäurederivate und ätherische Öle.

Wenn Sie die Goldrute selbst ernten wollen, muss dies kurz vor der Blüte oder zumindest ganz am Anfang der Blütezeit geschehen. Es werden die obersten etwa 10 Zentimeter der Pflanze geerntet und schnell, aber schonend getrocknet. Nur so können die Farbstoffe erhalten bleiben, die einen wichtigen Bestandteil der Heilwirkung ausmachen. Die Ernte muss so früh erfolgen, da die Goldrutenblüten sich sonst noch während des Trocknungsvorgangs weiterentwickeln, bis hin zur Samenbildung. Dann bilden sich Schirmchen, ähnlich wie beim Löwenzahn. Für die Heilanwendung werden allerdings vorrangig die Blüten verwendet. Stängel sollten nur einen geringen Anteil ausmachen.

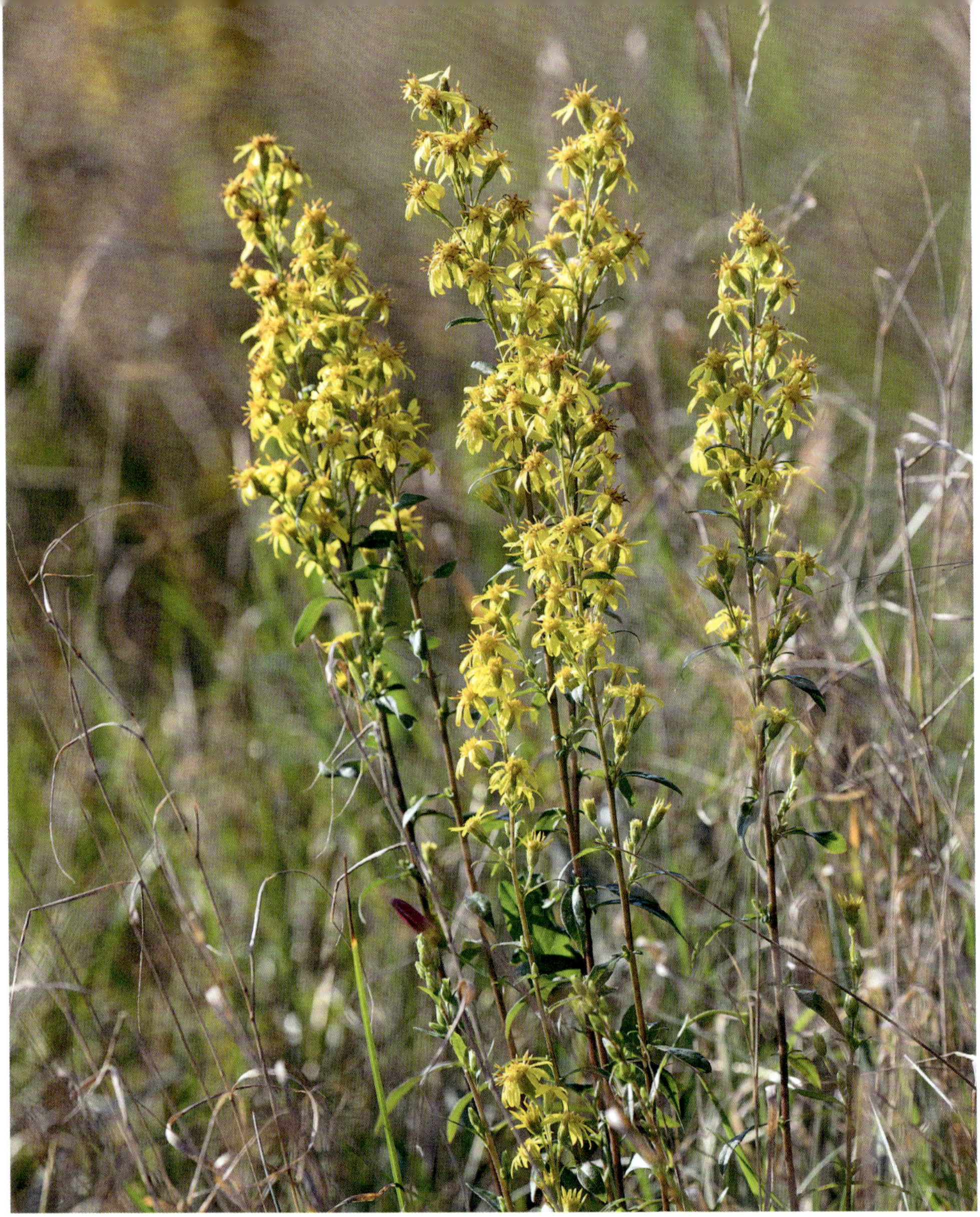

Um den rezidivierenden, also öfter wiederkehrenden Blasenentzündungen entgegenzuwirken, steht die entzündungshemmende, harntreibende Wirkung der Goldruten im Vordergrund. Wenn die Blasenentzündung bereits im Anmarsch ist, kann die mild krampflösende Wirkung zum Einsatz kommen. Wichtig ist immer, dass neben dem Goldrutentee oder der Einnahme einer Tinktur genug Wasser oder weitere verdünnte Tees getrunken werden. Goldrute beruhigt die Blase, doch nur wenn wir ausreichend trinken, können die Keime und eventuelle Steinchen oder Gries auch ausgeschwemmt werden.

Selbstverständlich sollte bei starken Schmerzen oder blutigem Urin eine ärztliche Abklärung erfolgen. Die begleitende Behandlung mit Goldrute kann, in Absprache mit dem Behandler oder der Therapeutin, durchaus sinnvoll sein.

Für die Prophylaxe bei wiederkehrenden Blasenentzündungen und zur Unterstützung einer Reizblase ist die Gabe von Goldrute als Tee empfehlenswert. Gerade weil die Goldrute die Nierentätigkeit anregt und somit für eine gute Durchspülung sorgt. Lassen Sie sich bitte nicht dazu verleiten, in Zeiten einer angestrengten oder kranken Blase weniger zu trinken. Dadurch wird der Urin konzentrierter und reizt die Blase noch mehr. Somit hier noch einmal mein dringender Aufruf an alle Frauen: Bitte immer ausreichend trinken! Die Akademie für Sport und Gesundheit empfiehlt, 30–40 ml Wasser pro Kilogramm Körpergewicht zu trinken. Bei einem Gewicht von 70 Kilo wären das 2,1 l pro Tag.

GUT ZU WISSEN

In einer Modellstudie wurde die Wirkung von Goldrute bei Harnwegsinfekten positiv bewertet. Allerdings wurde in dieser Stude festgestellt, dass die parallele Gabe von Goldrutenpräparaten zu einer Verminderung der Wirkung von antibiotischen Mitteln führen kann. Daher ist es immer gut, mit dem jeweilig Behandelnden die Selbstmedikation mit Goldrutenpräparaten neben einer Antibiotikatherapie abzustimmen. Viele Ärzte und Ärztinnen stehen dem inzwischen aufgeschlossen gegenüber und freuen sich über eine offene Kommunikation.

Eine weitere Einsatzmöglichkeit der Goldrute kann der rheumatische Beschwerdekreis sein. Auch hier kann die antientzündliche Wirkung der Goldrute unterstützend wirken. Als Kur angewendet, zum Beispiel in Kombination mit Brennnessel, kann ein Tee oder ein Fertigpräparat rheumatischen Beschwerden oder Gicht vorbeugen.

Wir müssen nicht immer erst warten, bis wir krank werden oder deutliche Beschwerden verspüren. Prophylaktische Kuren können ein guter Weg sein, leichter durch die Herausforderungen der Wechseljahre zu kommen.

Nicht unerwähnt lassen will ich die Goldruten bei der Behandlung von Pilzerkrankungen. Gegen Haut- oder Vaginalpilz können Sitzbäder oder Waschungen versucht werden. In einer kleinen Studie wurde nachgewiesen, dass durch die Mundspülungen mit Goldrutenextrakt nach dem Zähneputzen die Belastung von Pilzen und Bakterien im Mund deutlich abgenommen hat.

Trotz der vielen guten Eigenschaften der Goldruten gibt es leider Kontraindikationen. Goldrute regt Herz und Nieren zu verstärkter Arbeit an, was vorerkrankte Organe überlasten könnte. Daher darf Goldrute bei eingeschränkter Herz- oder Nierentätigkeit nicht angewendet werden.

Goldruten wirken entwässernd und helfen, Ödeme zu reduzieren. Sind diese Ödeme jedoch auf eine eingeschränkte Organtätigkeit zurückzuführen, so ist auch hier die Anwendung kontraindiziert.

Herzgespann

Leonurus cardiaca

Das Echte Herzgespann läuft in der Kräuterkunde, wie ich finde zu Unrecht, etwas unter dem Radar. Die Staude aus der Familie der Lippenblütler besticht allein optisch durch ihre oft stattliche Größe. Je nach Quelle sollen sie bis zu 2 Meter groß werden können. In meinem Garten beschränkt das Herzgespann sich meist auf 1–1,50 Meter. Mit seinen blassrosa Blüten, die um den vierkantigen Stängel angeordnet sind, könnte man es fast mit einer Taubnessel verwechseln. Wäre da nicht die Größe, und auch die Blätter sind gefiedert und nicht herzförmig wie bei den Taubnesseln. Ein Magnet für Bestäuber ist das Herzgespann, wenn es von Juli bis August blüht.

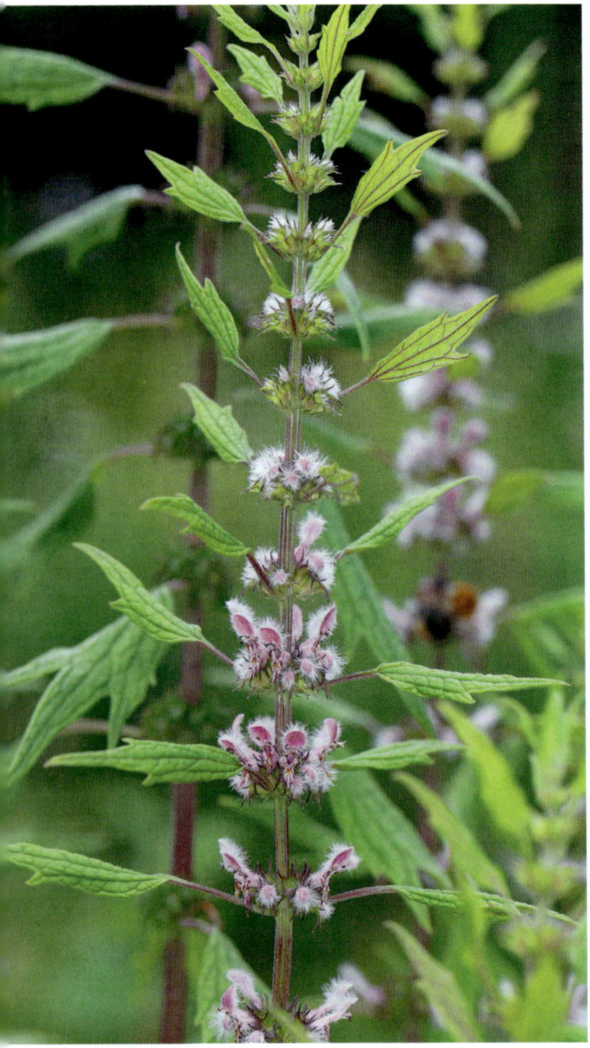

Selbst gesammelt wird vom Herzgespann das blühende Kraut, also die oberen 10–15 Zentimeter. Da ich selbst bisher nur ein Exemplar in meinem Garten habe, kaufe ich meinen Vorrat an Herzgespannkraut in ausgesuchten Apotheken oder guten Kräuterläden.

Die Inhaltsstoffe des Herzgespanns, vor allem Bitter- und Gerbstoffe, wirken bei Hitzewallungen, aber auch nervösen Herzbeschwerden. Die herzwirksamen Glykoside unterstützen den Körper bei Herzklopfen, nervöser Unruhe oder anfänglichen Angstzuständen am Abend oder in der Nacht. Allerdings sollte ein Tee mit Herzgespann nicht in größeren Mengen oder spät am Abend getrunken werden, da sonst die beruhigende Wirkung umgekehrt werden kann.

Herzgespann wirkt besonders gut, wenn es in Kombination mit anderen Kräutern in Tees angewendet wird (Seiten 44, 54).

Auch wenn es hier nicht die Zielgruppe ist, so möchte ich doch darauf hinweisen, dass Schwangere und Stillende von der Verwendung von Herzgespann absehen sollten.

Hirtentäschel

Capsella bursa-pastoris

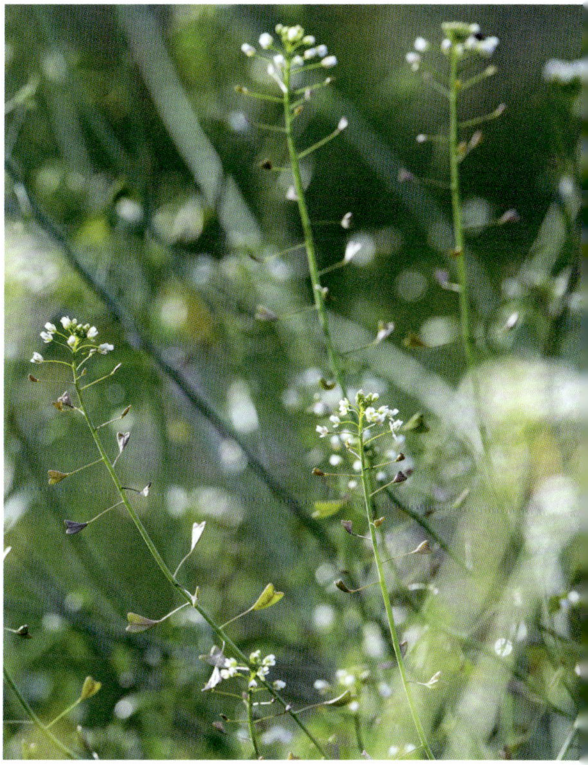

Das Hirtentäschel ist ein Mitglied der Kreuzblütler und für mich einfach ein kleines botanisches Wunder. Aus der Blattrosette, bei der die löwenzahnähnlich gezahnten Blätter kreisrund angeordnet sind, schiebt sich ein Stängel heraus, an dem die Blätter dann wechselständig sind. Dort sehen die Blätter ganz anders aus, nämlich fast wie beim Sauerampfer, denn sie schmiegen sich an den Stängel, umschließen diesen aber nicht ganz. Die Blattenden laufen spitz zu und sehen wie ein Schwalbenschwanz oder die Spitzen eines Fracks aus. Weiter den Stängel hinauf bilden sich dann die kleinen Schötchen, die in ihrer herzförmigen Form an die Taschen der früheren Hirten erinnern. Ihnen verdankt die Pflanze den Namen.

Anders als man meinen könnte, bilden sich die Samenstände nicht erst nach der kompletten Blüte aus. Bis in den Herbst hinein finden sich am Stängel immer noch die kleinen weißen Blüten, zeitgleich und parallel die Samenstände. Blüten, Blätter und auch die Samentäschchen sind essbar und verfügen über reichlich Mineralstoffe und Vitamine. Die enthaltenen feinen Senföle sind nicht nur kulinarisch wertvoll, sondern wirken antibakteriell.

Mit seiner Kombination an Aminen, Mineralstoffen und Aminosäuren besitzt es gefäßverengende und gefäßverdichtende Eigenschaften. Daher wird das Hirtentäschel auch bei starken Menstruationsblutungen eingesetzt. Gut bewährt hat sich es sich dabei in Kombination mit Frauenmantel (Seite 84).

Aufgrund der zusammenziehenden Wirkung sollten Schwangere von der Anwendung des Krautes absehen.

Die Schulmedizin hat sich bisher noch nicht wirklich mit dem Hirtentäschel anfreunden können, auch wenn die blutstillende und zusammenziehende Wirkung in der grünen Hausapotheke bewährt ist. Sowohl bei Hämorrhoiden als auch bei Nasenbluten oder oberflächlichen Hautverletzungen kommt das Hirtentäschel traditionell zum Einsatz. Weil der Wirkstoffgehalt des Hirtentäschels stark schwanken kann, ist die Wissenschaft skeptisch. Inzwischen finden jedoch auch zu diesem Kraut ab und an Studien statt und die Wirksamkeit gegen Hämorrhoiden wurde untermauert.

Hopfen

Humulus lupulus

Neben Bambus ist Hopfen eine der am schnellsten wachsenden Pflanzen. Mit täglich bis zu 30 Zentimetern schiebt sich die rankende Kletterpflanze in die Höhe. In den Anbaugebieten erklimmt sie eine stattliche Höhe von bis zu 12 Metern. Wie wuchsfreudig der Hopfen ist, davon können Gärtnerinnen ebenfalls ein Lied singen. In Hecken, Gebüschen, überall wo es feucht ist, fühlt er sich wohl und kann schnell ganze Kulturen überwuchern.

Die kräftigen Ranken schrauben sich rechtsdrehend in die Höhe. Sie sind mit kleinen Widerhaken, den sogenannten Klimmhaken, versehen, die es dem Hopfen ermöglichen, diese Höhen zu erreichen. Wer schon mal versucht hat, Hopfen an ungewünschter Stelle zu entfernen, weiß

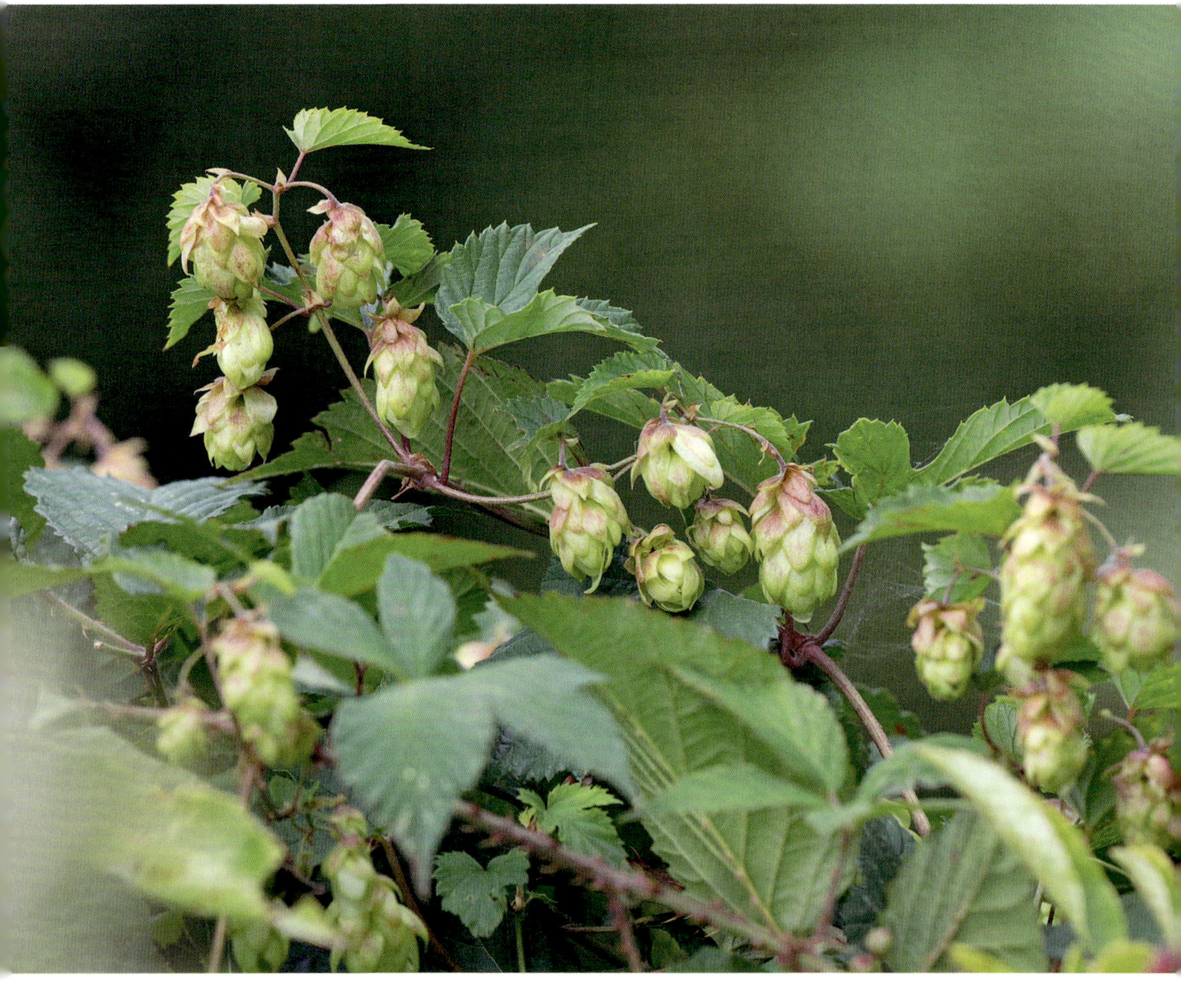

um die Wehrhaftigkeit und Reißfestigkeit der Pflanze. Hopfen gehört in die Pflanzenfamilie der Hanfgewächse, was anhand der drei- bis siebenfach gelappten, rauen Blätter ersichtlich ist.

Hopfen ist, wie die Brennnessel, eine zweihäusige Pflanze. Nur die weiblichen Pflanzen bringen im Juli oder August die Hopfenzapfen hervor, die sowohl in der Braukunst als auch in der Naturheilkunde Verwendung finden.

Reife Hopfenzapfen erkennt man an dem feinen goldenen Schimmer, wenn man die Zapfen etwas auffächert. Dieser goldgelbe, etwas klebrige Staub enthält die meisten Bitterstoffe. Überdies sind im Hopfen noch Flavonoide, vorrangig das Hopein, mit phytoöstrogener Wirkung enthalten. Als weitere Inhaltsstoffe sind Gerbstoffe und die Bitterstoffe Humulon und Lupulon sowie Lignane zu nennen.

Die zuvor genannte phytoöstrogene Wirkung möchte ich besonders hervorheben. Ich finde es bemerkenswert, dass der Hopfen nicht einfach den Östrogenspiegel erhöht. Das wäre in Phasen der Östrogendominanz nicht hilfreich. Der Hopfen hat die wunderbare Eigenschaft, dass er ausgleichend auf den Hormonspiegel wirkt, also ein Zuviel abmildert oder ein Zuwenig unterstützt.

Die Bitterstoffe können in Form von Tee oder in einem Magenbitter angesetzt mit ihrer verdauungsfördernden Wirkung von Nutzen sein.

Weil Hopfen neben einer sanften, schweißmindernden Wirkung auch beruhigend und schlaffördernd wirkt, ist er ein guter Begleiter für den Abend. Die schlaffördernde Wirkung kann darauf zurückzuführen sein, dass Inhaltsstoffe des Hopfens an die Melatoninrezeptoren im Gehirn andocken können.

Für die Einnahme von Hopfen können verschiedene Wege gewählt werden: als alkoholfreies Bier am Abend oder als Tee. Im Oxymel (Seite 49) haben Hopfenzapfen in Kombination mit anderen Pflanzen ebenfalls einen Platz gefunden und ergänzen sich in der Wirkung sehr gut.

GUT IN KOMBINATION

Zu guter Letzt ist für den Hopfen festzustellen, dass er ein Teamplayer ist. Seine entspannende Wirkung entwickelt sich auch sehr gut in Kombination mit Kürbiskernen. Gemeinsam helfen sie, gereizte Harnblasen zu beruhigen. Dabei kann sehr gut auf Fertigpräparate zurückgegriffen werden.

Nebenwirkungen bei der Anwendung von Hopfen sind nicht zu erwarten, außer dass das eine oder andere abendliche Bier (mit Alkohol) der Lust nicht förderlich ist, sondern den Mann eher müde macht.

! Wenn Sie Hopfen selbst sammeln wollen, sollten Sie beachten, dass es in wenigen Fällen zu Kontaktallergien kommen kann. Auch von Kopf- oder Gliederschmerzen wird berichtet. Bei getrocknetem Hopfen ist dies aber nicht zu erwarten.

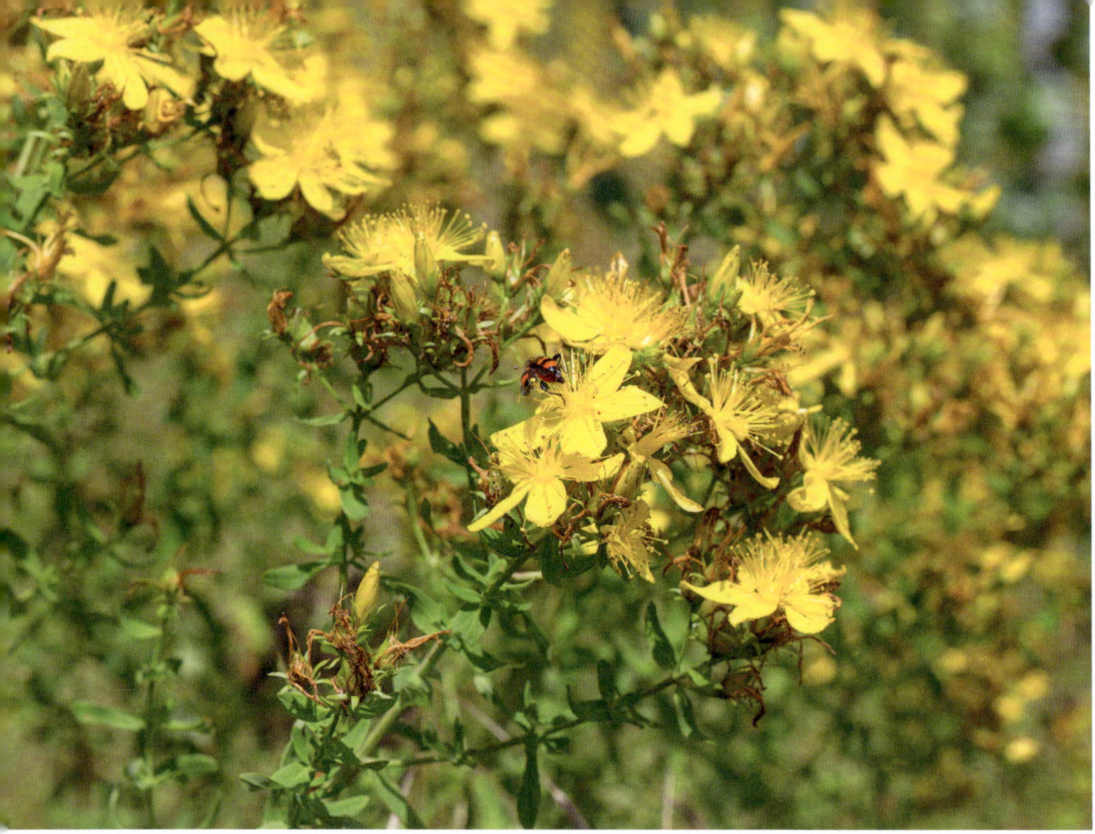

Echtes Johanniskraut

Hypericum perforatum

Das Echte Johanniskraut, aus der Familie der Hartheugewächse, ist fast so etwas wie eingefangenes Sonnenlicht. Es wächst sehr gerne dort, wo es auch ganz viel davon aufnehmen kann: auf Brachen und Wiesen, einfach überall dort, wo die Sonne das Kraut ungehindert bescheinen kann. Der Anblick der leuchtend gelben Blüten allein macht schon gute Laune und durchwärmt die Seele.

Da es eine Vielzahl von Johanniskräutern gibt und nur das Echte Johanniskraut über wirksame Inhaltsstoffe verfügt, ist es gut, die wichtigsten Merkmale zu kennen. Eine Besonderheit ist der zweikantige Stängel. Meist haben Pflanzen einen runden oder mehrkantigen Stängel. Beim Echten Johanniskraut kann man diese beiden Kanten gut erspüren, wenn man die Pflanze zwischen den Fingern dreht. Ein weiteres Merkmal ist, dass diese Kanten nach jedem Blattknoten die Position um 90 Grad wechseln. Wenn man bei der Ernte das Johanniskraut abschneidet, lohnt ein Blick auf den Stängel. Ist dieser mit einem Mark gefüllt, ist dies ein weiter Hinweis auf die gewünschte Pflanze. Andere Johanniskräuter haben oft einen hohlen Stängel. Die Blätter stehen gegenständig am Stängel, also sich genau gegenüber, und sind eiförmig. Hält man so ein Blatt gegen das Licht, sind dort deutlich kleine dunkle Punkte zu sehen, sodass man meinen könnte, das Blatt wäre durchlöchert. Diese Punkte sind jedoch winzige Öldrüsen. Zerreibt man die leuchtend gelben Blüten mit ihren fünf Blütenblättern zwischen den Fingern, so färbt sich alles hell- bis blutrot.

Dies ist ein weiteres Merkmal des Echten Johanniskrauts.

Diese Merkmale zusammen sind gute Indizien für das Echte Johanniskraut. Dennoch ist es für Laien nicht ganz einfach, unter der Vielzahl von Varianten das Echte Johanniskraut zu erkennen. Da hilft mir immer der Leitspruch von Ursel Bühring „Schau hin, aber schau genau hin!" Im Zweifel kaufe ich das Johanniskraut für meine Tees oder das Rotöl auch im Fachhandel.

Soll es aber aus eigener Ernte sein, so werden sowohl für die Teedroge als auch für das Rotöl die oberen ungefähr 10 Zentimeter der Pflanze geerntet. Und zwar zur vollen Blütezeit. Diese ist meist Ende Juni. Dann ist die Zeit der Sommersonnenwende (21. Juni). Dann oder um den Johannistag (24. Juni) herum, wenn die Sonne den höchsten Stand hat und die meiste Lichtenergie in der Pflanze gebunden ist, wird geerntet. Es sollte sonniges und trockenes Wetter sein und das Kraut in voller Blüte stehen. Durch die veränderten klimatischen Verhältnisse kann es in einigen Gegenden vorkommen, dass der günstigste Erntezeitpunkt etwas früher ist.

JOHANNISKRAUT, DIE SONNE UND DIE HAUT

Auch wenn Johanniskraut als Rotöl der sonnengeplagten Haut zu Hilfe kommt, so ist doch Folgendes zu beachten: Johanniskraut, in hoher Dosierung eingenommen, kann zwar selten, aber durchaus zu einer Lichtempfindlichkeit der Haut führen.

Als Inhaltsstoffe finden wir im Echten Johanniskraut stark entzündungshemmende Xanthone, die zum Beispiel für die Wundheilung oder die Behandlung von Sonnenbrand hilfreich sind. Weitere Inhaltsstoffe sind unter anderem Gerbstoffe und Flavonoide.

Johanniskraut wurde schon in früheren Zeiten zu Behandlung von depressiven Verstimmungen eingesetzt. Inzwischen ist die medizinische Wirkung anhand von vielen Studien sehr gut belegt und es wird auch in der Schulmedizin hoch dosiert bei Depressionen eingesetzt. Es spricht nichts dagegen, sich in der dunklen Jahreszeit ein wenig eingefangenes Sommerlicht über eine Teekur zu gönnen. Eine leichte depressive Verstimmung kann so unterstützend begleitet werden. Es braucht ein bisschen Geduld, bis hier eine Wirkung erzielt wird. Selbst regelmäßig angewendet wird es zwei bis drei Wochen dauern, bis eine Wirkung verspürt wird. Daher darf das Johanniskraut gerne über die Wintermonate angewendet werden.

! Eine echte Depression hingegen ist eine sehr ernst zu nehmende Erkrankung und die Behandlung gehört unbedingt in professionelle Hände.

Sie sollten auf jeden Fall die Einnahme von Johanniskraut, besonders in Form von Fertigpräparaten, mit ihrem Arzt oder Ihrer Ärztin abstimmen. Wenn Sie regelmäßig Medikamente nehmen, kann es zu verschiedenen Wechselwirkungen kommen. Besondere Vorsicht ist geboten bei der Einnahme von Antidepressiva, Sedativa, Herzmitteln, Immunsuppressiva oder Kontrazeptiva, also Antibabypillen.

Echter Lavendel

Lavandula angustifolia

Der Echte Lavendel gehört, ähnlich wie Salbei, Rosmarin und viele mediterrane Kräuter, zur Familie der Lippenblütler. An heißen Sommertagen verströmt er seinen charakteristischen Duft durch manchen Garten. Wenn sich im Sommer die ersten Blütenstände öffnen, summen und brummen auch die Bestäuberinsekten wild durch die Sträucher.

Der Lavendel liebt kalkhaltige, durchlässige bis trockene Böden und scheint die Kraft der Sonne förmlich aufzusaugen. Die kleinen blauen Blüten schmiegen sich wie Quirle um den blassgrünen, vierkantigen Stängel. Die frischen Triebe dieses Jahres sind hellgrün, die Vorjahrestriebe befinden sich blassgrün bis gräulich darunter. Die Blätter sind länglich, fast pelzig behaart und mit einer deutlichen Mittelader auf der Rückseite. Die Blattränder sind leicht eingerollt. So schützt sich der Lavendel vor zu starker Sonneneinstrahlung.

Der beste Erntezeitpunkt ist, wenn die kleinen, blauen Blüten gänzlich aufgeblüht sind. Manchmal sind dann die ersten Blüten am unteren Stängel schon verblüht. Das ist kein Problem. An einem heißen, trockenen Sommertag erntet man nun die Blüten mit Stängel und trocknet sie an einem schattigen, luftigen Ort.

Im Hochsommer und gerade an sehr warmen Tagen ist die Konzentration an Wirkstoffen am höchsten. Dann verschenkt der Lavendel das wertvolle ätherische Öl, aber auch andere Inhaltsstoffe wie Gerbstoffe, Saponine (Seifenstoffe) und Phytosterole an jeden und jede, die diese Stoffe zu nutzen weiß.

Schon in der Antike wusste man über die Kraft des Lavendels Bescheid. Der Name leitet sich vom lateinischen „lavare“ ab, was mit „waschen“ übersetzt werden kann. Auch wenn man es früher nicht nachweisen oder erklären konnte, so wurde doch schon die antibakterielle Wirkweise des Lavendels genutzt. Heute ist diese Wirkung in vielen Studien nachgewiesen.

Der Lavendel nimmt auf unterschiedlichen Ebenen Einfluss auf unser Wohlbefinden. Er wirkt beruhigend auf das Nervensystem. Dabei ist die Anwendungsweise zweitrangig, denn die entspannende Wirkung tritt sowohl ein, wenn der Duft eingeatmet wird, als auch bei der innerlichen Anwendung, zum Beispiel als Tee.

Ein großes Einsatzgebiet in den Wechseljahren sind die schlaffördernden Eigenschaften des Lavendels. Als Hydrolat aufs Kopfkissen gesprüht oder als Duftkissen neben dem Kopfkissen hilft er, besser einzuschlafen. Auch das wieder Einschlafen kann durch den wohligen Duft erleichtert werden. Diese entspannende Wirkung bringt der Lavendel in Zusammenarbeit mit anderen Kräutern noch stärker hervor. Zum Beispiel als Teemischung, in einer Tinktur oder als Oxymel (Seite 49).

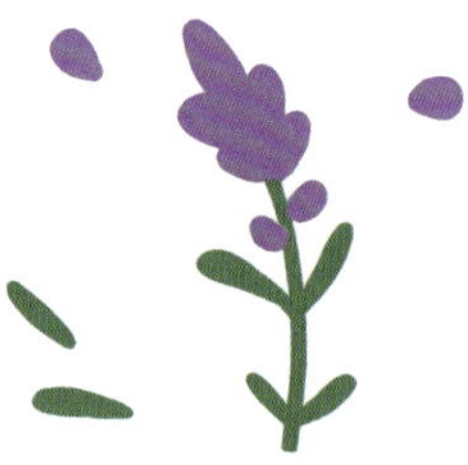

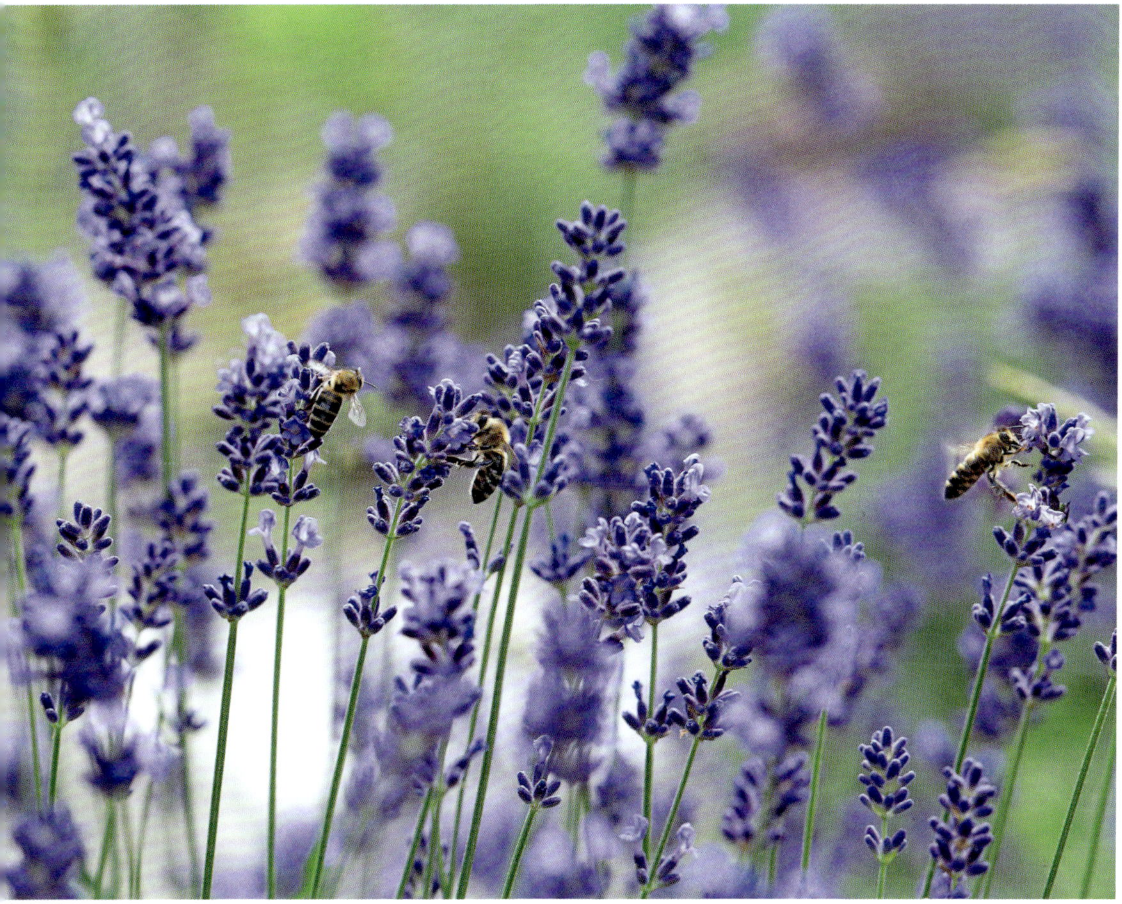

Der Lavendel hat zusätzlich noch juckreizlindernde und entzündungshemmende Wirkungen. Hierfür kann er in fertigen Hautpflegeprodukten oder selbst hergestellter Hautpflege seinen Platz finden.

GUT ZU WISSEN

Da viele Frauen in den Wechseljahren mit Verdauungsproblemen und Blähungen zu kämpfen haben, kann ein Lavendeltee auch hier für Beruhigung sorgen. Eine lohnende Alternative zu Fenchel oder Kamille.

Richtig angewendet, sind bei Lavendel in Tees oder Präparaten keine Nebenwirkungen zu erwarten.

Bei der Anwendung des reinen ätherischen Öls gilt „weniger ist mehr". Diese Aussage gilt im Übrigen für alle reinen ätherischen Öle. Bei sehr empfindlichen Menschen oder bei Überdosierung des ätherischen Lavendelöls kann es zu Kopfschmerzen oder gar Übelkeit kommen. Es gibt Menschen, die den Geruch von Lavendel generell nicht mögen. Vertrauen Sie auf Ihre Nase und Ihr Bauchgefühl.

Lein

Linum usitatissimum

Früher war Lein in Deutschland eine weit verbreitete Kulturpflanze. Generell ist die Pflanze, die zu den Leingewächsen gehört, fast weltweit zu finden. Dabei unterscheidet man zwischen Flachslein, der zur Herstellung von Textilien genutzt wird, und Öllein, der für die begehrten Samen und das gute Öl Verwendung findet. Lein ist als Pflanze eine Augenweide, zumindest während der Blütezeit. Dann öffnen sich die zarten, leuchtend blauen Blüten im vollen Sonnenschein. Die Blüten sitzen endständig auf zierlichen Stängeln, die viele wechselständige, schmale bis lanzettliche Blätter tragen. Nach der Blüte entwickeln sich die rundlichen Samenkapseln, in denen sich die goldgelben bis bräunlichen Samen befinden.

Dass uns der Anblick von wogenden, blauen Leinfeldern nicht sofort in den Sinn kommt, liegt wohl daran, dass Lein in Deutschland kaum mehr angebaut wird. Glücklicherweise hält der Anbau vor allem in der ökologischen Landwirtschaft wieder Einzug. Derzeit kommen die Leinsamen für unseren Verzehr vorrangig aus China, Indien, Nordamerika und Argentinien. Die Leinernte erfolgt meist im Herbst, wobei die Kapseln nach der Ernte gedroschen werden.

Die gesundheitsfördernde und heilkräftige Wirkung der Leinsamen, des Leinöls und auch der Leinsamen-Presskuchen ist lange überliefertes Wissen. Ich finde es herausragend, auf welch unterschiedliche Weisen der Lein unterstützen kann.

Als erstes wäre die vermutlich bekannteste Anwendungsweise von Leinsamen zu nennen, nämlich die Verdauungsanregung. Mit Leinsamen kann ein etwas müder Darm wieder aufgeweckt und in Gang gebracht werden. Hierzu werden die ganzen Samen eingenommen und mit einem großen (!) Glas Wasser heruntergespült. So quillt der Leinsamen erst im Darm und regt mit dem erhöhten Volumen die Peristaltik, also die natürliche Darmbewegung, an. Bitte nach der Einnahme von Lein unbedingt (!) auch über den Tag verteilt genug trinken, damit die Leinsamen und alles andere im Darm auch wirklich weitertransportiert werden können. Quillt der Leinsamen nur einfach im Darm auf und wird aufgrund von Flüssigkeitsmangel nicht weiterbefördert, kann es zu Verstopfungen kommen.

Denn das kann Leinsamen auch – als Helfer gegen Durchfall eingesetzt werden. Dazu wird der Leinsamen ganz oder frisch geschrotet mit wenig (!) Wasser eingenommen. So kann der Leinsamen die überschüssige Flüssigkeit mitsamt den Erregern oder anderen Schadstoffen im Verdauungstrakt binden und alles zusammen auf dem natürlichen Weg den Körper verlassen.

Das Beste ist aber, dass die kleinen Kraftpakete nicht nur im Krankheitsfall oder bei eventuellen Unpässlichkeiten angewendet werden dürfen. Wie toll ist es, dass sie schon in die tägliche Ernährung eingebaut einen Teil dazu beitragen, gar nicht erst krank zu werden.

Ein Löffel Leinsamen und etwas Leinöl im morgendlichen Müsli sorgen für einen guten Start in den Tag. Auch so kann der Darm aktiv

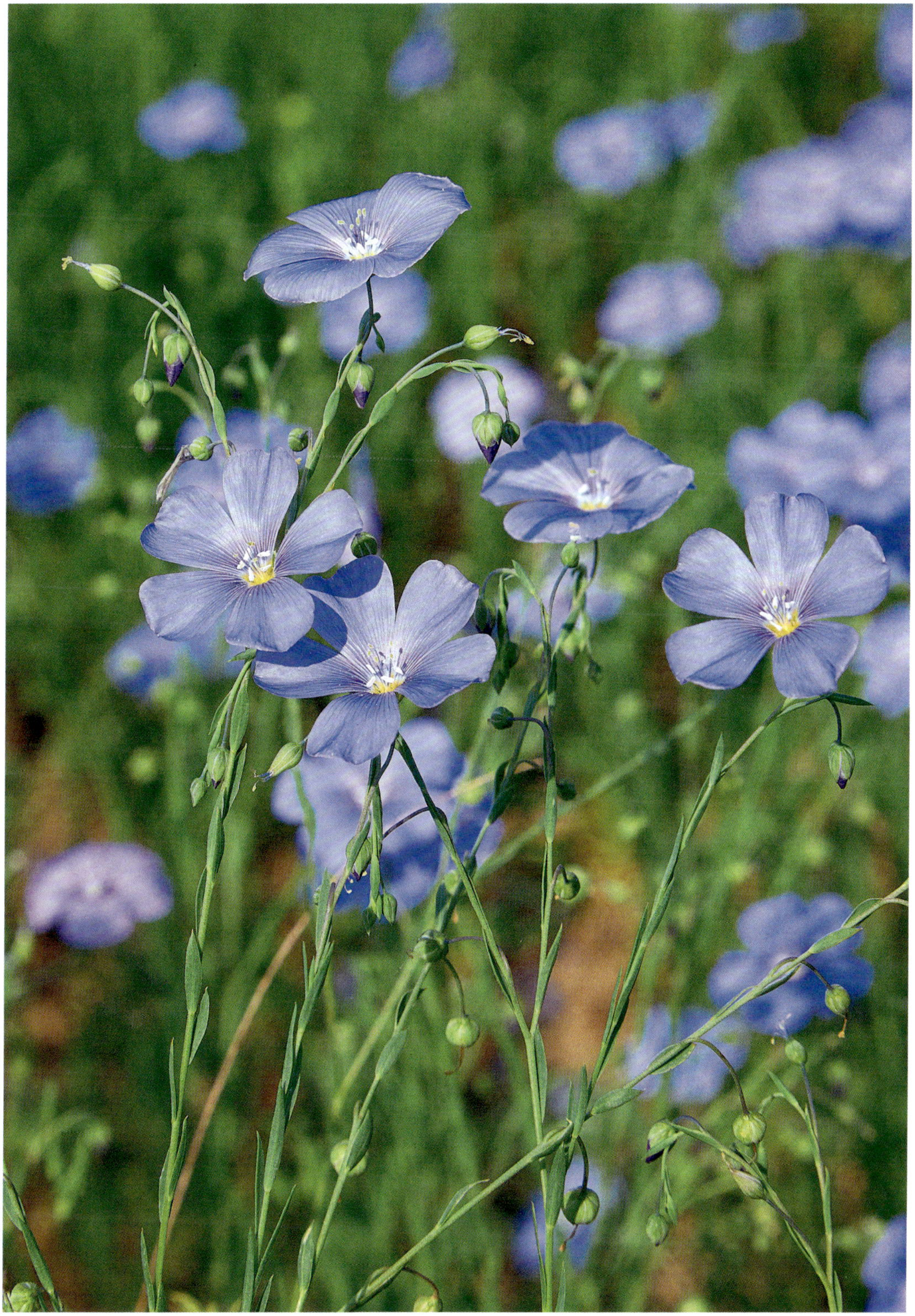

gehalten werden und zusätzlich gibt es noch eine Extraportion Omega 3 als Bonus dazu.

Viele Menschen bekommen beim Wort Leinöl schon schlechte Laune und berichten mir, dass das ja wohl eklig ist und nicht schmeckt. Dazu muss man fairerweise sagen, dass Leinöl leider sehr schnell verdirbt und ranzig wird. Dieses Leinöl sollte natürlich nicht mehr verwendet werden und ja, das schmeckt auch sehr unangenehm. Frisch gepresstes Leinöl allerdings hat einen feinen Geschmack.

GUT ZU WISSEN

Achten Sie beim Kauf von Leinöl darauf, möglichst kleine Mengen zu kaufen, die schnell verbraucht werden können. Leinöl bitte auch niemals erhitzen, da es sonst alle guten Inhaltsstoffe verliert.

Ein Grund, warum Leinsamen und Leinöl für die Wechseljahre besonders wertvoll sind, sind die guten Inhaltsstoffe. Die enthaltenen Lignane gehören zu den Phytoöstrogenen und unterstützen den Hormonaushalt ausgleichend. Ein weiterer wichtiger Bestandteil sind die wertvollen Fettsäuren, wie zum Beispiel Omega 3. Diese essenzielle Fettsäure brauchen wir für starke Nerven und für den Schutz unserer Zellen. Omega 3 unterstützt uns auch bei entzündlichen Prozessen. Leider können wir in der Regel unseren Omega-3-Bedarf mit Leinöl allein nicht decken, weil die Bioverfügbarkeit dafür nicht ausreicht. Aber wir können uns in jedem Fall im Hinblick auf gesunde, ballaststoffreiche Ernährung unterstützen und das auf eine durchaus einfache und geschmackvolle Weise.

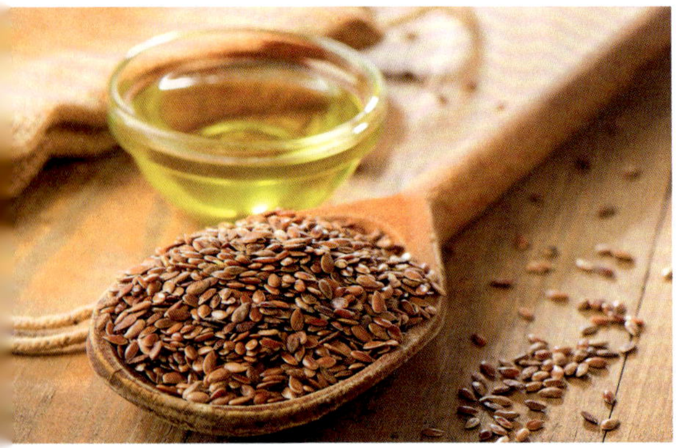

Dass Leinsamen auch für die Haut und Schleimhäute eine Unterstützung sein kann, steht schon auf Seite 98 beschrieben.

Worauf Sie bei der Verwendung von Leinsamen bitte achten sollten:

- Bei der Einnahme von Leinsamen immer ausreichend trinken, damit es nicht zu Verstopfungen kommt.
- Leinsamen bildet Schleimstoffe, die sich auf die Magenschleimhaut legen und diese pflegen. Eine Eigenschaft, die bei einer Magenschleimhautentzündung oder anderen entzündlichen Vorgängen im Verdauungstrakt wünschenswert ist. Diese pflegende Schleimschicht sorgt aber eventuell dafür, dass Medikamente nicht ordnungsgemäß im Magen aufgenommen werden können. Daher bitte 1–2 Stunden Abstand zwischen der Leinsameneinnahme und der Gabe von Medikamenten einhalten.
- Leinsamen quellen in Milch nicht optimal, sodass eine Einnahme besser mit Wasser erfolgen sollte.

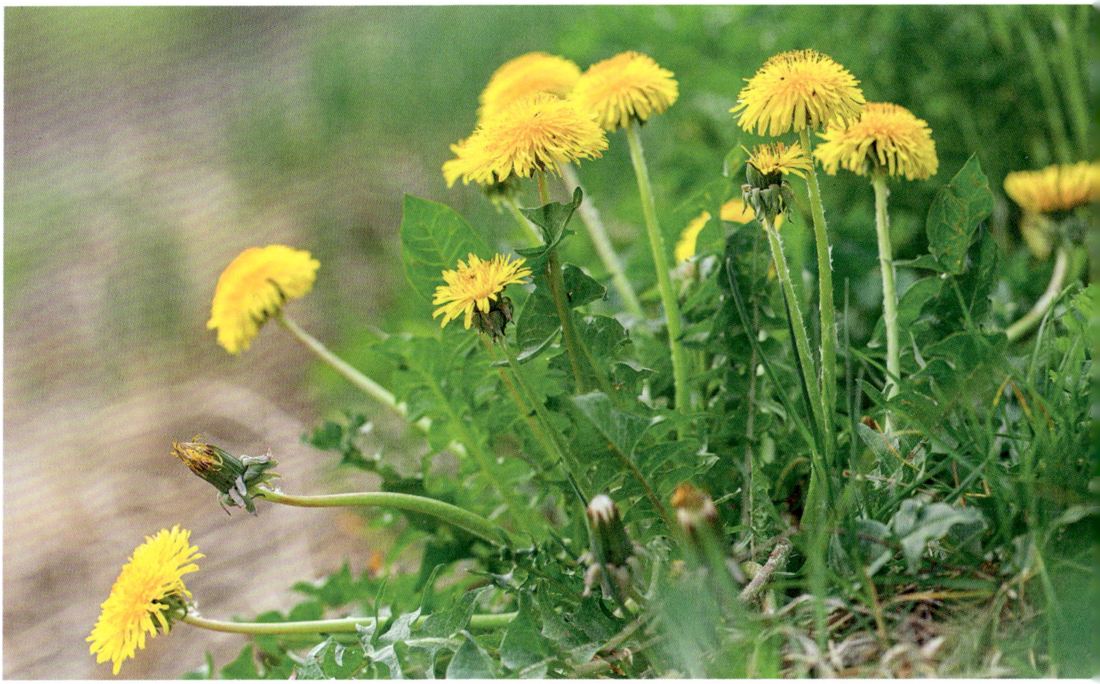

Löwenzahn

Taraxacum sect. Ruderalia

Wer kennt ihn nicht, den Löwenzahn? Botanisch wurde sein Name von *Taraxacum officinale* zu *Taraxacum* sect. Ruderalia geändert. Seiner Wirkkraft hat das keinen Abbruch getan.

Diese Pflanze aus der Familie der Korbblütler, die im Frühling oft ganze Wiesen in ein gelb leuchtendes Blütenmeer verwandelt, ist eigentlich überall zu finden. Besonders auf stickstoffreichen Böden fühlt sie sich wohl, aber eigentlich braucht sie nur ein bisschen Nährboden und kann selbst aus der kleinsten Ritze wachsen. Ich habe schon Löwenzahn auf einem Baum in einer Astgabel wachsen sehen. Auf mageren Wiesen ist er seltener anzutreffen.

Im zeitigen Frühjahr streckt er zart seine Blattrosette mit den ersten charakteristischen Blättern aus dem Boden. Länglich, grob gezahnt und nach oben breiter zulaufend kennt sie jedes Kind. Die Blätter des Löwenzahns sind immer glatt, ohne Behaarung oder Stacheln. In der Blattrosette zeigt sich dann eine pralle, grüne Knospe. Diese schiebt sich am Blütenstängel in die Höhe. Am oberen Ende des Stängels bildet sich aus dieser Knospe nach einiger Zeit der sattgelbe, zerzauste Blütenstand, der nach der Bestäubung zur Pusteblume wird. Auf diese Art verteilt der Löwenzahn fliegend seine Nachkommenschaft über teils enorme Strecken.

Die Pflanze ist in allen Teilen essbar. Die Blüten, zu einem Sirup oder einer Honigalternative eingekocht oder als Deko über

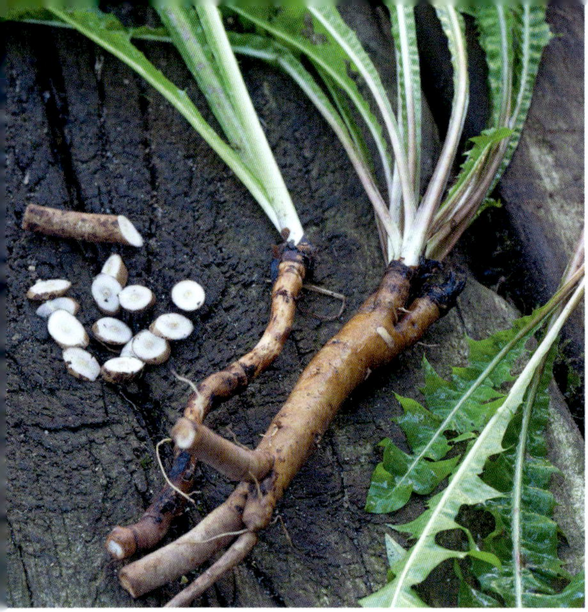

den Salat gestreut, sind ein Genuss. Die frischen Blätter eröffnen, in den Salat gemischt, neue Geschmackserlebnisse. Die Wurzel, im Herbst ausgegraben, kann als Wurzelgemüse verwendet werden. Zu dieser Jahreszeit verfügt die Löwenzahnwurzel über viel Inulin (Achtung, das ist etwas ganz anderes als Insulin). Inulin gilt als natürlicher Ballaststoff, hilft somit der Verdauung und pflegt die Darmflora.

Eine gute funktionierende Darmflora ist generell, aber besonders in den Wechseljahren nicht hoch genug zu bewerten. Hier kann das Inulin der Löwenzahnwurzel unterstützend eingreifen. Inulin wird im Dünndarm gar nicht aufgespalten und gelangt so direkt in den Dickdarm, wo die gesunden Darmbakterien „gefüttert" werden. Kohlenhydrate werden auf diese Weise langsamer aufgenommen. Das wiederum hält den Blutzuckerspiegel konstanter, sodass weniger Insulin ausgeschüttet wird. So bleibt der gefürchtete Gewöhnungseffekt der Zellen gegenüber dem Insulin aus oder verringert sich. Inulin kann also einer Insulinresistenz vorbeugend entgegenwirken, die gerade bei einer Gewichtszunahme in den Wechseljahren nicht selten ist.

Um wiederum die Bitterstoffe der Löwenzahnwurzel nutzen zu können, wird diese im Frühling ausgegraben. In den Blättern und Stängeln sind ebenfalls reichlich Bitterstoffe enthalten. Leber und Galle leisten in den Wechseljahren Schwerstarbeit. Die Bitterstoffe können an der Stelle eine gute Unterstützung sein, da sie unter anderem den Gallenfluss anregen. Damit aber noch nicht genug. Löwenzahn wirkt auch harntreibend. Das ist auch eine herausragende Eigenschaft, denn es ist wichtig, dass die über die Leber verstoffwechselten Abbauprodukte auch ausgeschieden werden können.

Löwenzahn ist obendrein reich an Vitaminen und Mineralstoffen sowie Eisen. Das Zusammenspiel der vielen Inhaltsstoffe kann helfen, weniger Heißhunger auf Süßigkeiten zu haben, weniger müde und antriebslos zu sein, also generell ein besseres Wohlbefinden zu erlangen.

Es lohnt sich also, den Löwenzahn in Ihr Leben einzuladen. Frisch verzehrt, als Tee oder Tinktur angesetzt – der Löwenzahn kann in den Wechseljahren in so vielen Formen unterstützen.

! Allerdings sollte bei bestehenden Gallen- oder Leberleiden die Einnahme mit der behandelnden Person abgestimmt werden. Bei Allergien gegen Korbblütler ist der Löwenzahn leider nicht geeignet.

Damit die harntreibende Wirkung des Löwenzahns den Nachtschlaf nicht gefährdet, sollte er besser nicht am Abend verzehrt oder eingenommen werden.

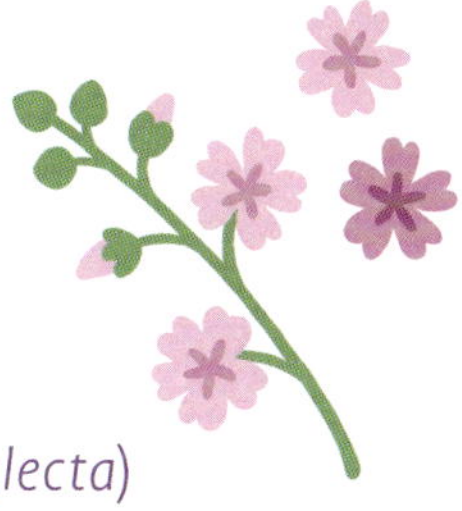

Malve

Weg-Malve (*Malva neglecta*)
Wilde Malve (*Malva sylvestris*)

Malvengewächse kommen ursprünglich aus Asien oder Südeuropa, sind jedoch inzwischen in schier unzähligen Arten fast auf dem gesamten Globus zu finden. Für die Heilanwendungen werden vorrangig die Weg-Malve oder die Wilde Malve eingesetzt.

Malven sind mit ihren leuchtenden lila Blüten, die mich ein wenig an Windmühlenflügel erinnern, eine Zierde in jedem Garten. Auch Bestäuber lieben die Blüten. Um die heilsamen Inhaltsstoffe nutzen zu können, werden die Blüten ohne Stängel im Hochsommer möglichst täglich geerntet. Dadurch werden die Pflanzen zusätzlich angeregt, neue Blüten zu produzieren. Die Blütenpracht ist sowieso vergänglich, die einzelnen Blüten blühen meist nur einen Tag.

Malven enthalten viele Schleimstoffe, sowohl in den Blüten als auch in den Blättern. Dort ist der Schleimstoffgehalt allerdings etwas geringer. Zudem finden sich in Malven noch Gerbstoffe und Farbstoffe (Flavonoide in den Blättern, Anthocyane in den Blüten).

Das vermutlich bekannteste Anwendungsgebiet für Schleimstoffe sind Atemwegserkrankungen, wie zum Beispiel trockener Husten. In den Wechseljahren können die Schleimstoffe sehr gut für unsere leidendenden Schleimhäute oder generell für die Hautpflege genutzt werden. Als Tee für Waschungen eingesetzt, wirken die Schleimstoffe beruhigend auf die Haut. Die Mundschleimhaut leidet aufgrund des sinkenden Östrogenspiegels ebenfalls. So können Mundspülungen mit Malventee Linderung bringen (Seite 96).

Mit einem Malventee-Sitzbad kann die Vaginalschleimhaut befeuchtet und „samtig" gepflegt werden. Für die innerliche Anwendung des Malventees, zum Beispiel bei einer Magenschleimhautentzündung, sollte darauf geachtet werden, die Kur nach längstens zwei Wochen zu unterbrechen. Die Schleimstoffe legen sich auf die Magenschleimhaut und beruhigen diese, so wie es gewünscht ist. Länger angewendet kann aber die Aufnahme von Nahrung oder Medikamenten beeinträchtigt werden.

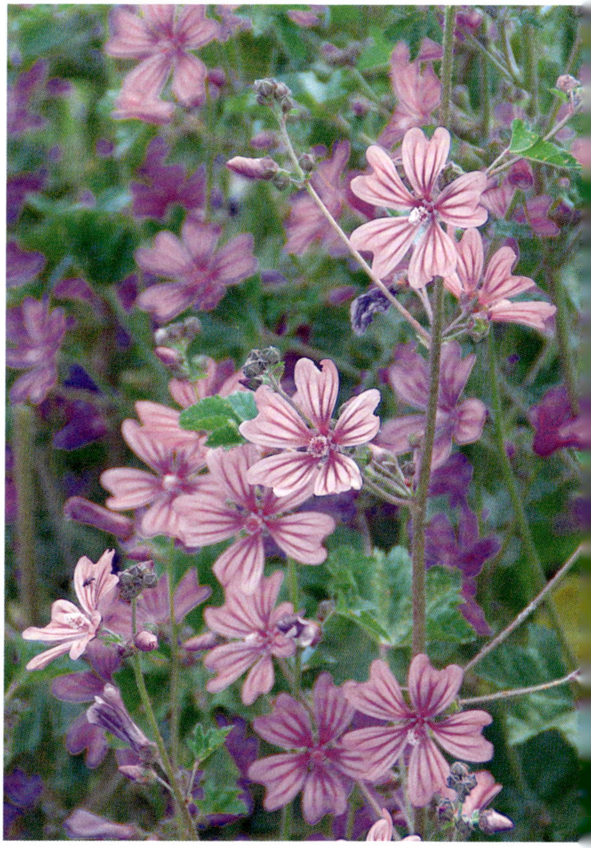

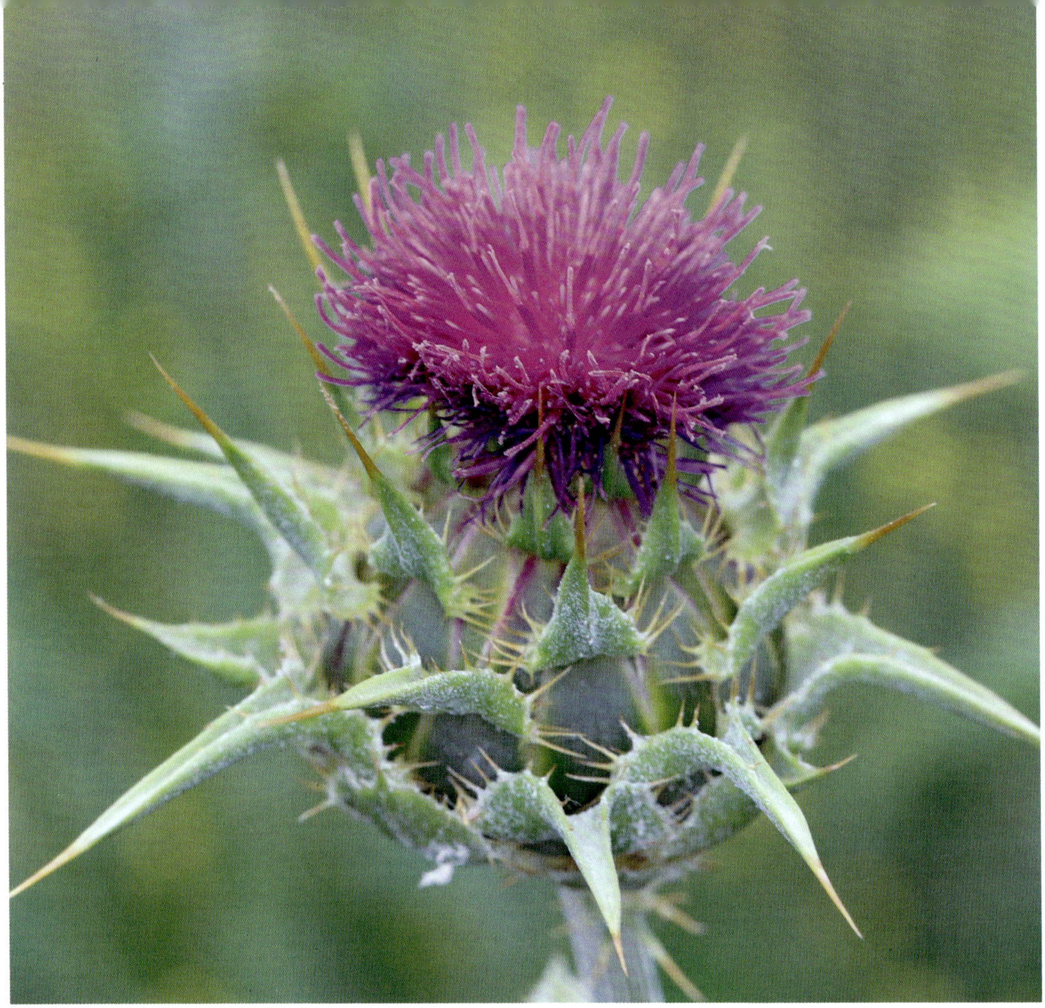

Mariendistel

Silybum marianum

Die Mariendistel beeindruckt durch eine imposante Erscheinung. Der Korbblütler ist ein- oder zweijährig und kann eine stattliche Größe von 1,50 Metern erreichen. Zuerst bildet die Pflanze eine Grundrosette, aus welcher derbe, längliche Blätter, die ähnlich wie beim Löwenzahn gezahnt sind, wachsen. Allerdings haben diese Zähne zusätzlich spitze Dornen. Die Oberseite der Blätter ist glatt und mit weißen Sprenkeln versehen. Diese besondere Blattfärbung hat der Pflanze wohl auch den Namen eingebracht, denn der Legende nach hat Maria auf der Flucht ihr Jesuskind gestillt und unterwegs dabei ein paar Tropfen Milch auf einer Distel verloren. Die Pflanze soll seither diese Milchzeichnung tragen dürfen. Die Blattunterseite der Grundrosette ist weiß behaart.

Später, manchmal erst im zweiten Jahr, bildet sich aus der Blattrosette ein derber Stängel. Dieser kann kahl oder gelegentlich auch mit einem feinen weißlichen Überzug versehen sein. An diesen Stängel schmiegen sich wechselständig die gleichen weiß-grünen Blätter, die den Stängel halb umschließen, ähnlich wie beim Hirtentäschel oder Sauerampfer. Am oberen Ende des Stängels sitzt das Blütenkörbchen mit dem leuchtend rosa Blütenstand. Da auch dieses Körbchen mit Dornen umfasst ist, ist die Ernte der wertvollen Samen, oder richtiger gesagt der Früchte, nicht einfach und manchmal schmerzhaft.

Diese Früchte sind allerdings jede Mühe bei der Ernte wert, denn ihre Inhaltsstoffe unterstützen die Leber und helfen ihr, sich gut zu regenerieren. Allen voran sollte der Wirkstoff Silymarin genannt werden, der bei bestehenden Lebererkrankungen als Fertigpräparat gezielt die Regeneration geschädigter Leberzellen unterstützt. Silymarin kann in hoher Konzentration und als Infusion selbst gegen eine Knollenblätterpilzvergiftung angewendet werden: Je eher eingegriffen wird, umso höher die Überlebenschancen.

Doch auch in der Prophylaxe ist die Mariendistel eine wundervolle Unterstützung für die Leber. Die Kombination der Inhaltsstoffe aus Silymarin, fettem Öl, Vitamin E, Eiweiß, Polysterolen, Schleimstoffen und ätherischen Ölen unterstützt die Leberzellen bei der Entgiftung. Und damit hat die Leber gerade in den Wechseljahren reichlich zu tun. Wir essen oft zu viel, zu fett, zu süß. Die Leber muss sich darum kümmern, dass all dies verstoffwechselt wird. Nun kommen noch Umweltgifte, Genussgifte wie zum Beispiel Alkohol, Medikamente, Krankheitskeime und in den Wechseljahren noch die schwankenden Hormonspiegel hinzu. Hier kann eine Kur mit Mariendistelfrüchten eine gute Unterstützung und Entlastung für die Leber sein. Weil auch keine Nebenwirkungen zu befürchten sind, kann eine solche Kur gut und gerne zwei bis drei Monate dauern. Es spricht auch nichts gegen eine längere Anwendungsdauer.

IMMER MÖRSERN!

Die Früchte der Mariendistel sind extrem hart. Sie können kaum zerkaut werden und auch im Magen und Darm werden sie nicht ausreichend aufgespalten. Die Früchte müssen darum vor dem Verzehr oder jeder anderen Verwendung gut gemörsert werden.

Für die Anwendung gibt es dann unzählige Möglichkeiten. Die einfachste finde ich, die frisch gemörserten Früchte morgens über das Müsli oder in den Smoothie zu streuen oder als Topping über den Salat. Wer den Geschmack nicht mag, kann auch einen Tee oder eine Tinktur verwenden. Da Tinkturen allerdings auf Alkoholbasis sind, sollte diese Darreichungsform nur bei einer ansonsten gesunden Leber in Betracht gezogen werden.

Als Tagesdosis werden 12–15 g Mariendistelfrüchte empfohlen. Wer weder Tee noch Tinktur und schon gar kein Müsli mag, dem stehen Fertigpräparate in Form von Nahrungsergänzungsmitteln zur Verfügung. Für therapeutische Zwecke, die bestenfalls mit der behandelnden Person abgestimmt werden, sollte bei dem Arzneimittel auf den Silymaringehalt geachtet werden. Dieser sollte als Tagesdosis bei 200–400 mg liegen.

Melisse

Melissa officinalis

Die bei uns meistverbreitete Melissenart ist wohl die Zitronenmelisse. Diese lässt sich sehr gut selbst anbauen. Im Garten, auf dem Balkon oder sogar im Topf auf der Fensterbank fühlt sie sich gut. Im Garten benötigt sie einen durchlässigen Boden und etwas Nährstoffe. Dann kann die Zitronenmelisse knapp 1 Meter hoch werden.

Die Stängel der Zitronenmelisse sind, wie bei allen Lippenblütlern, vierkantig. Die herzförmigen, leicht behaarten Blätter stehen gegenständig an den Stängeln, und zwar immer versetzt, sodass man von kreuz-gegenständig spricht. Beim ersten Hinschauen würde man den Blütenstand als quirlig bezeichnen. Schaut man aber genauer hin, so findet man die Blütenstände nur aus den jeweiligen Blattachseln erwachsend. Darum ist diese Form des Blütenstandes ein Scheinquirl. Die Blütenknospen sind gelb, erst wenn sie sich öffnen, strahlen die Blüten in Weiß bis Rosa.

Der markanteste Inhaltsstoff der Zitronenmelisse ist das ätherische Öl, das sich in den Öldrüsen der Blätter befindet. Melisse verfügt darüber hinaus über Flavonoide, Bitterstoffe und Gerbstoffe. Diese Wirkstoffkombination macht die Melisse zu einem natürlichen Beruhigungsmittel mit einem breiten Anwendungsspektrum. Oft ist in den Wechseljahren unser Nervenkostüm dünn, sodass die Melisse gerade dann gute Dienste leistet.

Die nervenberuhigende Wirkung kann für einen besseren Schlaf sorgen. Nervöse Herzbeschwerden können ebenfalls positiv auf Zitronenmelisse reagieren. Das trägt zu einer allgemeinen Beruhigung bei und fördert den erholsamen Schlaf.

Es wird daran geforscht, ob der Einsatz von ätherischem Melissenöl sich auch positiv auf die Gehirnleistung auswirkt, was ich naheliegend finde. Ein entspannterer Geist kann besser denken. Einige Studien beschäftigen sich mit dem Einsatz des ätherischen Melissenöls in der Altenpflege. Es wird geforscht, ob die Anwendung für mehr Ausgeglichenheit bei verschiedenen Krankheitsbildern wie Demenz oder Alzheimer sorgen kann. Spannend – und hoffentlich geht die Forschung da weiter.

Viele Frauen leiden in den Wechseljahren unter Verdauungsproblemen und Blähungen. Hier kann die Melisse mit ihren Gerb- und Bitterstoffen, als Tee angewendet, Abhilfe schaffen.

Gleiches gilt für Menstruationsbeschwerden, die durch die krampflösende Wirkung der Melisse günstig beeinflusst werden können.

In der äußerlichen Anwendung entfaltet die Melisse ihre antibakteriellen und antiviralen Wirkweisen und einen positiven Einfluss auf das Immunsystem.

In den Wechseljahren kommt es auch vor, dass durch die Hormonschwankungen das Immunsystem aus dem Gleichgewicht kommt. Ein schwächelndes Immunsystem hat weniger Abwehrkraft gegen Infekte, inklusive Viren. Frauen, die ohnehin mit Lippenherpes zu kämpfen haben, müssen jetzt mit häufigerem Auftreten dieser lästigen und leider auch sehr schmerzhaften Erkrankung rechnen. Bei aufkommendem Lippenherpes kann das Auftupfen von Frischsaft, also frisch angequetschten Melissenblättern, eine schnelle Linderung bringen. Die Wirkstoffe der Melisse drosseln die Ausbreitung der Herpesviren.

MERKSPRUCH

Wie ein sanftes Ruhekissen wirkt der Tee von den Melissen, stärket Nerven, Herz und Magen, hilft bei vielen Frauenplagen, fördert auch den Schlaf ganz herrlich, kurzum – macht sich unentbehrlich. (Autor unbekannt)

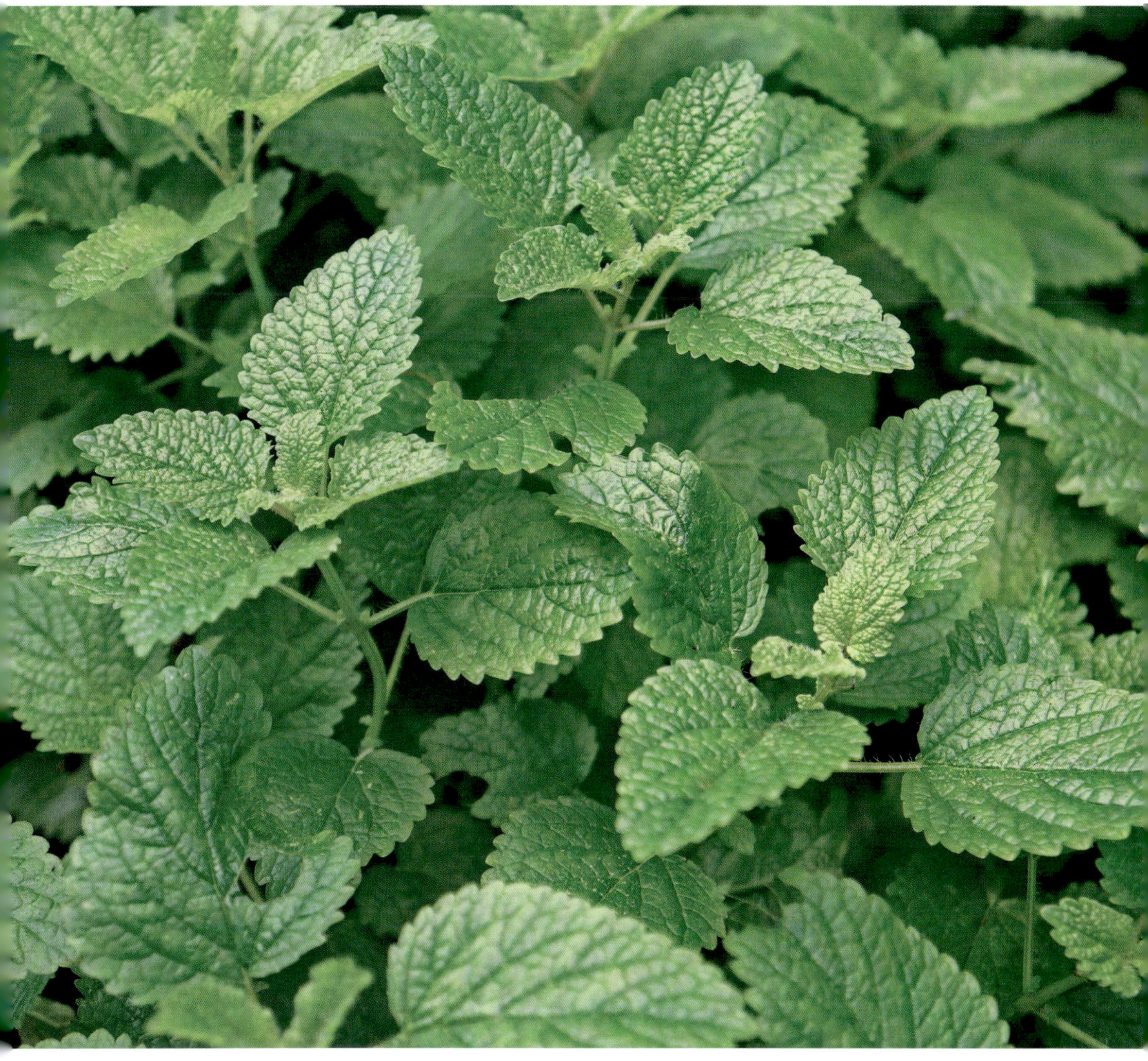

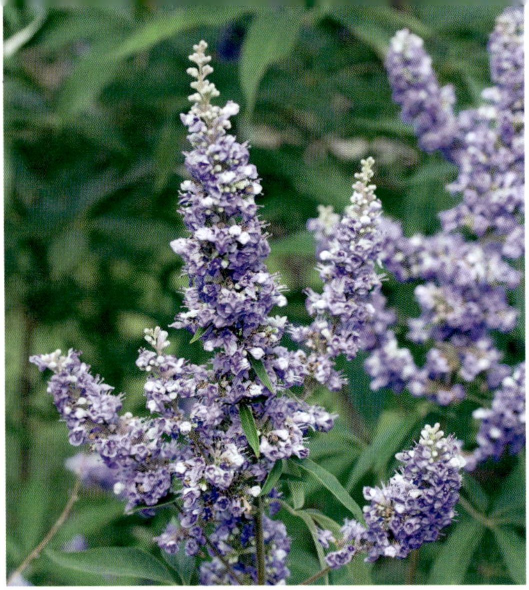

Mönchspfeffer

Vitex agnus-castus

Neben der Traubensilberkerze ist der Mönchspfeffer eine der bekanntesten Pflanzen für Frauen in den Wechseljahren. Mönchspfeffer gehört zu den Eisenkrautgewächsen und kann als Strauch eine stattliche Höhe von bis zu 6 Metern erreichen.

Die Blätter sitzen gegenständig an den runden Ästen und ähneln in ihrer Form ein wenig den Cannabisblättern. An den Enden der Äste sitzen die kerzenförmigen, meist violetten Blütenstände.

In mildem Klima kann Mönchspfeffer gut im Garten überwintern. Die Blüten sind ein Insektenmagnet und die Früchte können in der Küche, ähnlich wie Pfeffer, verwendet werden.

Seinen Namen hat der Mönchspfeffer der Tatsache zu verdanken, dass die Mönche im Mittelalter ihn zur „Zähmung der Fleischeslust“ eingesetzt haben. Mönchspfeffer kann tatsächlich die Libido dämpfend beeinflussen. Daher kommt auch einer seiner Trivialnamen, nämlich Keuschlamm.

Zu seinen Inhaltsstoffen gehören Flavonoide, Diterpene, Bitterstoffe, ätherische und fette Öle. Die Hauptindikationen sind PMS (prämenstruelles Syndrom) und Beschwerden in den Wechseljahren. Wegen seiner progesteronähnlichen Wirkung ist der Mönchspfeffer ein Mittel, welches in der frühen Phase der Wechseljahre in der zweiten Zyklushälfte eingesetzt wird. Also ab der Mitte des Zyklus, vor der nächsten Menstruation.
In der Prä- und Perimenopause überwiegt oft das Östrogen. Mönchspfeffer ersetzt in keiner Weise das fehlende Progesteron. Vielmehr wirkt er durch seine komplexe Wirkstoffkombination ausgleichend auf den Hormonhaushalt.

AUS DER FORSCHUNG

In Tests konnte nachgewiesen werden, dass Präparate aus Mönchspfeffer durchaus bessere Ergebnisse erzielen konnten als Präparate, die nur aus einzelnen Wirkstoffen der Pflanze hergestellt werden.

Es gibt beim Mönchspfeffer aber auch Gegenanzeigen. Eine Einnahme zusammen mit Neuroleptika sollte unbedingt mit dem Arzt / der Ärztin abgestimmt sein. Die Wirkungen der Präparate können sich gegenseitig abschwächen. Es wird unter der Einnahme von Mönchspfeffer von Kopfschmerzen, Magen-Darm-Beschwerden oder juckenden Hautausschlägen berichtet. Eine entspannende und möglicherweise libidovermindernde Wirkung liegt an der progesteronähnlichen Wirkung und sollte bei der Anwendung bedacht werden.

Passionsblume

Passiflora incarnata

Es gibt kaum eine Blüte mit einem beeindruckenderen Farbenspiel und so filigranen Strukturen. Diese Kletterpflanze aus der Familie der Passionsblumengewächse ist ursprünglich im südamerikanischen Regenwald beheimatet. Dort bilden einige Arten auch ihre wohlschmeckenden Früchte aus, die wir als Passionsfrüchte oder Maracuja kennen. Diese kleinen Kraftpakete sind vollgestopft mit Eisen, Mineralstoffen und Carotin, sodass sie einen gesunden Beitrag zu unserer Ernährung leisten können. Für rein medizinische Zwecke finden sie keine Verwendung – dafür verwendet man das blühende Kraut ausschließlich der hier beschriebenen Art *Passiflora incarnata*.

Es ist möglich, Passionsblumen in gemäßigten Zonen Europas anzubauen, jedoch tragen sie hier keine Früchte und meist sind es Zuchtformen, die keine medizinische Wirkung aufweisen. Um Passionsblumenkraut medizinisch anzuwenden, muss auf einen guten Kräuterhandel oder ausgewählte Apotheken ausgewichen werden. In Apotheken gibt es gute Fertigprodukte zu kaufen.

Bereits die Azteken haben Passionsblumen zur Nervenstärkung und zur Förderung des gesunden Schlafs verwendet. Eine Eigenschaft, die gerade in den Wechseljahren segensreich ist, wenn die Schlafqualität vielfach zu wünschen übriglässt. Passionsblumenanwendungen stärken das Nervensystem, wirken angstlösend und helfen dadurch, leichter in den Schlaf zu finden.

Auch das Durchschlafen wird verbessert und das Aufwachen am nächsten Morgen sollte entspannt und erholt sein. Ähnlich wie auch beim Baldrian gibt es keinen „Hangover-Effekt". Im Gegensatz zu Schlafmitteln sind bei der Anwendung von Passionsblumenkraut keine Nebenwirkungen oder Gewöhnungseffekte zu erwarten.

Die Passionsblume für sich allein ist schon ein sehr gutes und sanftes Mittel. Sie entspannt, ohne zu ermüden, und fördert zugleich Konzentration und Gelassenheit. Ihre Inhaltsstoffe wie zum Beispiel ätherische Öle, Maltol, Flavonoide und Polysacharide entfalten besonders gut in Kombination mit anderen Pflanzen ihre Wirkung (Gute-Nacht-Oxymel, Seite 49).

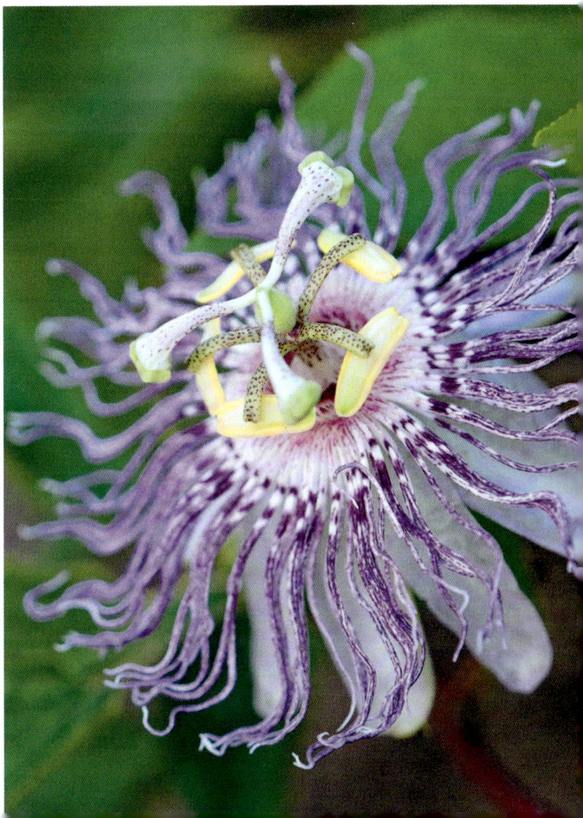

Pfefferminze

Mentha × piperita

Die Pfefferminze ist vermutlich in den meisten Hausapotheken zu finden. Die Pflanze gehört zur Familie der Lippenblütler, was auch am vierkantigen Stängel gut zu erkennen ist. Die schmalen, ellipsenförmigen Blätter sind an den Rändern fein gezahnt und stehen gegenständig am Stängel. Ungefähr ab Juni wachsen am oberen Ende des Stängels aus den Blattachseln die Blütenstände mit ihren rosa bis lila leuchtenden, leicht spitz zulaufenden Scheinähren. Es gibt inzwischen unzählige Minzearten. Die Pfefferminze ist eigentlich ein Unfall der Natur und nicht samenfest. Dass sich der Geschmack und die Wirkweise Ihrer Pfefferminze verändert, kann vermieden werden, wenn das Aussamen unterbunden wird.

TIPP FÜR DEN GARTEN

Wenn Sie Pfefferminze, Minzen generell, in Ihrem Garten selbst anbauen wollen, sollten Sie ihr von vornherein klarmachen, wo ihr Platz ist. Bestenfalls in einem großen Topf oder mit einer guten Wurzelsperre. Ansonsten wandert die Minze nämlich durch ihren ganzen Garten, da sie sich gerne über Wurzelausläufer vermehrt und neue Standorte sucht.

Nach der Blüte verliert die Minze ihre Heilkraft und auch ihren Geschmack. Um die beste Qualität zu ernten, schneiden Sie die Pfefferminze kurz vor der Blüte großzügig herunter. Lassen Sie 5–10 Zentimeter stehen, damit die Minze wieder austreiben kann.

Um eine sogenannte Lose-Blatt-Qualität zu erhalten, zupfen Sie vorsichtig die Minzblätter vom Stängel und trocknen die ganzen Blätter zügig an einem gut durchlüfteten, schattigen Ort. So bleiben viele der flüchtigen ätherischen Öle erhalten. Wenn Sie gerne Kräutersträußchen trocknen, ist das für den Minze-Haustee auch kein Problem. Dann sollten Sie aber unbedingt später auch die Stängel verwenden. Dort sammeln sich beim Trocken viele Wirkstoffe an.

Zu den Hauptinhaltsstoffen der Pfefferminze gehört auf jeden Fall das ätherische Öl. Weiterhin enthalten sind zum Beispiel Flavonoide, Gerbstoffe, Bitterstoffe sowie Triterpene.

Für die Zeit der Wechseljahre ist die Minze auf verschiedene Weisen und in unterschiedlichen Gebieten eine nützliche Begleiterin. Mit den Gerb- und Bitterstoffen unterstützt sie bei Verdauungsproblemen in Form von Tee. Und Pfefferminze hat kühlende Eigenschaften. Diese leisten in zweierlei Hinsicht gute Dienste. Einmal als wunderbares Mittel, um Hitzewallungen zu lindern. Dafür wird die Minze in Form eines Hydrolats als Spray oder als Tee für Waschungen genutzt.

Auch der Kopf freut sich über die Pfefferminze. Bei Kopfschmerzen verschafft ein Roll-on, mit ein paar Tropfen ätherischem Minzöl in einem fetten Öl gelöst, schnell Linderung. Inzwischen ist recht gut in Untersuchungen

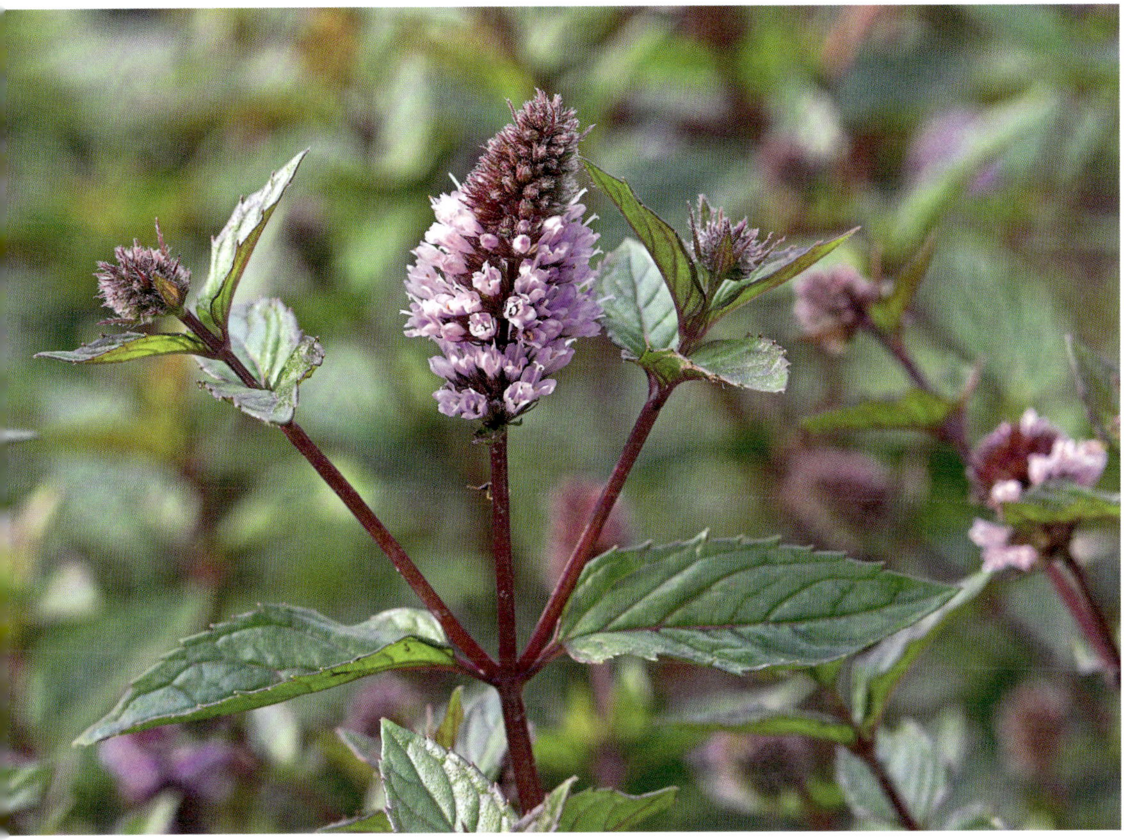

belegt, dass ätherisches Pfefferminzöl bei der Behandlung von Spannungskopfschmerzen eine vergleichbar gute Wirkung erzielt wie Paracetamol oder ein Präparat mit Acetylsalicylsäure.

Ähnlich wie beim Rosmarin erfrischt auch die Minze das Gehirn und macht wach. In kleinen Studien aus dem Jahr 2018 wurde diese leistungssteigernde Wirkung auf das Gehirn bereits nachgewiesen. Da darf aber gerne noch weiter geforscht werden. Aufgrund der anregenden und wach machenden Wirkung kann es angeraten sein, am Abend lieber auf Pfefferminze zu verzichten, damit der Nachtschlaf nicht leidet.

Auch wenn Pfefferminztee noch so gut schmeckt: Sie ist ein Heilkraut und daher nicht zum dauerhaften Gebrauch gedacht. Wie alle Heilkräuter sollte auch die Pfefferminze nicht länger als sechs Wochen am Stück angewendet werden. Diesmal ist sogar nicht der Gewöhnungseffekt das ausschlaggebende Argument. Minze regt die Magensäureproduktion an. Eine übermäßige Produktion ist nicht erstrebenswert und kann zu Magenreizungen führen. Wenn Sie an Gallensteinen oder anderen Leber- oder Gallenbeschwerden leiden, bitte die Verwendung der Minze, besonders als ätherisches Öl, mit dem Arzt oder der Ärztin abklären.

Rhapontik-Rhabarber

Rheum rhaponticum

Der Rhapontik-Rhabarber (auch Sibirischer Rhabarber) ist eine Pflanze aus der Familie der Knöterichgewächse. Unser Gartenrhabarber, den es in verschiedensten Zuchtformen auch im Handel gibt, hat in keiner Weise die gleichen Eigenschaften und findet in der Heilkunde keine Verwendung. Eine ebenfalls verwandte Pflanze ist der Medizinal-Rhabarber (*Rheum officinale*), der seinen Wirkungskreis hauptsächlich im Bereich des Darms hat und hier für eine raschere Entleerung sorgen kann.

Für die Anwendung in den Wechseljahren interessiert uns jedoch eher die phytoöstrogene Wirkung des Rhapontik-Rhabarbers. Die chemische Struktur des Phytoöstrogens ist so beschaffen, dass es dem körpereigenen ähnlich ist. Für die eigene Herstellung von Heilmitteln eignet sich die Pflanze nicht, weil die Wirkstoffe, die Stilbene, aus der Wurzel der Pflanze gewonnen und besonders aufbereitet werden müssen. Hierzu gibt es im Handel geprüfte Arzneimittel.

Der Rhapontik-Rhabarber hat sich bewährt, wenn die Hitzewallungen kurz und heftig sind und danach ein Frösteln einsetzt. Auch bei Hitzewallungen, die ohne Schweißausbrüche einhergehen, kann an diese Behand-

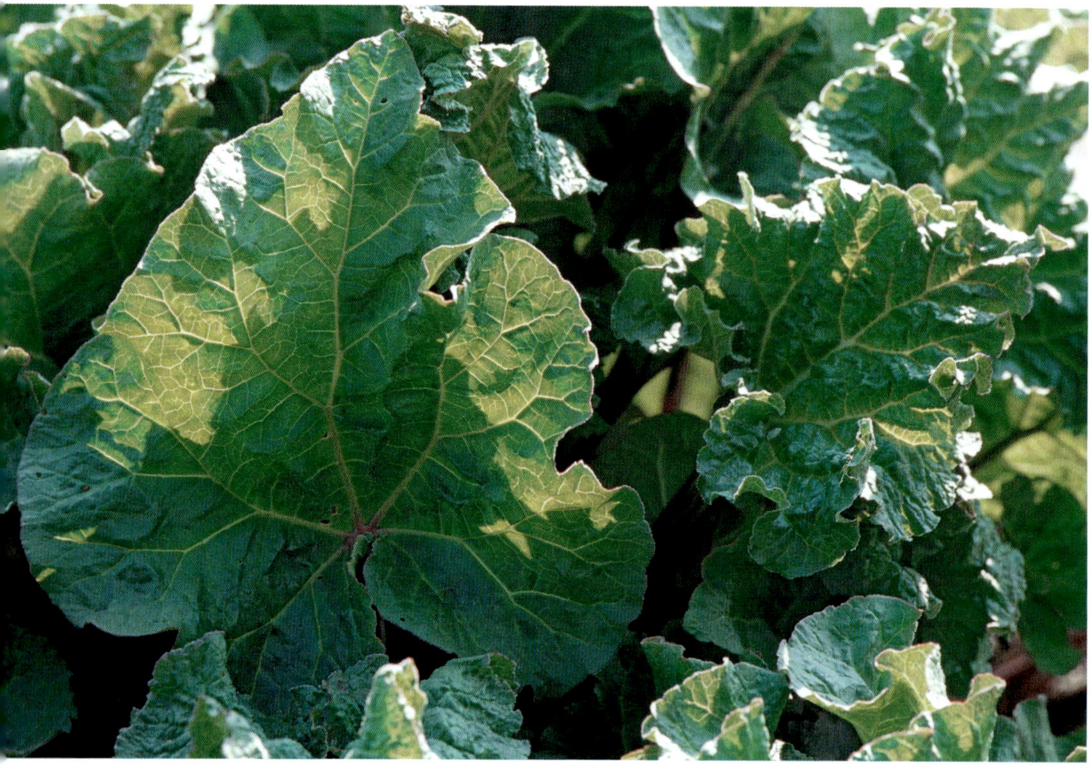

lungsform gedacht werden. Frauen, die über eine verstärkte Infektanfälligkeit, sehr trockene und dünne Haut sowie trockene Schleimhäute klagen, können den Rhapontik-Rhabarber versuchen.

Genau wie bei der Traubensilberkerze dauert es auch hier ein wenig, bis die gewünschte Wirkung einsetzt. Geben Sie Ihrem Körper zwei bis vier Wochen Zeit, bevor Sie eine Linderung der Beschwerden erwarten.

Wenn alle vorangegangenen Symptome passen, es jedoch auch zu Schweißausbrüchen kommt, kann eine Kombination von Rhapontik-Rhabarber und Salbei versucht werden.

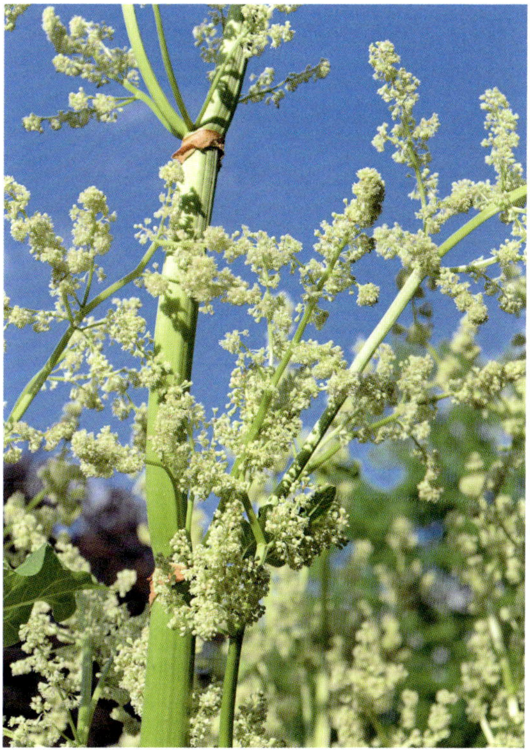

GUT ZU WISSEN

Auch wenn die Inhaltsstoffe des Rhapontik-Rhabarbers über eine chemisch sehr ähnliche Struktur verfügen, so sind sie kein Östrogen. Die Wirkweise ist zwar recht ähnlich und kann mit einer leichten Hormonersatztherapie verglichen werden. Pflanzen können stimulierend auf den Hormonhaushalt wirken, ersetzen aber keine Hormone, wie es eine Hormonersatztherapie tut.

In Studien wurde nachgewiesen, dass die östrogenähnliche Substanz im Rhapontik-Rhabarber nicht an die brustkrebsrelevanten Rezeptoren andockt. Nach derzeitiger Studienlage, die zugegebenermaßen recht dünn ist, kann davon ausgegangen werden, dass durch eine Therapie mit Rhapontik-Rhabarber kein erhöhtes Brustkrebsrisiko zu erwarten ist. Die Wirkkraft der Präparate scheint mit einer leichten Hormonersatztherapie durchaus vergleichbar. Dennoch wird in den Beipackzetteln der Arzneimittel vorsichtshalber von der Einnahme abgeraten, wenn östrogenabhängige Krebsarten, wie zum Beispiel einige Brustkrebsarten, in der Geschichte der Patientin eine Rolle spielen. Sprechen Sie unbedingt für diese Fälle die Einnahme mit Ihrer Ärztin ab.

! Patientinnen mit Nieren- oder Leberproblematiken sollten die Einnahme von Rhapontik-Rhabarber-Präparaten unbedingt mit dem behandelnden, medizinischen Personal abstimmen. Schwangere und Stillende sollten von der Einnahme Abstand nehmen.

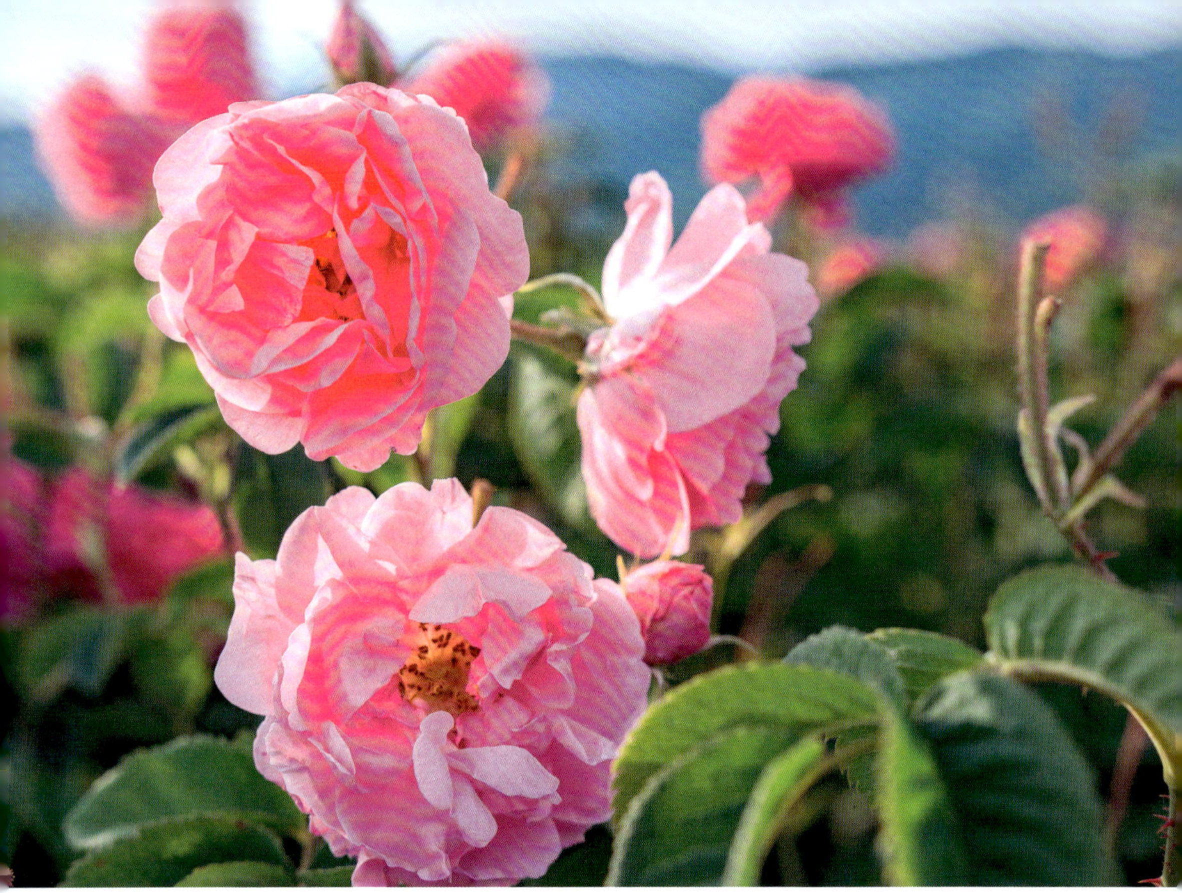

Rose

Essig- oder Apotheker-Rose
(*Rosa gallica*)
Damaszener-Rose
(*Rosa damascena*)

Über kaum eine Pflanze wurden vermutlich mehr Worte geschrieben, mehr Gedichte verfasst und mehr Lieder gesungen als über die Rose. Sie steht wie keine andere Pflanze für Schönheit, Anmut, Weiblichkeit und für die Liebe im Allgemeinen. Und das bereits seit der Antike. Nur zu Recht gibt sie der Familie der Rosengewächse auch ihren Namen. In Rosengärten wurden geheime Liebesschwüre getätigt und alles, was „sub rosa dictum", also unter der Rose gesprochen wurde, blieb im Verborgenen, blieb zwischen den anwesenden Personen.

Obwohl es inzwischen mehrere Zehntausend Rosenarten und -sorten gibt, so werden nicht alle medizinisch genutzt. Meist werden die Essig-Rose (*Rosa gallica*) oder die Apotheker-Rose (*Rosa gallica officinalis*) verwendet. Für die Gewinnung des ätherischen Öls nutzt man meist die Damaszener-Rose (*Rosa damascena*).

Rosen stellen generell keine großen Ansprüche an ihren Standort und sind auf der ganzen Nordhalbkugel verbreitet. Nur Staunässe und zu große Hitze mögen sie nicht.

Alle Rosen sind essbar. Allerdings ist es wichtig, dass Sie für Anwendungen nur Rosenblüten verwenden, die duften, und vor allem dürfen die Rosen nicht gespritzt sein. Bestenfalls kommen die Blüten aus dem eigenen Garten oder einer Bio-Gärtnerei.

Alle anderen Rosen sind auch schön anzuschauen, aber bitte verwenden Sie sie nur zum Betrachten und Erfreuen.

Auch wenn die Einsatzmöglichkeiten der Rose nicht ganz so zahlreich wie ihre Sorten sind, so gibt es doch viele Gebiete, in denen auf die Kraft der Rosen vertraut werden darf. Die wohlduftenden ätherischen Öle werden in der Aromatherapie als angstlösend und herzöffnend beschrieben. In einer Studie wurde nachgewiesen, dass Rosenöl die Lern- und Merkfähigkeit erhöht. Die hormonausgleichende Wirkung kann PMS-Beschwerden lindern. In Vaginalzäpfchen (Seite 105) eingearbeitet pflegt es die Schleimhaut und entfaltet zudem seine aphrodisierende Wirkung. Für Letzteres ist es unbedingt nötig, dass beide den besonderen Duft der Rose mögen.

Das ätherische Öl wird durch Destillation gewonnen. Dazu müssen die Blütenblätter am Vormittag geerntet werden, da sonst die ätherischen Öle verfliegen. Echtes ätherisches Rosenöl ist teuer, das stimmt! Aber wenn Sie sich vor Augen führen, dass aus 4 kg Rosenblüten gerade mal 1 ml ätherisches Öl entsteht, so wird schnell klar, wie der Preis zustande kommt.

Bei der Destillation entsteht auch Rosenhydrolat. Die Wirkung von Hydrolaten ist meist etwas milder als die der ätherischen Öle. Rosenhydrolat ist als kühlendes und beruhigendes Spray wunderbar bei leichtem Sonnenbrand oder entspannt die dünner werdende, juckende Haut. Auch hier lässt der Preis auf die Qualität schließen. Ein sehr preiswertes Rosenwasser aus dem Supermarkt ist in der Regel kein Hydrolat, sondern ein aromatisiertes Wasser und nicht für medizinische Zwecke geeignet.

Rosenblütenblätter sehen in Teemischungen nicht nur wunderschön aus, sondern entfalten dort ihre harmonisierende, herz- und nervenstärkende Wirkung. Durch die Gerbstoffe sind Rosenblätter eine gute Ergänzung in Tees gegen Durchfall.

Im Spätsommer sind die Früchte der Rosen, die Hagebutten, erntereif. Die meiste Ausbeute an wohlschmeckendem, vitaminreichem Hagebuttenmus gibt es bei der Kartoffel-Rose (Rosa rugosa), weil deren Früchte relativ groß sind. Aufgeschnitten, von Kernen befreit, können auch die kleineren Hagebutten anderer Rosen getrocknet werden. So können Sie einfach einen vitaminreichen Teevorrat, der das Immunsystem stärkt, anlegen.

Wenn bei der Herstellung von Hagebuttenmus oder für den Teevorrat die Kerne schon mal aus den Früchten herausgepult wurden, müssen diese nicht weggeworfen werden, sondern finden natürlich bestenfalls auch eine Verwendung. Nein, nicht als Juckpulver. Die gereinigten und getrockneten Kerne schenken Ihnen den berühmten Kernlestee, der als Durchspülungstee bei Blasenleiden oder unterstützend bei rheumatischen Beschwerden wirkt.

Rosmarin

Salvia rosmarinus

Rosmarin ist sicher den meisten als wohlschmeckendes mediterranes Küchenkraut bekannt. Botaniker benennen gerne mal Pflanzen um oder ordnen sie neuen Familien zu. Der Rosmarin hieß bis vor einiger Zeit noch *Rosmarinus officinalis* und wird in den meisten Pflanzenbüchern noch unter diesem Namen zu finden sein. In kleinen Töpfchen wird er im Supermarkt angeboten. Ich bin immer wieder erstaunt, wie weich diese Pflänzchen sind, kann der Rosmarin in der Natur doch eine stattliche Größe von 2 Metern erreichen. Aus dem Gewächshaus kommend, sind die typischen Merkmale der Pflanze leider gar nicht gut ausgeprägt. Wie alle Lippenblütler hat auch der Rosmarin den charakteristischen vierkantigen Stängel. Seine Blätter sehen eher aus wie die eines Nadelbaums. Die Struktur ist ledrig, die Oberseite glänzend grün und die Unterseite weißlich oder grau und filzig. Die Blattränder sind zur Unterseite hin etwas eingerollt. Als Strauch, der seine Heimat im Mittelmeerraum hat, ist das sehr schlau, da er so die Verdunstungsfläche minimiert.

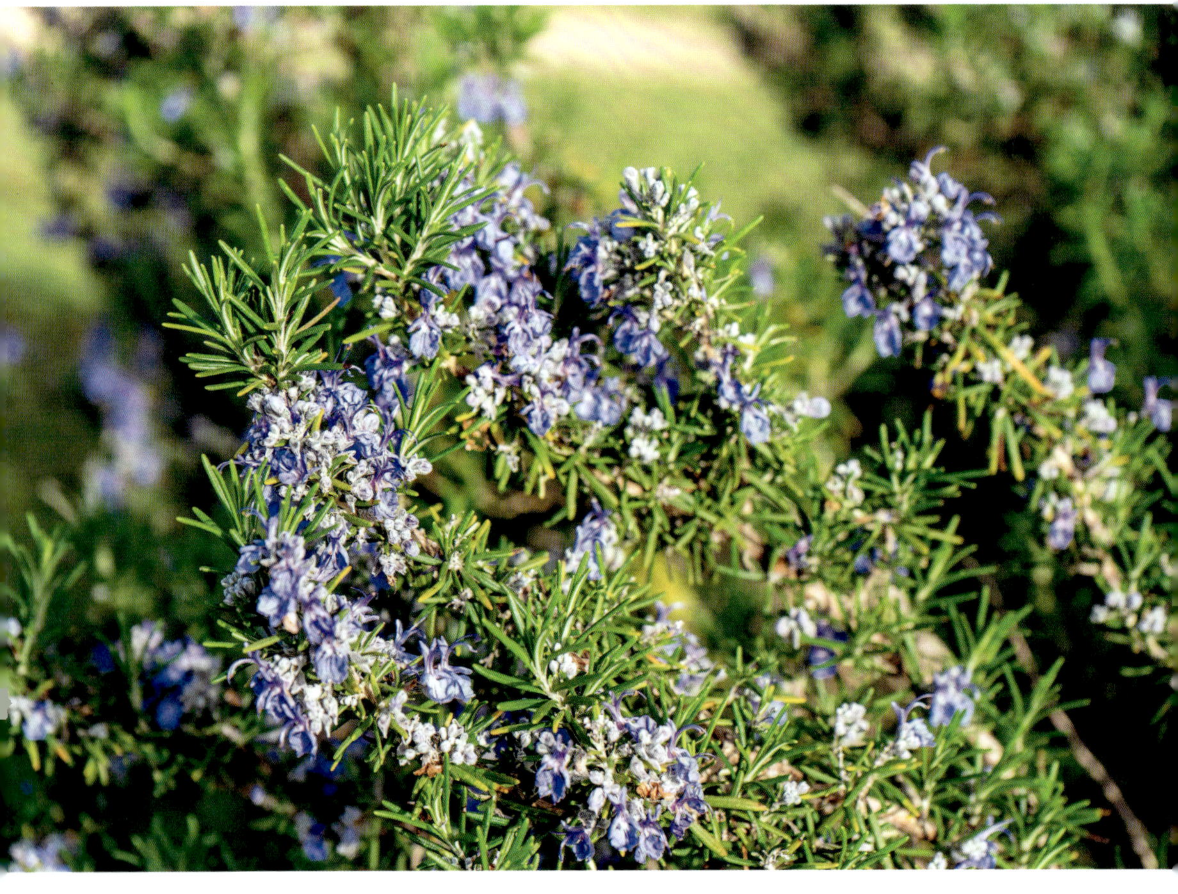

ZUM NACHDENKEN

Reiner Rosmarinhonig wird hoch gehandelt. Ähnlich wie bei Manukahonig werden ihm große Heilwirkungen zugeschrieben. Es ist allerdings fragwürdig, ob wirklich immer alle, als „rein“ deklarierten Honige halten, was das Etikett verspricht. Für den Hausgebrauch reicht in der Regel guter Honig, bestenfalls vom Imker oder der Imkerin des Vertrauens absolut aus.

Meist in der Zeit von März bis Mai finden sich in den Blattachseln die feinen blassblauen, selten weißen Blüten. Dort tummeln sich vielzählige Insekten, denn der Rosmarin ist ein guter Pollen- und Nektarlieferant.

Der Rosmarin enthält Gerbstoffe, Bitterstoffe und einen hohen Anteil an ätherischen Ölen. Bitter- und Gerbstoffe unterstützen bei Verdauungsproblemen. Er regt den Kreislauf an und wärmt von innen. Durch seine sanft blutdrucksteigernde Wirkung hilft er morgens „in die Gänge“ zu kommen. Frauen, die unter niedrigem Blutdruck leiden, berichten, dass sie mit Rosmarintee morgens besser in den Tag kommen und weniger unter kalten Händen und Füßen leiden. Die Anwendung von Rosmarin am späten Nachmittag oder Abend ist eher nicht zu empfehlen, da er zu lange wach hält und das Einschlafen schwieriger wird. Das ist etwas, was in den Wechseljahren sowieso oft der Fall und unerwünscht ist.

Dafür kann die Hirnleistung mithilfe des Rosmarins günstig beeinflusst werden. In stressigen Zeiten und wenn viel Schreibtischarbeit anliegt, kann man über einen Rosmarin im Topf streichen und den Duft einatmen. Das macht wach und man kann wieder gut denken.

Rosmarintee als Kaffeealternative dürfen Frauen in den Wechseljahren gerne versuchen, wenigstens kurmäßig angewendet. Im Körper hängt alles mit allem zusammen. So gut Kaffee auch schmeckt, so sehr macht er dem Körper noch mehr Stress, von dem wir in unserem Alltag in der Regel mehr als genug haben. Kaffee signalisiert dem Körper – aus evolutionsgeschichtlicher Sicht –, dass wir gerade in einer Gefahrensituation sind. Die Nebennieren reagieren, indem sie mehr Adrenalin ausschütten und uns so die Flucht oder den Kampf ermöglichen. Steht der Säbelzahntiger oder der Krieger aus dem Nachbardorf vor uns, ist das auch super, dann rennen wir schnell weg, klettern auf einen Baum oder vertreiben den Eindringling. Gefahr gebannt, Adrenalin kann wieder aus dem Körper ausgeschieden werden. Wir entspannen uns. So der Plan, den die Natur gut eingerichtet hat. Unser heutiges Leben sieht jedoch anders aus. Die Säbelzahntiger sind ausgestorben und auch sonst sind die akuten Gefahren eher seltener geworden. Unser „Feind“ ist der alltägliche Leistungsdruck und Stress. Wir sind müde und erschöpft und trinken Kaffee, damit er uns wach macht. Je mehr Kaffee, desto mehr Adrenalin aus den Nebennieren. Die Entspannungsphasen sind dahingegen meist zu kurz, sodass immer mehr Adrenalin ausgeschüttet wird, bis die Nebennieren erschöpft sind. Die Nebennieren sind ein wichtiger Teil unserer Hormonproduktion, sodass zu viel Stress auch hier einiges durcheinanderbringen kann. Daher kann es auf jeden Fall einen Versuch wert sein,

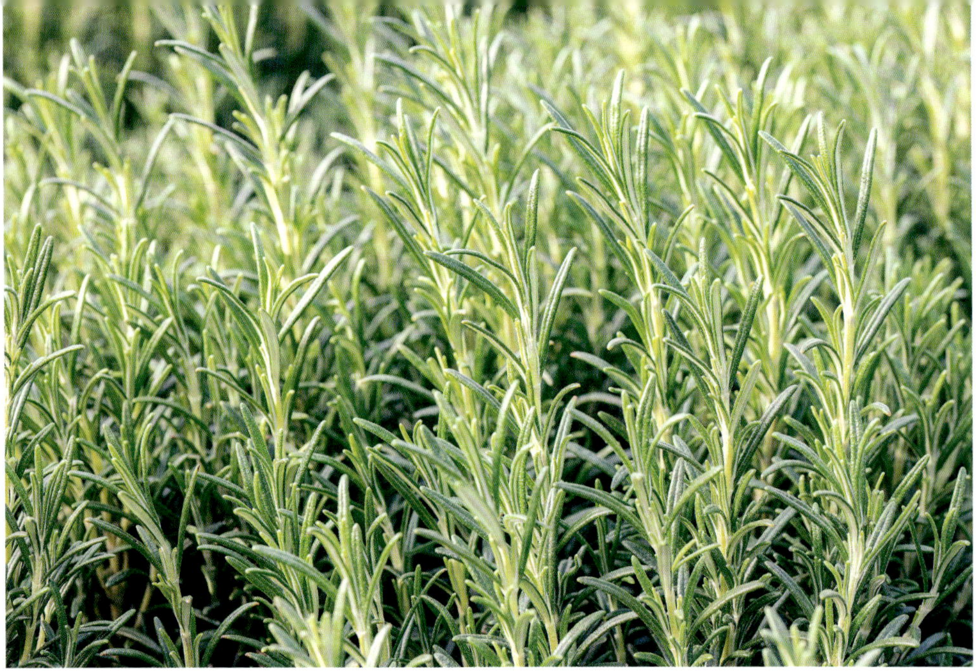

die eine oder andere Tasse Kaffee durch Rosmarintee zu ersetzen.

In der Schwangerschaft und Stillzeit kann ab und zu durchaus eine Tasse Rosmarintee getrunken oder das Kraut als Gewürz eingesetzt werden. Ätherisches Rosmarinöl oder Tinkturen sollten jedoch unbedingt vermieden werden. Rosmarin wirkt durchblutungsfördernd und kann somit auch wehenfördernd wirken.

Bei starken Blutungen, gerade in der Perimenopause, sollte auf die Anwendung von Rosmarintee oder -tinkturen aus vorgenanntem Grund ebenfalls verzichtet werden.

AUS DER FORSCHUNG

Aufgrund der immunsystemstimulierenden und entzündungshemmenden Wirkung wird mit dem Rosmarin inzwischen auch in der Krebstherapie geforscht. Man hofft, dass die Anwendung von Rosmarin Krebszellen am Wachstum hindert, weil er die Neubildung von Gefäßen im Tumor unterdrücken kann. Da dürfen wir auf weitere Forschung gespannt sein. Auch die Hirnforschung beschäftigt sich mit dem Rosmarin und forscht daran, ihn im Kampf gegen Alzheimer einzusetzen. Hier setzt man auf die immunstimulierende und antioxidative Wirkung.
Eine kleine Forschungsarbeit hat sich damit beschäftigt, dass Rosmarin, wenn er äußerlich und lokal angewendet wird, den Haarwuchs begünstigen soll. Ich selbst mische meinem selbst gemachten festen Shampoo schon lange Zeit einen Tropfen Rosmarin und einen Tropfen Basilikum als ätherisches Öl bei.

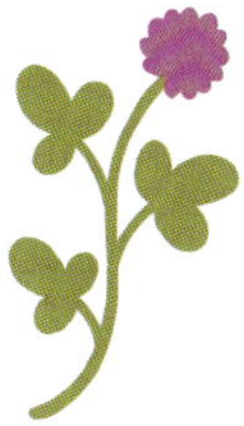

Rotklee

Trifolium pratense

Der Rotklee begegnet uns auf fetten Wiesen genauso wie auf mageren Rasen. Die Blüten des Schmetterlingsblütlers leuchten manchmal schon im Mai und sind bis in den Herbst hinein zu finden. Hummelklee wird er auch genannt, denn tatsächlich gibt es für Honigbienen, wegen ihres zu kurzen Rüssels, im Rotklee nichts zu holen.

Seine östrogenartige Wirkung ist vor allem auf seine Isoflavone, wie zum Beispiel Genistein und Daidzein, zurückzuführen. Darüber hinaus sind noch Gerbstoffe, Flavonoide und in geringem Maße ätherische Öle enthalten.

GUT ZU WISSEN

Als Futterklee wird er wegen seiner östrogenartigen Wirkung eingesetzt, um die Milchleistung von Rindern, Ziegen und Schafen zu steigern.

Die Wirkung von Rotklee ist mit einer sanften Hormonersatztherapie zu vergleichen. Die sogenannten Phyto-SERMs des Rotklees docken an den gleichen Rezeptoren an. Es gibt Wirkungen auf alle Bereiche, wo die positive Wirkung des Östrogens wünschenswert ist: Knochen, Gefäße, Haut, Schleimhäute. Hitzewallungen können gemildert werden. Allerdings gibt es auch die möglicherweise negativen Auswirkungen. Bei östrogenabhängigen Tumorerkrankungen sollte von der Einnahme von Rotkleepräparaten abgesehen werden. Wenn Sie unter einer Schilddrüsenerkrankung leiden, sollten Sie mit Ihrem behandelnden Arzt oder Ärztin abstimmen, ob Rotkleepräparate für Sie infrage kommen. Bei standardisierten Präparaten sollte die Dosierung der Isoflavone bei 40–50 mg als Tagesdosis nicht überschritten werden. Bei frei verkäuflichen Präparaten ist daher darauf zu achten, dass die Wirkstoffmengen auf der Packung vermerkt sind. Das ist bei Nahrungsergänzungsmitteln leider oft nicht hinreichend der Fall. Aufgrund der dünnen Studienlage rät auch das Bundesinstitut für Risikobewertung von einer langfristigen Einnahme hochkonzentrierter Rotkleeprodukte ab.

Gegen die Verwendung von Rotkleeblüten als essbarer Deko oder als Teekur ist nichts einzuwenden. Bei Fertigpräparaten bitte die Anwendung mit Ihrem Arzt oder Ihrer Ärztin abstimmen.

! In der Schwangerschaft und Stillzeit sollte auf die Einnahme von Rotkleepräparaten verzichtet werden.

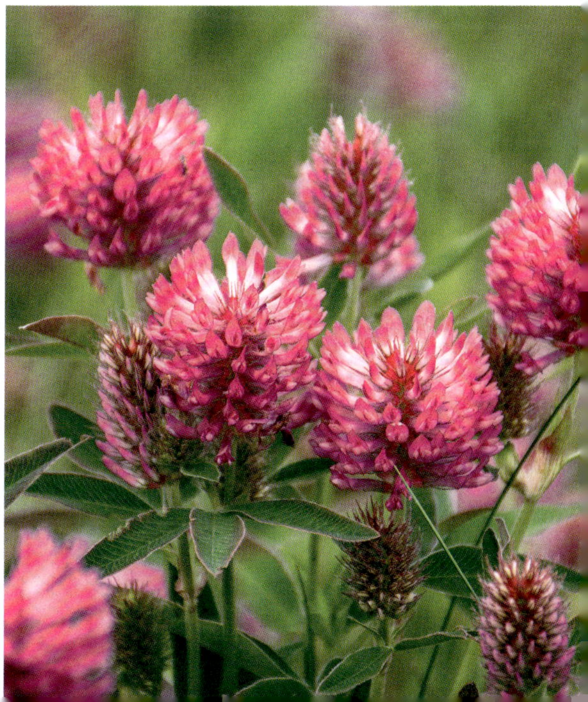

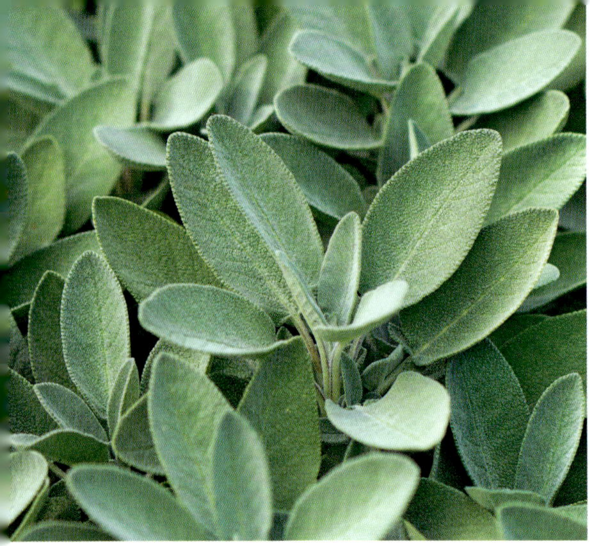

Salbei

Salvia officinalis

Salbei wächst in unseren Breitengraden meistens als krautiger Strauch, der zur Familie der Lippenblütler gehört. Diese Pflanzenfamilie zeichnet sich durch einen hohen Anteil an ätherischen Ölen aus. Ursprünglich im Mittelmeerraum beheimatet, kommt der Salbei gut mit nährstoffarmen Böden, Hitze und längeren Trockenphasen zurecht.

Das aromatische Kraut findet in der Küche, aber auch in der Heilkunde seinen Platz und ist vielseitig einsetzbar: In der Küche als Würzkraut, in der Heilkunde in einem breiten Spektrum von Halsschmerzen bis zur Schweißregulierung.

Die Blätter des Salbeis sind gräulich grün, die Blüten meist blass- bis kräftig lila. Die aromatischen Blätter können das ganze Jahr hindurch geerntet werden. Allerdings haben sie vor der Blüte die meiste Wirkkraft.

Man erntet Salbei am besten an einem sonnigen, warmen Tag um die Mittagszeit. Durch die intensive Sonneneinstrahlung sind die Öldrüsen an den Blättern besonders gut gefüllt. Grund hierfür ist, dass die ätherischen Öle nicht nur die Bestäuberinsekten anlocken, sondern auch als kühlender Sonnenschutz für die Pflanze fungieren sollen.

Bei der Ernte schneide ich die oberen 10–15 Zentimeter der Pflanze ab. Es empfiehlt sich, die Blätter vom Stängel abzuzupfen und lose auszulegen. Dazu kann ein Leinentuch dienen, das an einem luftigen, warmen Ort ausgebreitet wird. Das Abzupfen hat den Vorteil, dass die Pflanzensäfte, und somit auch die ätherischen Öle, in den Blättern bleiben und beim Trocknen nicht in den Stängel zurückwandern. Wenn Sie die Stängel ebenfalls verwenden wollen, lassen Sie die Blätter an den Trieben, binden Sie sie zu kleinen Sträußen und hängen diese zum Trocknen an einen luftigen, schattigen Ort. Bei dieser Methode achten Sie bitte darauf, dass die Sträuße nicht zu groß gebunden sind, damit sie schnell vollständig durchtrocknen können. Nur so kann Schimmelbildung verhindert werden.

GUT ZU WISSEN

Kräuter nicht direkt in der Sonne trocknen. Die ätherischen Öle gehen sonst zu schnell verloren.

In den Wechseljahren steht beim Salbei eine seiner wichtigsten Eigenschaften im Vordergrund: die schweißregulierende Wirkung. Als lauwarmer Tee getrunken oder als lauwarme Waschung, dabei bitte die jeweiligen Ziehzeiten beachten (Seite 43).

! Menschen mit Epilepsie sollten auf die Anwendung von Salbei in Form von Tinktur oder ätherischem Öl verzichten.

Sanddorn

Hippophae rhamnoides

Der Sanddorn, die Zitrone des Nordens, gehört in die Familie der Ölweidengewächse und kann in günstigen Lagen eine stattliche Höhe erreichen. Nur die weiblichen Pflanzen tragen die leuchtend orangen Früchte an ihren mit langen Dornen bewehrten Ästen.

Die Früchte sind wahre Vitaminpakete. Sie enthalten viel Vitamin C, Vitamin A und verschiedene B-Vitamine sowie die Vitamine E und K. Auch gesättigte und ungesättigte Fettsäuren und Flavonoide sind enthalten.

Die Ernte ist aufgrund der Dornen sehr mühsam. In Plantagen wird der Sanddorn daher maschinell durch Rückschnitt geerntet. Kleine Manufakturen „melken“ den Sanddorn per Hand (mit dicken Handschuhen), was der Pflanze weniger schadet. Der Saft, wie auch immer geerntet, ist unglaublich sauer und wird in der Industrie manchmal mit Möhrensaft gestreckt, auch um eine gleichbleibende Farbe zu garantieren.

Neben dem Saft wird das wertvolle Sanddornfruchtfleischöl genutzt. Es ist das Mittel für die Hautpflege und für deren Regeneration. Es wirkt wundheilend, antibakteriell, schmerzlindernd und pflegend. Die Liste könnte noch um viele großartige Eigenschaften erweitert werden.

In den Wechseljahren leidet die Haut oft stark unter den sinkenden Hormonspiegeln. Zum Beispiel die Vaginalschleimhaut wird dünn und empfindlich, manchmal sogar rissig. Ein Rezept für schleimhautpflegende Vaginalzäpfchen mit Sanddorn finden Sie auf Seite 105. Das fette Öl hat leider den Nachteil, dass es enorm färbt. Es wird aber nur gering dosiert angewendet, sodass dieser Nebeneffekt nicht so stark ins Gewicht fällt.

! Nicht angewendet werden sollte Sanddorn bei Erkrankungen der Leber, Galle und Bauchspeicheldrüse.

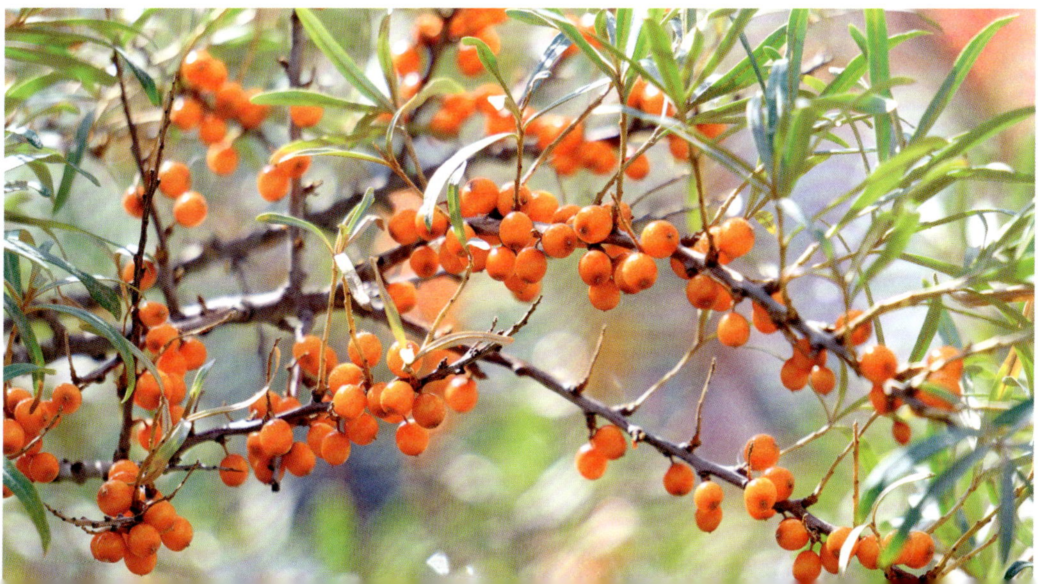

Traubensilberkerze

Actaea racemosa

Die Traubensilberkerze, aus der Familie der Hahnenfußgewächse, ist vermutlich die bekannteste und besterforschte Pflanze im Zusammenhang mit Wechseljahresbeschwerden. Besser bekannt ist sie unter dem Namen *Cimicifuga racemosa*, was bis 2022 der botanische Name war.

Ursprünglich beheimatet ist diese Staude in Nordamerika. Von den indigenen Völkern wird sie seit Generationen für die Frauenheilkunde verwendet. Dort wird sie Squaw Root, also Frauenwurzel, genannt. Ihr ursprüngliches Einsatzgebiet, die Geburtsvorbereitung, erklärt im Umkehrschluss, dass die Anwendung in der Schwangerschaft und Stillzeit zu vermeiden ist.

Die hübsche Staudenpflanze kann auch im heimischen Garten angepflanzt werden. Die Stängel mit den doppelt bis dreifach gefiederten Blättern werden etwa 50–60 Zentimeter hoch. Darüber ragen dann die Blütenstängel hinaus, an deren Enden sich die silbrig weißen Blütentrauben mit den kleinen Blüten bilden. Diese haben tatsächlich ein wenig Ähnlichkeit mit silbrigen Kerzen. Allerdings sagt man der Pflanze einen unangenehmen Duft nach, was ihr den Beinamen Wanzenkraut eingebracht hat, denn vor dem Duft sollen sogar Wanzen davonlaufen.

Für die medizinische Anwendung werden die Wurzeln verwendet. Die Droge wird nicht als Tee genutzt, sondern als pharmazeutisch aufbereitete Präparate oder homöopathische Mittel. Nur so kann der Wirkstoffgehalt gesichert werden.

Die wichtigsten Inhaltsstoffe, die sich vorrangig in den Wurzeln und dem ausgeprägten Wurzelstock befinden, sind verschiedene Triterpenglykoside, Cimicifugasäuren, Flavonoide, stickstoffhaltige Bestandteile, Gerbstoffe und Harze.

Bei den Wirkstoffen der Traubensilberkerze handelt es sich, ähnlich wie beim Rotklee, nicht um Östrogene, sondern um sogenannte Phyto-SERMs. Diese sind in der Wirkweise ähnlich und sprechen ähnliche Rezeptoren im Körper an. Sie sind schwächer in der Wirkung, jedoch mit einer leichten Hormonersatztherapie vergleichbar.

Eines der wichtigsten und bekanntesten Einsatzgebiete sind die Hitzewallungen. Es braucht hier etwas Geduld, denn die Wallungen lassen erst nach vier bis sechs Wochen merklich nach. Dazu muss man wissen, dass ein Hauptansatzpunkt für die Wirkung das Gehirn, genauer gesagt der Hypothalamus ist. Dort sind vor allem die Rezeptoren zu finden, die für die Temperaturregelung zuständig sind. In der Hirnanhangdrüse, der Hypophyse, die für die Ausschüttung der Hormone der Eireifung zuständig ist, also die FSH-Ausschüttung reguliert, setzt die Wirkung der Traubensilberkerze ebenfalls an.

Das Mittel wird eher für Frauen empfohlen, deren letzte Blutung schon erfolgt ist. Besonders gut sprechen Frauen erfahrungsgemäß auf die Traubensilberkerze an, wenn die Wallungen vorrangig in der zweiten Nachthälfte erfolgen und der Tiefschlaf danach kaum vorhanden ist. Schlechter Schlaf geht oft auch mit Erschöpfung und aggressiven Stimmungsschwankungen einher.

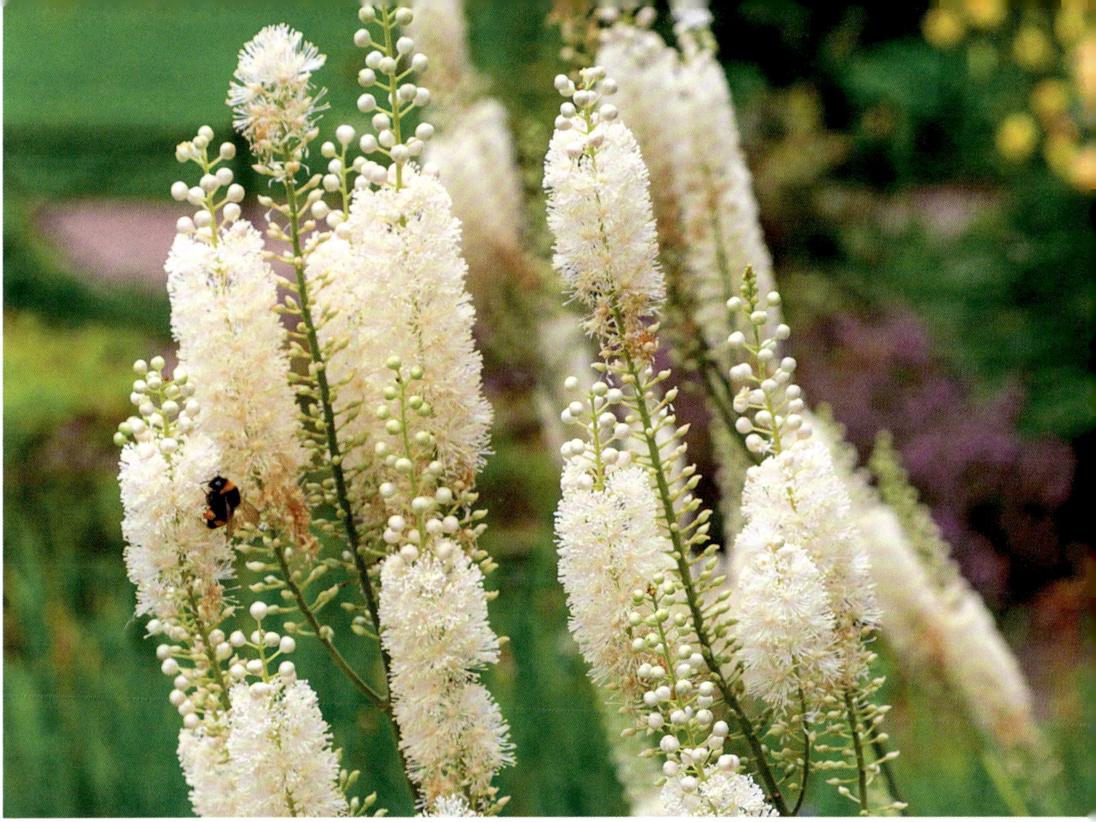

Worauf Sie bei der Verwendung von Traubensilberkerze bitte achten sollten:

- Die Wirkstoffe benötigen etwas Zeit, um im Köper anzufluten, sodass nicht sofort mit einer Verbesserung der Symptome zu rechnen ist.
- Schwangere und Stillende sollten generell auf die Einnahme verzichten.
- Bei gleichzeitiger Einnahme von Antidepressiva sollte dies unbedingt mit der behandelnden Person abgesprochen sein. Als Wechselwirkung könnten in seltenen Fällen Herzrasen, Hitzewallungen und muskuläre Probleme auftreten.
- Manche Frauen berichten, dass sie Traubensilberkerzenpräparte nicht vertragen, sie Hautirritationen, Magen- oder Verdauungsprobleme bekommen.
- Bei einer vorerkrankten Leber sollte die Anwendung von Traubensilberkerzenpräparaten unterbleiben, da sie eine angegriffene Leber weiter schwächen kann.
- Und als letzten Punkt möchte ich noch anführen, dass alle östrogenstimulierenden Substanzen nur in Absprache mit dem Arzt oder der Ärztin anzuwenden sind, sobald östrogenabhängige Tumore im Spiel sind. Auch wenn die Traubensilberkerze kein Östrogen ist, so kann die Östrogenstimulation doch unerwünschte Auswirkungen haben.

ACHTUNG BEIM ZYKLUS

Wenn Frauen noch einen Zyklus haben, ist zu beachten, dass in der ersten Zyklusphase meist noch genug Östrogen im System ist. Daher sollte mit der Traubensilberkerze vorsichtig agiert werden, damit nicht zu viel Östrogen im Körper ist und wir ungewollt in eine Östrogendominanz rutschen.

Weißdorn

Eingriffliger Weißdorn (*Crataegus monogyna*)

Zweigriffliger Weißdorn (*Crataegus laevigata*)

Weißdorn gehört zur großen Familie der Rosengewächse und ist fast auf der ganzen Nordhalbkugel verbreitet. Medizinisch verwendet werden der Ein- und der Zweigrifflige Weißdorn. Die Sträucher können mehrere Meter hoch und mehrere Hundert Jahre alt werden.

Das Wissen über die herzstärkende Wirkung des Weißdorns ist alt überliefert. Früher wurden Gehöfte mit diesen dornigen und somit sehr wehrhaften Sträuchern eingefriedet, gerne zusammen mit Wildrosen, Brombeeren oder Schlehen. Von den Weidetieren immer wieder angeknabbert, wurden diese Hecken nahezu undurchdringlich. So glaubte man, nicht nur Feinde oder wilde Tiere abzuwehren, sondern auch „das Böse" aussperren zu können. Diese Hecken boten Schutz, aber auch Nahrung und Medizin. Über die Jahrhunderte verschwanden solche Hecken weitestgehend aus der Landschaft.

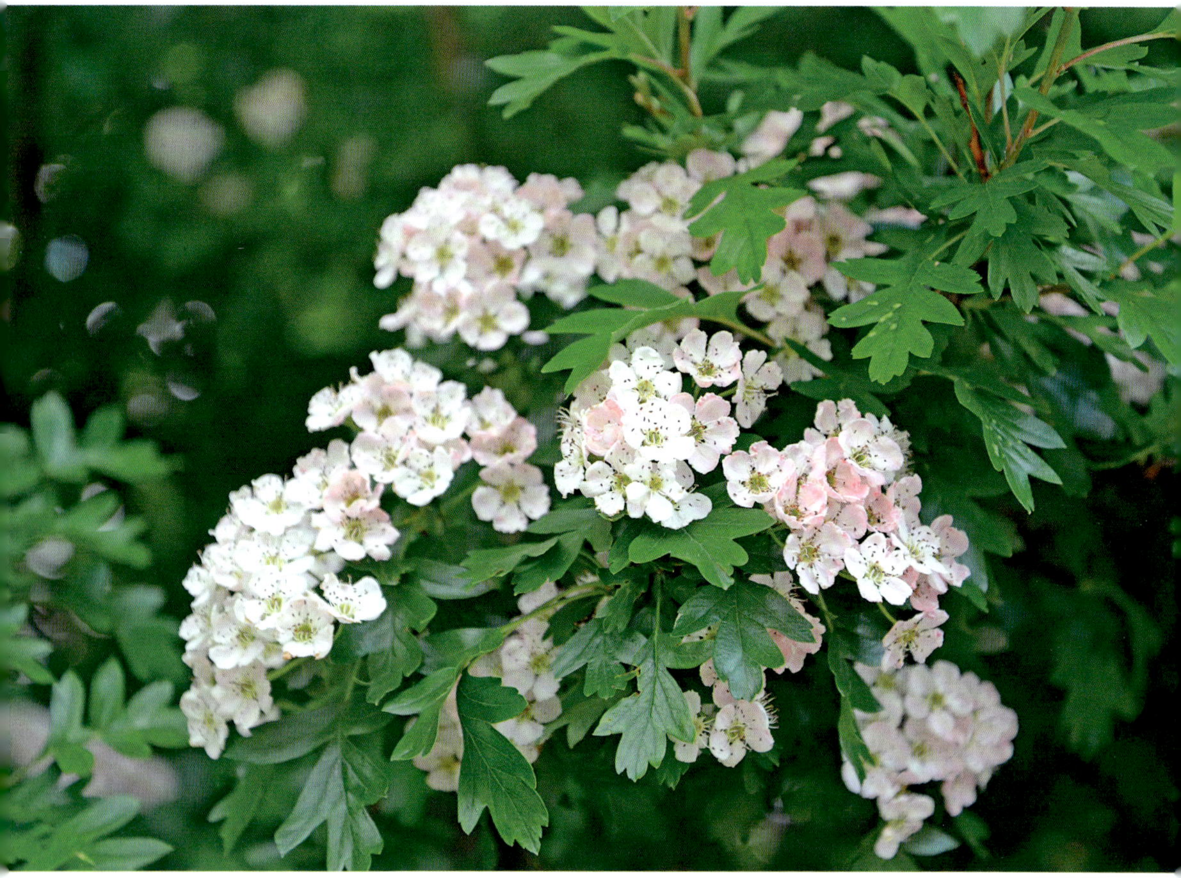

Heutzutage geht man glücklicherweise wieder dazu über, neue Hecken anzupflanzen. Damit wird die Artenvielfalt gefördert und der Bodenerosion entgegengewirkt.

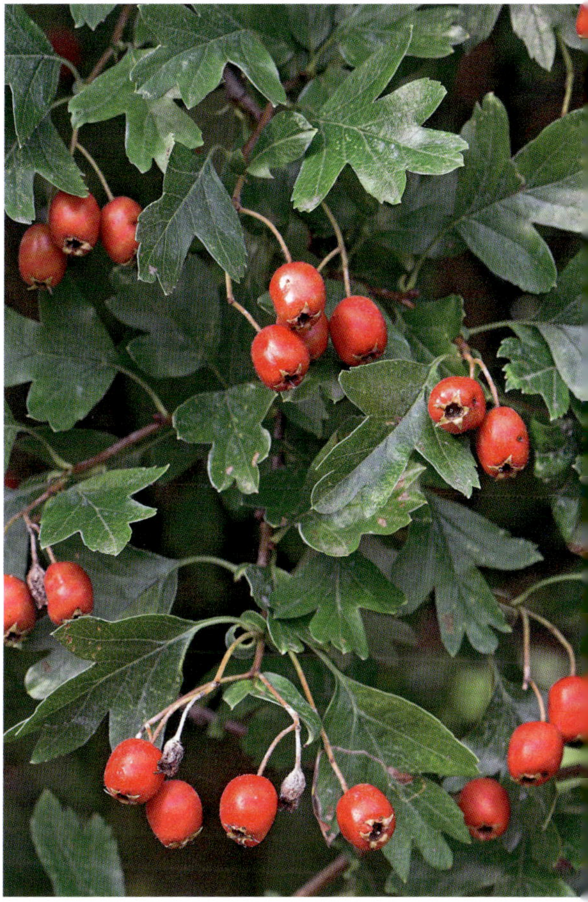

Die namensgebenden weißen Blüten, die nicht für jede Nase wohl riechen, leuchten meist im April und Mai. Dann ist auch die beste Zeit, die Blüten samt blütennahe Blätter zu ernten und bei Raumtemperatur zu trocknen. Besonders die empfindlichen Flavonoide, die vorrangig in den Blüten vorhanden sind, gehen bei Temperaturen über 40 °C verloren.

Neben den Blüten werden in der Heilkunde auch die Blätter des Weißdorns verwendet. Diese enthalten vor allem Flavonoide, Prozyanidine, biogene Amine und Phytosterole. Auch die Früchte bleiben in der Hausapotheke nicht außen vor, hier allerdings weniger in Tees als in Tinkturen oder Heilweinen. Den Germanen dienten die Früchte als stärkende Speise. Dass der hohe Anteil an Vitamin C und die ebenfalls in den Früchten enthaltenen Prozyanidine mit ihrer antioxidativen Wirkung für den gesundheitsfördernden Effekt gesorgt haben dürften, wussten unsere Vorfahren natürlich nicht.

Weißdorn unterstützt das Herz in allen Phasen nachhaltig gut, stärkt die Herzmuskulatur und verbessert die Sauerstoffaufnahme. In den Wechseljahren gerät der Blutdruck oft aus den Fugen, das Herz „rast“ oder es macht sich ein beklemmendes Gefühl breit. Diese Symptome können sich negativ auf die Schlafqualität auswirken. Bitte solche Symptome unbedingt fachärztlich abklären lassen, um eine ernsthafte Herzerkrankung auszuschließen.

Um das Herz zu pflegen und zu stärken, können selbst hergestellte Rezepturen und Präparate aus Weißdorn zur Anwendung kommen. Dabei wirkt Weißdorn sanft und ohne Nebenwirkungen. Das hat den Vorteil, dass die Einnahme gefahrlos über einen längeren Zeitraum möglich ist. Weißdorn ist aber kein Mittel für den akuten Fall, wenn schnell Hilfe benötigt wird. Generell gilt, dass alle Herzprobleme medizinisch abgeklärt gehören. Für die Prophylaxe oder eine unterstützende, begleitende Therapie, wie zum Beispiel nach einem Infekt, ist der Weißdorn allerdings gut geeignet.

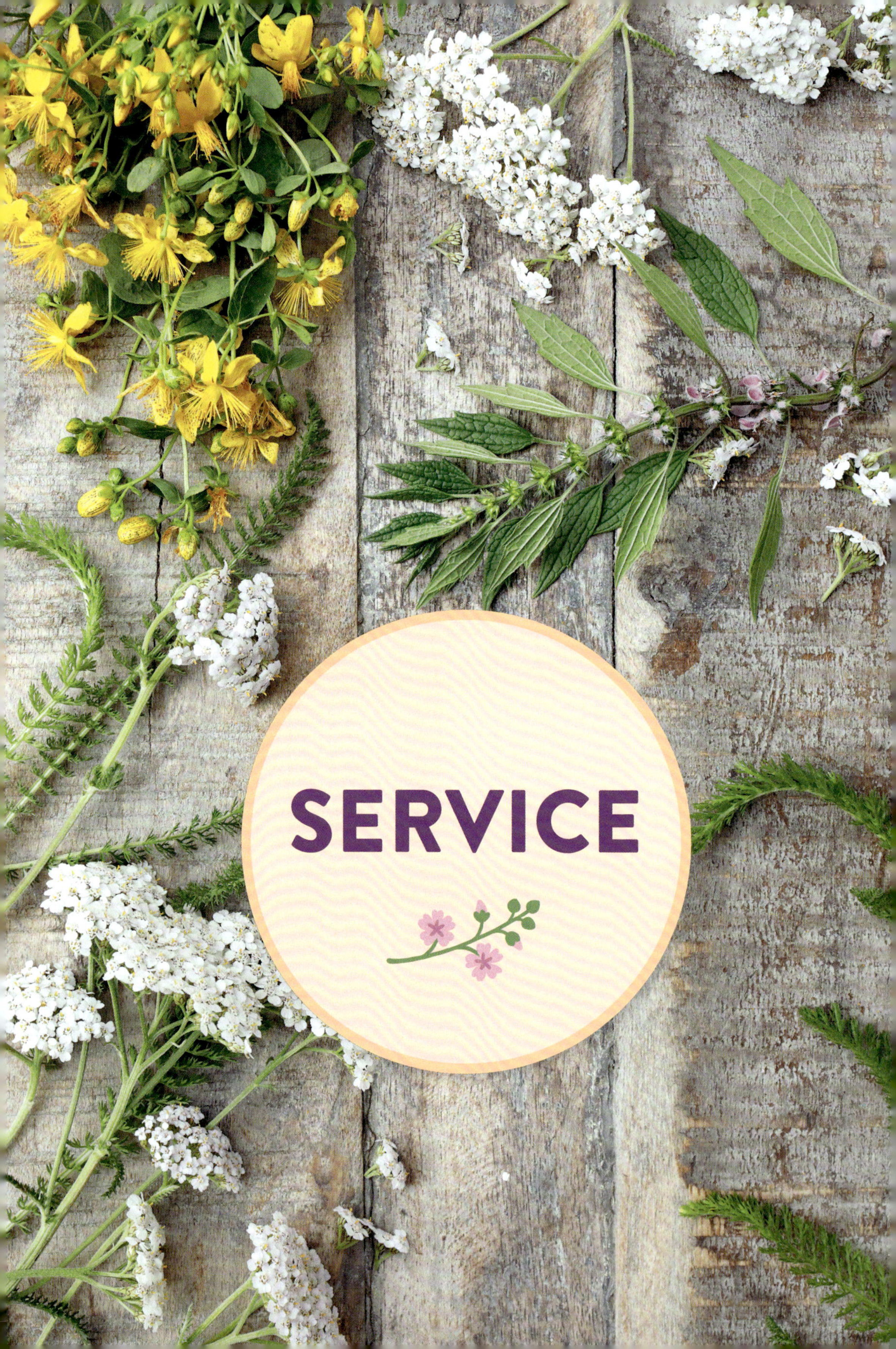
SERVICE

BEZUGSQUELLEN

Alternative Monatshygiene

Einhorn: Menstruationstassen
www.einhorn.my

Femdisc: Menstruationsscheiben
www.femdisc.de

Natürlich Almo: Monatshygieneprodukte
www.natuerlich-almo.de

Naturheilmittel und Naturkosmetik

Bahnhof-Apotheke Kempten:
natürliche Arzneimittel und Hydrolate
www.bahnhof-apotheke.de

Bombastus: Naturheilmittel
www.bombastus.de

Farfalla Essentials:
Naturkosmetik und Aromacare
www.farfalla.ch

Kräuterparadies Lindig:
Kräuter und Teemischungen
www.seit1887.de

Kruut: Oxymel und Kräutertinkturen
www.kruut.de

Löwen-Manufactur:
pflanzliche Rezepturen und Vitalstoffe
www.loewen-manufactur.de

Primavera: naturreine ätherische Öle
www.primaveralife.de

Wachswerk Dirk Otto:
Wickel, Wärmekissen und ätherische Öle
www.wachswerk.de

Wala Heilmittel: Wala Arzneimittel und
Dr. Hauschka Naturkosmetik
www.wala.world

Wolkenseifen Alovis: natürliche Kosmetik
www.wolkenseifen.de

Yunna Teresa Keck: Yoni-Steaming-Hocker
www.yunna.org

Zieten Apotheke: Naturheilmittel und
Herstellung von Rezepturen
www.zietenapotheke.de

NÜTZLICHE APPS

CodeCheck: prüft Inhaltsstoffe in
Nahrungsmitteln und Kosmetik

ToxFox: prüft Schadstoffe in Kosmetik

Yuka: Produktscanner für Lebensmittel
und Kosmetik

HILFREICHE INTERNET-ADRESSEN & PODCASTS

Sonja Bienemann: Wechseljahreberatung mit Schwerpunkt Kräuter und ätherische Öle sowie Wechseljahre im Job
www.sonja-bienemann.de

Deutscher Verband für Wechseljahreberatung e.V.: Zusammenschluss qualifizierter Wechseljahreberaterinnen
www.dv-wechseljahreberatung.de

Hormonselbsthilfe: Netzwerk, Schulungen, Selbsthilfegruppen rund um Hormonthemen
www.hormonselbsthilfe.de

Hormongesteuert: Podcast von Dr. Katrin Schaudig und Katrin Simonsen, MDR-Podcast, abrufbar in der ARD-Mediathek und in allen Podcast-Apps

Meno an mich: Podcast der Frauenzeitschrift Brigitte, abrufbar über Brigitte.de oder in allen Podcast-Apps

Für-Sie-College: Video-Podcast zum Thema Wechseljahre und Frauengesundheit
https://college.fuersie.de

Heiter bis wechselhaft: Der Podcast des ORF Vorarlberg mit Nicole Benvenuti, abrufbar in der ORF-Mediathek und in allen Podcast-Apps

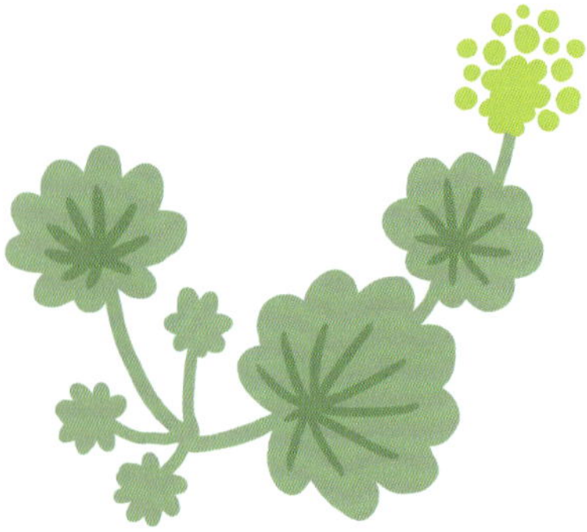

LITERATUR ZUM WEITERLESEN

Bühring, Ursel: Alles über Heilpflanzen,
Verlag Eugen Ulmer, Stuttgart, 2020

Bühring, Ursel · Bächle-Helde, Bernadette: Heilkraft von Obst und Gemüse,
Verlag Eugen Ulmer, Stuttgart, 2021

Bühring, Ursel: Heilpflanzen-Kuren,
Verlag Eugen Ulmer, Stuttgart, 2016

Cornely-Peeters, Ellen · Bremm, Ulrike: Ach, Meno!, KiWi Verlag, Köln, 2021

Ell-Beiser, Helga: Naturheilkunde für Frauen, Verlag Eugen Ulmer, Stuttgart, 2019

Girsch, Michaela: Entgiften mit Heilpflanzen,
Verlag Eugen Ulmer, Stuttgart, 2022

Herber, Sabrina · Zimmermann, Eliane: Aromatherapie für Frauen,
Verlag Eugen Ulmer, Stuttgart, 2024

Liedtke, Susanne · Enzmann, Christina, Dr. med.: Somebody told me,
Verlag Christian Brandstätter, Wien, 2024

Madejsky, Margret: Alchemilla,
Wilhelm Goldmann Verlag, München, 2000

Mosconi, Lisa, Dr.: Das weibliche Gehirn,
Rowohlt, Hamburg, 2024

Nissim, Rina: Wechseljahre Wechselzeit,
Orlanda Frauenverlag, Berlin, 2014

Panz, Andrea: Vegan durch die Wechseljahre,
Eigenverlag, 2023

Stein, Miriam: Die gereizte Frau,
Goldmann, München, 2022

Zeun, Susan, Dr. med.: Die Schlüpferakademie, DuMont, Köln, 2024

Ich freue mich, wenn ich mit meinem Buch Ihnen und bestenfalls sogar Ihren Liebsten wichtige Infos auf den Weg geben konnte. Ich wünsche mir, dass Sie nun sicherer und mit dem neu gewonnenen Wissen gut durch die Zeit des Wandels kommen.

Sicher, die Wechseljahre können eine Herausforderung sein. Doch eines sind sie nicht, und zwar das Ende des Lebens. Sie können durchaus eine lustvolle und erfüllte Zeit sein. Es werden zwar keine eigenen Kinder mehr das Licht der Welt erblicken, doch die Lebenserfahrung, die Sie mitbringen, kann noch viele Generationen lang wirken.

Machen Sie sich mit Freude, und gerne auch mit einer Prise Humor, auf die Reise zu einem neuen Selbst, das nach den Wechseljahren auf Sie wartet.

Zum Schluss möchte ich noch **DANKE** sagen:

- dem Verlag Eugen Ulmer dafür, das Thema Wechseljahre aufgenommen zu haben
- den großartigen Verlagsfrauen Ina Vetter, Christine Hutschenreuther und Antje Krause für die sagenhafte Betreuung und die Geduld mit einer Erstautorin
- Ursel Bühring, von der ich so unglaublich viel lernen durfte, für das Fachlektorat und die Begleitung des Schreibprozesses mit freundschaftlich-kollegialem Rat und wissend-erfahrender Tat
- Helga Ell-Beiser für das weitere Fachlektorat und die klugen, kritischen Fragen
- Andrea Panz, Simone Voland und Birgit Weiß, ohne deren fachliche und emotionale Unterstützung ich vermutlich unterwegs Mut und Kraft verloren hätte
- meinem Mann Henry Düring-Bienemann für sein Verständnis und den Verzicht auf mich in den intensiven Schreibphasen
- meiner Freundin Stefanie Remlinger, die mir an entscheidender Stelle Zeit verschafft hat
- den Vorstandkolleginnen aus dem Deutschen Verband für Wechseljahreberatung e. V., die mich bestärkt haben, mich dem Projekt „Buch schreiben“ zu stellen.

REGISTER

BILDQUELLEN

blickwinkel/R. Koenig: 156 · Hecker, Frank Naturfoto: 29, 47, 63, 71, 76, 89, 95, 99, 111, 118, 125, 127, 132, 134, 135, 136, 146, 148, 155, 169 · Janet Voß/PhinePhoto: Klappe hinten außen · mauritius images: 5, 13, 17, 23, 112, 138, 141, 151, 152 · Schmidt-Röger, Heike: 10/11, 30/31, 37, 43, 45, 50, 54, 61, 65, 69, 73, 78, 85, 92, 97, 108, 115, 121, 122/123, 170 · Steffen Hauser/botanikfoto: 35, 153, 157 · Shutterstock.com: Alex_Mastro: 160; aniana: 104, 147; darksoul72: 165; Fabrizio Guarisco: 162; Flower_Garden: 167; frank60: 42; Julie208: 24; krolya25: 143; Ksenia Lada: 131; M.Fawaid.M: 128; Ihor Hvozdetskyi: 145; Irina Borsuchenko: 168; Monthira: 87; NLD Illustration: 91; nnattalli: 58; NOPPHARAT236: 102; Peter Kovacs Imagery: 67; plTot: 8; RaDoll: 158; tamu1500: 21; Tatjana Baibakova: 144; Vaclav Mach: 53; YueStock: 164; Yuliya Papkova: 163 · Zoonar/Himmelhuber: 82 · Zoonar/Joerg Hemmer: 130

Die Illustrationen auf dem Cover sowie im Innenteil stammen von Greta Brumme.

IMPRESSUM

Die in diesem Buch enthaltenen Empfehlungen und Angaben sind von der Autorin mit größter Sorgfalt zusammengestellt und geprüft worden. Eine Garantie für die Richtigkeit der Angaben kann aber nicht gegeben werden. Autorin und Verlag übernehmen keine Haftung für Schäden und Unfälle. Bitte setzen Sie bei der Anwendung der in diesem Buch enthaltenen Empfehlungen Ihr persönliches Urteilsvermögen ein.
Der Verlag Eugen Ulmer ist nicht verantwortlich für die Inhalte der im Buch genannten Websites.

Anmerkung zur Schreibweise (Gendering):
Gendergerechtigkeit und Inklusion sind bei uns gelebte Praxis – bei der Auswahl unserer Themen, bei der Recherchearbeit, in der Gestaltung. Unsere Texte meinen alle. Damit unsere Inhalte jedoch gut lesbar bleiben, verzichten wir in diesem Werk auf die jeweilige Mehrfachnennung oder Anpassung der Schreibweise bestimmter Bezeichnungen an die weibliche, männliche oder diverse Form.

Bibliografische Information der Deutschen Nationalbibliothek
Die Deutsche Nationalbibliothek verzeichnet diese Publikation in der Deutschen Nationalbibliografie; detaillierte bibliografische Daten sind im Internet über http://dnb.d-nb.de abrufbar.

Wollgrasweg 41, 70599 Stuttgart (Hohenheim)
E-Mail: info@ulmer.de · Internet: www.ulmer.de

Projektleitung: Ina Vetter, Christine Hutschenreuther
Lektorat: Antje Krause
Fachlektorat: Ursel Bühring, Helga Ell-Beiser
Umschlaggestaltung, Layout und Satz: Antje Warnecke, nordendesign.de
Herstellung: Isabell Scherrieble
Reproduktion: time:ray, Jettingen
Druck und Bindung: Westermann Druck, Zwickau
Printed in Germany

ISBN 978-3-8186-2579-5

FSC www.fsc.org MIX Papier | Fördert gute Waldnutzung FSC® C110508